皮肤病

效验秘方

【第2版】

李广瑞　主编

U0222890

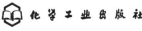
化学工业出版社
·北京·

本书在第1版的基础上进行修改，系统地介绍了中医皮肤科验方和专方的研究现状，突出了中医药治疗的特色与优势。书中的效验方均精选临床实用、疗效可靠，并经作者临证应用过的处方，故本书是真正实用的效验方集。

本书适用于皮肤科临床工作者临证参考。皮肤病患者可在医师指导下选用适合自己的安全有效的方法，以达到最佳效果。

图书在版编目（CIP）数据

皮肤病效验秘方/李广瑞主编. —2版. —北京：化学工业出版社，2016.9（2025.1重印）
ISBN 978-7-122-27803-6

Ⅰ.①皮… Ⅱ.①李… Ⅲ.①皮肤病-验方-汇编②皮肤病-秘方-汇编 Ⅳ.①R289.5

中国版本图书馆 CIP 数据核字（2016）第 184571 号

责任编辑：戴小玲　　　　　　　　装帧设计：关　飞
责任校对：宋　玮

出版发行　化学工业出版社　生物·医药出版分社
　　　　　（北京市东城区青年湖南街 13 号　邮政编码 100011）
印　　装　河北延风印务有限公司
787mm×1092mm　1/32　印张 13¼　字数 318 千字
2025 年 1 月北京第 2 版第 11 次印刷

购书咨询：010-64518888
售后服务：010-64518899
网　　址：http://www.cip.com.cn
凡购买本书，如有缺损质量问题，本社销售中心负责调换。

定　　价：35.00 元

编写人员名单

主　编　李广瑞

副主编　李晓燕　李广太

编　者

李　哲　李广太　李广瑞　李小凡

李晓燕　李维达　曲天歌　年自强

张羽龙　傅存生

第2版前言

本书第1版自出版后，受到了广大读者的好评。我多次收到读者电话或来信咨询。也有不少读者专门从外地来找我治病。所有这些都是对我的信任、鼓励和鞭策，也是促使我静下心来，认真编写第2版的动力。

为了感谢广大读者的信任和支持，新版仍一如既往地坚持"真正有效，临床实用，宁缺毋滥"的选方原则，增补了部分自己多年来的行之有效的经验处方。这些处方均经多年应用，疗效满意。

辨证施治是中医学的最大特点，也是中医学的优势所在，所以书中处方在辨证准确的情况下才能取得最佳的治疗效果。在此，特别建议：书中所有处方，均应在医师的指导下应用，从而取得满意疗效，避免不良反应的发生。

如果读者有更好的经验或"绝招"，欢迎交流，可发至我的邮箱：drlgr888@126.com。让我们一起努力，寻找更加有效的治疗方法，让备受皮肤病困扰的患者受益。

中国中医科学院望京医院皮肤科　李广瑞

2016 年 6 月

第1版前言

有的人认为，年轻中医只能坐冷板凳，慢慢混到老，就成了"老中医"，病人才会相信你。这话固然有某些合理成分，但事实不尽如此。每个学科都有自己的特点，如皮肤病发生在体表，治疗效果一目了然。正如不少顽固性皮肤病患者所言："不管你是大医院的大专家，还是民间大夫，谁治好我的皮肤病，谁就是我心目中最好的大夫。"

作为一名中医大夫，我是幸运的。在西安参加工作后，我开的第一个处方，是治疗一例注射哌替啶（杜冷丁）无效的乳腺癌转移所致淋巴水肿、肢体剧烈疼痛者，经用中药外洗后止痛。

回首当年，我作为一名30岁的皮肤科大夫，能够得到患者的认可，得益于三大因素。

一是激发兴趣。我和众多的中医学子一样，起初对中医谈不上多么热爱。上课听"阴阳五行"，确实"如入云雾"之中。所幸当时的辅导员老师组织了一次"中医学基础"竞赛，我临时突击，获得了一套《医宗金鉴》的奖品，这次竞赛使我对中医逐渐产生了浓厚的兴趣，有了学习中医的动力。

二是掌握方法。我读研究生时，非常想随西安医科大学附属第二医院皮肤科刘辅仁教授学习，领略国内顶级皮肤科专家的治学风采。经导师联系，我不仅有幸学习了刘老师的临床经验，更重要的是刘老师教给了我"快速成为一名优秀皮肤科医师"的学习方法。正是这段不长的学习经历，为业务水平的快速提高打下了基础。

三是厚积薄发。无论读大学、硕士研究生、博士研究生，还是工作后，我几乎是"两耳不闻窗外事，一心只读医学书"。阅读了许多书籍和期刊，从中学习别人的经验，并在临床中验证、改进。在临床上，我研制了不少行之有效的经验方。如中药散剂贴敷疗法治疗神经性皮炎，还有白癜风胶囊、硬皮病胶囊、顽癣胶囊等，疗效显著，深受患者欢迎。

俗话说，"师傅领进门，修行在个人"。如果说我取得了一点成绩的话，那么，我是如何"修行"的呢？答案是：我的读书笔记本中记录了大量的经验效方。本书中的不少处方，就是笔记本中的经验效方。

以往出版的不少书籍，均是文献"汇编"式。由于编著者对所引用文献并无实际应用体会，所引用处方到底疗效如何，编著者本人可能并不清楚。试想，这样的效验方书籍，到底能对医师和患者有多大的指导意义？鉴于此，本书效验方的列选，均以临床实用、有效为标准，绝大部分都是作者亲自应用过或见证过疗效的处方，以使本书能够成为医师和患者均真正实用的效验方集。

本书按照统一体例编写，但有的处方缺少"方解"等项目，为了保持原貌，我们不加解释，以防误解。当然，有效的方剂，也没必要强解，疗效便是最好的"方解"。

应该特别指出：本书所有处方，均应在医师的指导下应用。

由于编写人员较多，加之水平有限，书中可能有不尽如人意之处，敬请同道和读者不吝指正。

中国中医科学院望京医院皮肤科　李广瑞
2010 年冬至

目 录

第二章 细菌性皮肤病 / 35

第一节 脓疱病 / 35

第二节 毛囊炎 / 39

第五章　过敏性或变应性皮肤病 / 76

第一节　接触性皮炎 / 76

第二节　湿疹 / 82

第三节　特应性皮炎 / 95

第四节　荨麻疹 / 100

第五节　丘疹性荨麻疹 / 112

第六节　药疹 / 119

第八章　红斑及红斑鳞屑性皮肤病 / 168

第一节　多形红斑 / 168

第二节　银屑病 / 179

第十一章　色素障碍性皮肤病 / 269

第一节　黄褐斑 / 269

第二节　白癜风 / 280

第十二章 血管性皮肤病 / 290

第一节 过敏性紫癜 / 290

第二节 结节性红斑 / 297

第十三章　皮肤附属器病 / 314

第一节　痤疮 / 314

第二节　酒渣鼻 / 325

第五节　脂溢性脱发 / 354

第十四章　遗传性皮肤病 / 362

鱼鳞病 / 362

第十五章　性传播疾病 / 368

第一节　淋病 / 368

第二节　非淋菌性尿道炎 / 373

第一章

病毒性皮肤病

○ 第一节　带状疱疹 ○

　　带状疱疹是由水痘-带状疱疹病毒引起的急性疱疹性炎症性皮肤病，其临床表现主要为患处初起出现红斑，继而出现成群簇集的粟粒与绿豆大的丘疱疹，很快变成水疱。皮损多出现于人体的一侧，沿周围神经呈群集带状分布，伴有明显的神经痛，一般不超越身体的前后中线。初次感染表现为水痘，以后病毒可长期潜伏在脊髓后根神经节，免疫功能减弱可诱发水痘-带状疱疹病毒再度活动，生长繁殖，沿周围神经波及皮肤发生带状疱疹。带状疱疹患者一般可获得对该病毒的终身免疫，但亦有反复发作者。

　　中医称其为"缠腰火龙"、"缠腰火丹"、"蛇串疮"。民间俗称"蛇丹"、"蜘蛛疮"。其病因病机是情志内伤，肝气郁结，久而化火，肝经火毒蕴积，夹风邪上窜头面而发；或夹湿邪下注，发于阴部及下肢；火毒炽盛者多发于躯干。年老体弱者，常因血虚肝旺，湿热毒蕴，导致气血凝滞，经络阻塞不通，以致疼痛剧烈，病程迁延。总之，本病初期以湿热火毒为主，后期是正虚血瘀兼夹湿邪为患。所以初期治疗以清热利湿为主，后期以活血通络止痛为主，体虚者以扶正祛邪与通络止痛并用。

一、治疗方

（一）内治处方

1. 龙胆泻肝汤

【组方】 龙胆 6g，黄芩、地黄各 15g，栀子、板蓝根、柴胡、赤芍、牡丹皮、当归、车前子、泽泻各 10g，生甘草 6g。

【方解】 方中龙胆泻肝胆之湿热，柴胡为肝之使，甘草缓肝之急；佐以黄芩清三焦湿热，栀子苦寒泻火，板蓝根清热解毒；热盛必竭阴液，故以地黄滋阴养血；车前子、泽泻清热利湿；当归、赤芍、牡丹皮凉血、活血、止痛。

【功效主治】 清利肝胆湿热。主治带状疱疹，症见皮肤红斑，水疱明显。多发生于肝胆经脉循行的部位，患处灼热疼痛，伴有口苦咽干，烦渴纳呆，小便黄赤，大便干结或稀烂不畅，舌质红苔黄腻，脉弦滑数。

【加减】 疼痛严重者，加延胡索、徐长卿各 10g，乳香、没药各 6g，蜈蚣 2 条。

【制法用法】 水煎服，每日 1 剂，分 2 次口服。7 剂为 1 个疗程。

【处方来源】 编著者经验方。

2. 排毒活血汤

【组方】 金银花、连翘、蒲公英、当归、紫草、茯神各 15g，龙胆 9g，蓼大青叶 20g，柏子仁、制没药、制乳香各 10g，赤芍 20g，板蓝根 50g，穿山甲 6g，太子参 30g，甘草 15g。

【方解】 板蓝根、金银花、连翘、蒲公英、龙胆、蓼大青叶、紫草、甘草清热、泻火、解毒；用当归、赤芍、乳香、没药、穿山甲活血化瘀、凉血；不通则痛，络干而涩亦痛，故佐以柏子仁润络通络，茯神养心宁神；邪火久郁必耗气，乃加太子参益元气以护诸脏之津液。

【功效主治】 清热解毒，利湿活血，化瘀止痛。主治带状疱疹。

【制法用法】 水煎服，每日1剂，10剂为1个疗程。

【处方来源】 刘慕松，刘学义. 排毒活血汤治疗带状疱疹82例疗效观察. 四川中医，2005，23（10）：84-85.

3. 加味三黄汤

【组方】 黄连、柴胡、栀子、黄芩各15g，黄柏、蛇床子、延胡索各30g，苦参、七叶一枝花（重楼）各20g，龙胆、白花蛇舌草、川芎各18g，车前草、丹参各30g，土茯苓15g，甘草6g，细辛3g，冰片2g。

【方解】 方中黄柏、黄连、黄芩均能清热燥湿、泻火解毒，黄连尤其善于疗疔毒，黄芩兼可凉血、止血；栀子清热泻火；龙胆泻火除湿；苦参清热燥湿，杀虫利尿，车前草清热利湿；蛇床子性辛温味苦，能燥湿杀虫；七叶一枝花清热解毒、止痛；白花蛇舌草清热解毒、利湿；川芎活血行气；丹参活血化瘀、安神宁心；柴胡疏肝解郁行气；土茯苓利湿解毒；冰片清热止痛、解毒；延胡索、细辛止痛；甘草调和诸药。

【功效主治】 清除肝胆湿热，疏达肝胆经气，辅以活血行气止痛。主治带状疱疹。

【制法用法】 水煎，取头汁口服，二汁温敷外洗。每日1剂。

【处方来源】 王全胜，程长有. 加味三黄汤治疗带状疱疹108例. 中国中医急症，2009，18（7）：1173.

4. 升降散加味

【组方】 僵蚕、蝉蜕、姜黄各10g，大黄5g。

【功效主治】 表里双解，清肝泻火。主治带状疱疹。

【加减】 病发于头面者，加菊花10g，金银花20g，连翘、蓼大青叶各15g；发于下肢者，加薏苡仁20g，牛膝、赤芍各15g；发于胸胁腹背者，加柴胡10g，川楝子15g，丹参20g；疼痛剧者，加全蝎10g，延胡索15g。

【制法用法】 水煎服，每天 1 剂，分 2 次服。7 天为 1 个疗程，一般治疗 3 个疗程。

【处方来源】 青岛大学医学院附属医院王鸿根医师经验方。

5. 瓜蒌红花甘草汤

【组方】 瓜蒌 45～60g，红花（后下）3g，生甘草 3～6g，板蓝根 30g。

【方解】 瓜蒌性寒味甘，清热而不伤阴，润燥而不滞气机，故方中重用瓜蒌以疏理宣通气机，润肝缓急止痛；配以红花活血止痛，燥润互用，以增强瓜蒌活血止痛之功；生甘草清热解毒，调和诸药；加用板蓝根以增强凉血解毒之力。

【功效主治】 清热解毒，润燥止痛。主治带状疱疹，疗效卓著。

【制法用法】 每天 1 剂，水煎服。重者可每天服 2 剂。

【处方来源】 梁玉瑛，张淑娥. 瓜蒌红花甘草汤治疗带状疱疹 31 例. 新中医，2005，37（4）：79.

6. 当归饮子加味

【组方】 生地黄、熟地黄、白芍、川芎、黄芪各 12g，当归、何首乌、蒺藜 15g，荆芥、防风、甘草各 3g，延胡索 9g，乳香、没药、全蝎各 6g。

【方解】 方中当归、白芍、生地黄、川芎养血活血；熟地黄、何首乌补益肾气；黄芪益气固表；蒺藜平肝疏肝；延胡索、乳香、没药、全蝎活血通络止痛；由于血虚日久风燥，用荆芥、防风以疏风；甘草调和诸药。诸药合用，既可活血，又可养血补肾，与老年带状疱疹后遗神经痛病机甚为切合。

【功效主治】 养血，通络，止痛。主治带状疱疹后遗神经痛。

【制法用法】 水煎服，每天 1 剂，分 2 次服。

【验案】 某男，74 岁，2001 年 11 月 2 日初诊。半年前，因患"带状疱疹"而在西安某医院住院治疗，皮疹消退后，患处仍剧烈疼痛难忍，经多家医院治疗效果不佳。现患者除患处剧烈疼痛外，还伴夜卧难安、身疲乏力。舌淡苔少，脉细无力。诊断为带状疱疹后遗神经痛，辨证属于阴血亏损，气血失和。治以养血、通络、止痛为大法。方予当归饮子加减方，水煎服，每日 1 剂。服药 14 剂后疼痛明显减轻，效不更方，守方续服 1 个月后诸症皆愈。

【处方来源】 编著者经验方。

7. 黄精秦艽汤

【组方】 黄精、秦艽各 30g，玄参、地黄、菊花、地骨皮各 15g，红花、蒺藜、僵蚕各 9g，延胡索 12g。

【功效主治】 滋阴，通络，止痛。主治带状疱疹后遗神经痛。

【制法用法】 水煎服，每天 1 剂，分 2 次服。

【总结】 考虑带状疱疹后遗神经痛多为老年患者，而老年人相对是阴血亏虚、血脉凝滞，故以滋阴、通络、止痛立法。

【处方来源】 编著者经验方。

8. 芍甘通络汤

【组方】 白芍 30～60g，赤芍 15～30g，甘草 12g，蜈蚣 1 条，全蝎 5g，乳香、没药、川楝子、枳壳各 9g。

【功效主治】 通络，缓急，止痛。主治带状疱疹后遗神经痛。

【制法用法】 水煎服，每天 1 剂，分 2 次服。

【处方来源】 邹桃生.芍甘通络汤治疗带状疱疹后遗神经痛 36 例.广西中医药，1990，13（3）：19.

9. 全蝎粉

【组方】 全蝎 30g。

【功效主治】 剔解毒邪，通络止痛。主治带状疱疹后遗症。

【制法用法】 上药共研为末，分为 10 包，早晚各服 1 包。

【处方来源】 中国中医科学院广安门医院朱仁康老中医经验方。

10. 重镇止痛法

【组方】 忍冬藤、板蓝根、生薏苡仁各 30g，黄芩、白术、川芎、川楝子各 10g，当归 15g，延胡索、磁石（先煎）、珍珠母

（先煎）、赭石（先煎）、紫贝齿（先煎）各 30g。

【功效主治】 重镇止痛。主治带状疱疹后遗神经痛。

【制法用法】 每日 1 剂，水煎，早晚分服。

【总结】 重镇止痛法具有镇惊安神、降逆止呕及平肝息风的作用。北宋徐之才归纳为"重可镇怯"。夏少农老中医最早将重镇止痛法用于治疗带状疱疹后遗神经痛，取得显著疗效。编著者经验：重镇止痛法与活血通络法合用治疗带状疱疹后遗神经痛，疗效比单用重镇止痛法更显著。

【处方来源】 王兴. 重镇止痛法治疗带状疱疹后遗神经痛 20 例. 江苏中医药，2006，27（7）：48.

11. 止痛汤

【组方】 丹参、当归、木瓜各 15g，白芍 60g，川楝子 12g，延胡索 12g，大血藤 30g，伸筋草 30g，甘草 6g。

【方解】 白芍、当归、丹参、大血藤、甘草酸甘化阴，养血活血，解痉止痛；川楝子、延胡索理气活血止痛；木瓜、伸筋草舒筋止痛。

【加减】 热盛者，加板蓝根、黄芩；上部疱疹者，加川芎、白芷；胸胁部疱疹者，加柴胡、香附；下部疱疹者，加川牛膝、土茯苓；痛甚者，加乳香、没药。

【功效主治】 柔肝缓急，理气治气，通络解痉止痛。主治带状疱疹后遗神经痛。

【制法用法】 水煎服，每日 1 剂，每日 3 次。

【总结】 用此方治疗 60 例中老年带状疱疹后遗神经痛，结果治愈（临床症状全部消失）48 例、有效（临床症状明显好转）9 例、无效（临床症状无显著改善）3 例。

【处方来源】 四川省简阳市中医医院陈邦强医师经验方。

（二）外治处方

1. 地龙糖浆

【组方】 新鲜地龙数条，白糖适量。

【功效主治】 清热解毒，消肿。主治带状疱疹。

【制法用法】 取新鲜地龙数条，用清水洗净体外脏泥，擦干水分，置清洁容器内，加适量白糖（2份地龙、1份白糖）。由于白糖的作用，蚯蚓逐渐自溶分泌出白黄色黏液。然后用筷子向一个方向用力搅拌，即成糊状蚯蚓糖浆，装瓶备用。用时用棉签蘸此糖浆直接涂于疱疹创面上，面积应大于疱疹部位，再用纱布覆盖固定。每2～3h换1次，以保持患处湿润为度。每次换药前须先用冷盐开水清洗皮肤，一般5～10天可愈。

【处方来源】 丁丽丽.地龙糖浆治疗带状疱疹.中国民间疗法，2010，18（2）：73.

2. 马齿苋膏

【组方】 新鲜马齿苋1000g，冰片6g。

【功效主治】 清热解毒，消肿。主治带状疱疹。

【制法用法】 将马齿苋洗净切碎，与冰片共捣成糊状，涂敷患处，外用塑料薄膜覆盖，每日换药2次，每次用药膏150g。

【处方来源】 刘艳.马齿苋膏外敷治疗带状疱疹.中国民间疗法，2000，8（12）：17.

3. 紫草油

【组方】 紫草、鱼肝油各适量。

【功效主治】 凉血活血。主治带状疱疹。

【制法用法】 将适量紫草加入鱼肝油中浸透，冬季7天，夏季3天，备用。使用时以紫草油外敷，每日换药1次。

【处方来源】 王丽新，佟志刚.紫草油治疗带状疱疹30例临床观察.吉林中医药，2007，27（12）：33.

4. 青黛外敷

【组方】 青黛粉适量，新鲜鸡蛋（取蛋清）。

【功效主治】 清热解毒，消肿痛，解疮毒。主治带状疱疹。

【制法用法】 将适量青黛粉加入新鲜鸡蛋清中，再调成糊状敷于患处，每日数次。

【处方来源】 肖桂芹，邢念丽. 青黛外敷治疗带状疱疹 23 例体会. 现代中西医结合杂志，2002，11（4）：343.

5. 蜈蚣败毒散

【组方】 蜈蚣 1 条，白矾 5g，冰片 1g，雄黄 3g，香油适量。

【功效主治】 清热解毒，消肿止痛。主治早期带状疱疹，热毒灼盛痛痒，或丘疱疹或水疱疹未破，或水疱破裂后结痂而痛痒剧者。

【制法用法】 共研细末，用香油调匀涂敷患处。

【处方来源】 青岛大学医学院附属医院王鸿根医师经验方。

6. 解毒止痛膏

【组方】 藤黄 45g，乳香、没药各 15g，花椒 10g，蜂蜡 120g，香油（或菜油）500g。

【功效主治】 清热解毒，消肿止痛。主治带状疱疹。

【制法用法】 用油将前 4 味药炸枯后，去药渣，加入蜂蜡熔化成膏。外用，每日换药 1 次。

【处方来源】 编著者经验方。

7. 红升丹

【组方】 红升丹。

【功效主治】 拔毒。主治早期带状疱疹。

【制法用法】 常规消毒患处，刺破疱疹，取少许成药红升丹涂搽。

【总结】 带状疱疹初发的簇集成群水疱常规消毒后，将水疱一一挑破，再涂搽红升丹粉末，其止痛效果好，水疱干缩结痂快。

【处方来源】 湖南省中医院欧阳恒老中医经验方。

8. 雄黄冰片酊

【组成】 雄黄 10g，蜈蚣 1 条，冰片 1.5g，75% 乙醇（酒精）100ml。

【功效主治】 解毒止痛。用于治疗带状疱疹。

【制法用法】 将前 3 味药共研碎后溶于 75％乙醇内，即成雄黄冰片酊。用生理盐水洗患处后，外涂雄黄冰片酊，每日 4～6 次。

【处方来源】 编著者经验方。

（三）针灸处方

1. 针刺配合棉花灸

【取穴】 疱疹局部、夹脊、合谷、曲池为主穴；肝胆火盛者，配太冲、支沟；脾胃湿盛者，配血海、三阴交。

【操作】 疱疹局部用围刺法，用 1 寸毫针朝疱疹方向斜刺，每针间距 1～1.5 寸；夹脊穴取疱疹皮损同侧夹脊，以 1 寸毫针斜向脊柱刺入约 0.8 寸，使针感沿神经线路传导；其余穴位均采用泻法；每天 1 次，每次留针 30min，7 次为 1 个疗程。将消毒药棉撕成均匀菲薄的棉花网，将其覆盖在疱疹处，用手轻压使其与疱疹贴紧，用火柴点燃，每次针刺后灸 2 贴。

【主治】 带状疱疹。

【总结】 针刺和棉花灸有协同作用，可缩短疗程。

【处方来源】 张宏荣. 针刺配合棉花灸治疗带状疱疹 32 例疗效观察. 新中医，2004，36（1）：50.

2. 芦荟汁外擦配合火针

【取穴】 疱疹局部。

【操作】 把多头火针放在酒精灯上烧至通红，待红中发亮，迅速刺入疱疹中央，立即出针。将洗净的新鲜芦荟剖开，用棉签取中间黏胶汁液涂搽患处，每日 2～3 次，一般 2～3 天或 5 次后评定疗效。

【主治】 带状疱疹。

【总结】 共治疗 25 例，其中 22 例治愈，2 例有效，1 例无效。外用芦荟时一定要剥去外皮，利用胶状部分，因生叶的表面有刺激素，会引起皮肤发痒。使用多年生的芦荟比 1 年生植物的芦荟效果更佳。火针操作时必须掌握"红、准、快"三要素。

"红"是指烧针时针体一定要烧至通红;"准"是指对准预刺部位;"快"指进针要快,这样才能提高疗效。治疗5天内禁用烟酒,避免辛辣刺激性及色素类食物,避免洗澡。结痂脱落时,局部避免搔抓。

【处方来源】 钱月萍.芦荟汁外擦配合火针治疗带状疱疹25例.海峡药学,2005,17(5):154.

3. 盘龙三头针

【取穴】 疱疹局部。

【操作】 取盘龙三头针1支,三针头同时在酒精灯火焰峰点上烧至通红发亮,对准带状疱疹的水疱高点或疱疹高出皮肤之处及疱疹硬结之处,以雀啄方式迅速下针,点到即止,迅速收回,水疱溃破处以棉签吸干渗出液。如此反复操作,直至带状疱疹所发之处均匀布满盘龙三头针的针头点痕迹。操作结束后,以棉签蘸取聚维酮碘(碘伏)在盘龙三头针行针之处进行消毒。每日1次,溃破处结痂及皮肤红肿处皮色退红并消肿即可停止治疗。

【主治】 带状疱疹。

【总结】 带状疱疹大多属于火毒,亦有属于阴毒者,以盘龙三头针攻之,有以毒攻毒之意,无论阳毒、阴毒均可实行。

【处方来源】 唐胜修,徐祖豪,唐萍,等.盘龙三头针治疗带状疱疹临床观察.辽宁中医杂志,2005,32(12):1294.

4. 刺络拔罐法

【取穴】 疱疹局部及阿是穴。

【操作】 选取水疱间正常皮肤,即阿是穴,用三棱针叩刺加以闪火拔罐,令放血6～8ml,留罐4～6min,每日1次,7天为1个疗程,持续2个疗程。

【主治】 带状疱疹。

【处方来源】 王岫岩,张佳宾,邢国利.刺络拔罐治疗带状疱疹42例临床观察.针灸临床杂志,2002,18(9):29.

5. 电针

【取穴】 病变在头面部，取患侧风池、太阳、攒竹、下关、合谷、外关；病变在胸胁部，取该肋间同侧相应之夹脊或背俞、支沟、阳陵泉、太冲；病变在腰腹部，取腰部同侧相应之夹脊或背俞、阳陵泉、足三里、三阴交；疼痛甚者，再在局部取阿是穴。

【操作】 患者平卧或侧卧，进针得气后，接上电针仪，用疏密波，刺激30min，每日1次，6次为1个疗程。

【主治】 带状疱疹后遗神经痛。

【处方来源】 刘岩红.电针治疗带状疱疹后遗神经痛66例.四川中医，2003，21（4）：78.

6. 刺血拔罐加耳穴点刺

【取穴】 患处周围、耳部风溪和相应部位敏感点。

【操作】 先针刺患处周围，后针刺耳穴。充分暴露患处皮肤，聚维酮碘（碘伏）消毒后，术者左手拇指、示指绷紧患处周围皮肤，若局部小红点（水疱）散在且少，可提捏局部皮肤，右手握七星针后端，示指压在针柄上，使用手腕之力，快速叩刺患部周围皮肤，使皮肤隐隐出血。术后视叩刺面积大小选适当型号的玻璃火罐，用闪火法以患处为中心吸附于叩刺部位，使罐内出血数毫升至十几毫升不等。起罐后用纱布将污血擦净。再用按压法找出耳部相应部位敏感点和风溪（该穴位于耳轮结节前方指区和腕区之间），消毒后左手固定耳部穴位，右手持三棱针点刺，挤出少许血液，用干棉球拭去。每日1次，耳部穴位左右轮换。

【主治】 带状疱疹初期。

【总结】 共治疗31例患者全部有效，其中1次治愈7例，3次治愈22例、有效2例，总有效率100％。

【处方来源】 江苏无锡中国人民解放军73031部队医院丁向荣医师经验方。

二、调理方

1. 胡青粥

【组成】 蓼大青叶 15g，柴胡 12g，粳米 30g，白糖适量。

【制法用法】 先把蓼大青叶、柴胡加入 1500ml 水中，煎至约 1000ml 时，去渣取汁，入粳米煮粥，待粥将成时加入白糖调味。每日 1 剂，早晚分食，可连服数日。

【说明】 有清泻肝火之功，可作为早期带状疱疹的调理方。

2. 柴归陈皮蛋

【组成】 柴胡 10g，当归 15g，陈皮 9g，鸡蛋 1 个。

【制法用法】 以上四味加适量水，一同煮至蛋熟。吃蛋饮汤，每日 1 剂，连用 7 日。

【说明】 有行气活血、健脾和胃之功，可作为带状疱疹后遗神经痛的调理方。

3. 马齿苋薏苡仁汤

【组成】 薏苡仁、马齿苋各 30g，红糖适量。

【制法用法】 先将薏苡仁和马齿苋加中水煎、煮，再加红糖调味。每日 1 剂，连用 7 日。

【说明】 有清热解毒、健脾化湿之功。可作为带状疱疹的调理方。

4. 解毒饮

【组成】 豨莶草 6g，野菊花 6g，蒲公英 6g，金银花 6g。

【制法用法】 水煎，代茶饮，每日 1 剂。

【说明】 用于治疗早期带状疱疹。

◉ 第二节 寻常疣 ◉

寻常疣是由人类乳头瘤病毒所引起的表皮肿瘤。中医称其为"千日疮"、"枯肋箭"、"瘊子"、"疣目"等，俗称"刺瘊"，其外形为小若粟米、大如黄豆、表面污灰、粗糙、质硬的皮肤赘生物，常单发或多发于青少年的手、足和甲缘。另一种是如丝、如指，好发于中年女性的眼睑、颈、颏及头皮的特殊类型，称为丝状疣或指状疣。

寻常疣的病因病机为风热毒邪搏于肌肤而生，或怒动肝火，肝旺血燥，筋气不荣，肌肤不润所致，所以本病以清热解毒散结为主要治法。

一、治疗方

（一）内治处方

1. 陆氏消疣方

【组方】 生黄芪 60g，白术 9g，生甘草 6g，莪术、马齿苋、蓼大青叶、白花蛇舌草、板蓝根各 30g。

【方解】 生黄芪、白术、生甘草益气固表，提高机体免疫功能；板蓝根、蓼大青叶、马齿苋、白花蛇舌草清热解毒，抗病毒；莪术活血化瘀。

【功效主治】 益气活血，佐以清热解毒。主治寻常疣、扁平疣、跖疣、尖锐湿疣等。

【制法用法】 头煎、二煎内服，第 3 煎外洗患处并轻轻按摩，以达到内外并用的目的。

【处方来源】 上海中医药大学龙华医院陆德铭教授经验方。

2. 祛疣汤

【组方】 木贼草、板蓝根、薏苡仁各 30g，连翘 15g，香附 10g，夏枯草 15g。

【功效主治】 清热解毒。主治寻常疣。

【制法用法】 每日 1 剂，早晚煎服；另以第 3 次煎液趁热外擦患处，以局部皮肤发红、发热为度。每日 1 次，每次 20min。

【处方来源】 编著者经验方。

3. 杨氏治疣汤

【组方】 木贼草、马齿苋、蓼大青叶、板蓝根各20g，赤芍12g，红花10g，香附10g，夏枯草15g，穿山甲6g。

【方解】 以红花、马齿苋、夏枯草为君，清热解毒、活血化瘀、软坚散结；以木贼草、蓼大青叶、赤芍为臣，清热息风、凉血解毒；佐以穿山甲、香附，以加重理气活血、软坚散结的作用。

【功效主治】 清热解毒，活血化瘀，软坚散结。主治寻常疣。

【制法用法】 水煎3次，前2次煎汁400ml，分早晚服；第3次煎取1500ml左右，稍凉后擦洗皮损部位。每日1次，1周为1个疗程。

【处方来源】 杨东，魏淑相，周江峰.治疣汤治疗寻常疣36例.山东中医杂志，2007，26（8）：542.

4. 马齿苋合剂

【组方】 马齿苋60g，蜂房9g，生薏苡仁30g，紫草15g。

【方解】 马齿苋清热解毒；生薏苡仁除湿祛疣；紫草凉血清热；蜂房以毒攻毒。

【功效主治】 祛疣解毒。主治寻常疣。

【制法用法】 水煎服，每日1剂，分2次服；并将药渣加水再煎，趁热外洗局部，每日1次。7剂为1个疗程，连用2个疗程。

【总结】 28例寻常疣患者均用2个疗程。结果：痊愈15例，好转11例，无效2例，有效率为92.9%。

【处方来源】 丁丽丽.马齿苋合剂治疗寻常疣.中国民间疗法，2010，18（3）：48.

5. 除疣汤

【组方】 当归、地黄、赤芍、紫草、昆布、浮海石各15g，牡丹皮6g，大血藤、马齿苋、板蓝根各30g。

【方解】 当归、地黄、赤芍、牡丹皮、大血藤凉血活血；紫草、马齿苋、板蓝根清热解毒；昆布、浮海石化痰软坚。

【功效主治】 凉血、活血、软坚。主治寻常疣。

【加减】 病程长者，可加三棱、莪术各10g。

【制法用法】 每日1剂，早晚煎服；另以第3次煎液趁热外搽于患处，以局部皮肤发红、发热为度。每日1次，每次20min。共15～20天。

【总结】 用药过程中不少患者有皮损增多现象，常提示好转，应坚持用药，即可痊愈，也有停服药后10天左右皮损才消失者。

【处方来源】 上海中医院顾乃芳老中医经验方。

6. 治疣汤

【组方】 熟地黄15g，炒白芍、赤芍、牡丹皮、桃仁、牛膝、何首乌、杜仲、赤小豆、炒白术、穿山甲各12g，生薏苡仁30g。

【功效主治】 养血解毒化瘀。主治寻常疣患病日久者。

【制法用法】 水煎服，每日1剂。

【处方来源】 边天羽.中西医结合皮肤性病学.天津：天津科学技术出版社，1996.

(二) 外治处方

1. 去疣煎

【组方】 木贼30g，香附30g。

【功效主治】 疏风清热，解郁散结。主治寻常疣。

【制法用法】 水煎，先熏后浸泡外洗，每日1次，每次30min，若洗后6个月未脱落，原方加板蓝根30g、苦参30g，进行第2个疗程。

【处方来源】 郭邦阳.自拟去疣煎剂外治寻常疣.贵阳中医学院学报，1996，18（3）：53-54.

2. 范氏祛疣汤

【组方】 薏苡仁、木贼、香附各 50g，蓼大青叶、败酱草、紫草各 30g。

【方解】 薏苡仁利水消肿、渗湿健脾、除痹排脓；木贼疏散风热、明目退翳；香附疏肝解郁、调经止痛、理气调中；蓼大青叶清热解毒、凉血消斑；败酱草清热解毒、消痈排脓、祛瘀止痛；紫草清热凉血、活血解毒透疹。

【功效主治】 清热散风、理气祛瘀。主治寻常疣。

【制法用法】 每日 1 剂，水煎 2 次，共取汁 900ml，分早、晚 2 次浸泡手部，以疣体全部浸泡为度，每次 30min。

【处方来源】 范华云，谢文卫，陈伟炳，等. 祛疣汤治疗寻常疣 30 例. 山东中医杂志，2010，29（1）：53-54.

3. 消疣方

【组方】 当归、黄芪、木贼、野菊花各 10g，马齿苋 15g，蓼大青叶 30g，皂角刺 15g，川芎 9g。

【功效主治】 活血化瘀，清热散结。主治寻常疣。

【制法用法】 煎汤约 400ml，浸泡皮损处，以药液覆盖皮损为度，每日 1 次，每次浸泡 30min 左右。

【处方来源】 蔡希. 消疣方治疗多发性寻常疣临床观察. 中成药，2007，29（9）：I0018-I0019.

4. 苍耳子酊

【组方】 苍耳子 10g，75％乙醇 50ml。

【功效主治】 驱散风邪，抗病毒。主治寻常疣、扁平疣。

【制法用法】 将 10g 苍耳子浸泡于 50ml 75％乙醇内，密封 7 日，滤渣取液，用棉球蘸药液涂抹患处。每日数次。扁平疣涂药 7 天；寻常疣涂药 10 天即可。停药 10～20 天，其疣自落。

【处方来源】 侯爱莲，李爱云，张小丽. 苍耳子酊治疗寻常疣. 扁平疣. 中国民间疗法，2003，18（12）：63-64.

（三）针灸处方

1. 毫针处方

【取穴】 疣体及其周围。

【操作】 取 7 号手术手套、华佗牌 26～28 号毫针。戴上手套后在疣体及其周围用 75％乙醇常规消毒后，左手捏紧基底部，右手持针在疣体中心快速进针，直至疣体基底部有落空感为宜，再在距离疣体 1～2cm 处以 2～4 根毫针在疣体周围围刺，留针 25min，起针后挤出少量血液，然后外用碘酊（碘酒）及外涂消炎药膏等以防止细菌感染，隔日 1 次，5 次为 1 个疗程。

【主治】 主治寻常疣。

【总结】 本方法操作简单，在治疗过程中不会出现水疱、糜烂、溃疡等创面，故相对其他方法给患者带来的痛苦小，且不会影响正常生活，治疗后疣体自行脱落，不留瘢痕。

【处方来源】 黑龙江中医药大学张巧丽、侯慧先医师经验方。

2. 小针刀

【取穴】 疣体。

【操作】 以寻常疣中央凹陷处为进针刀点，2％普鲁卡因 2ml 局部麻醉，刀口线与肌肉走行方向平行，用 4 型小针刀直刺深达基底部，然后针体与皮肤呈 30°角，刀尖紧贴基底，呈潜行铲剥分离。

【主治】 鸡眼、寻常疣。

【总结】 小针刀用来治疗鸡眼、寻常疣，旨在阻断正常组织对其基底部的营养供给，使病变组织软化萎缩，直至脱落、修复而愈。本法无需切除缝合，不留瘢痕，不复发，患者无痛苦，简单方便，适宜在基层医院推广应用。

【处方来源】 李云山.小针刀治疗鸡眼、寻常疣 98 例.山东中医杂志，1996，15（4）：160.

3. 线香点灸法

【取穴】 疣体。

【操作】 患处皮肤常规消毒。取线香点燃后将香头靠近疣体顶端，施以温和灸，以使患者感到略有灼痛，但能忍受为度。每个疣体施灸 15～20min。若遇年轻体壮忍耐力强者，可用强火或直接灸之。若能将疣的根基去除，即可治愈。反之则需再次灸之，直至将其根除。若经 1 次灸疗后未愈，再次施灸前宜将疣体头部已角化部分以消毒刀片除掉，暴露其根部以提高疗效。每天可施灸 1～2 次，7 天为 1 个疗程。治疗过程中需注意，若疣体周围因灸时火力过大而起水疱，切勿刺破，可停灸数日，待其干瘪后，以镊子除去疣体。

【主治】 寻常疣。

【处方来源】 杨光升，瞿乃海. 线香灸治寻常疣 35 例. 中国民间疗法，2004，19（1）：26.

二、调理方

1. 醋鸡蛋

【组成】 鲜鸡蛋 7 个，食醋 70ml。

【制法用法】 将 7 个鲜鸡蛋煮熟、剥皮，每个鸡蛋用竹筷刺若干个小孔，再切成四等份装入杯内，向杯内加 70ml 食醋，拌匀，加盖放置 6h。服时空腹连蛋带醋 1 次服下，忌用盐、酱油，更忌食碱性食物（或药物）。每周服食 1 次。

2. 苦瓜薏苡仁粥

【组成】 干苦瓜丝 10g，大米、薏苡仁各 30g。

【制法用法】 将干苦瓜丝分开、洗净，先取大米和薏苡仁煮粥，待熟后调入苦瓜丝。煮至粥熟服食，可略放食盐调味，每天 1 剂，连续 10～20 天。

3. 薏苡仁蓝根饮

【组成】 薏苡仁、板蓝根各 30g，白糖适量。

【制法用法】 将薏苡仁、板蓝根水煎取汁，加适量白糖饮服，每天 1 剂，连续 10～20 天。

● 第三节　跖　疣 ●

跖疣是人类乳头瘤病毒引起的发生于足底部的寻常疣。中医称其为"牛程蹇"、"足瘊"。本病是以外伤和摩擦为诱因，足部多汗与跖疣的发生也有一定关系。本病多见于成年人，好发于足底、趾间的受压部位。本病初起为小的发亮圆形丘疹，表面角化，粗糙不平，灰褐、灰黄或污灰色，周围绕以稍高增厚的角质环。多单侧发生，数量不一定，常有压痛感。中医认为本病多因肝失荣养，失其藏血之功，而导致血枯生燥，筋气外发于肌肤，复因风毒之邪相乘，而致血凝气滞、肌肤失润。中医认为"风热"、"血瘀"、"血燥"是跖疣发病过程中不可分割的因素，因而清热化湿、活血化瘀为跖疣的主要治则。

一、治疗方

（一）内治处方

1. 刘氏治疣汤

【组方】 熟地黄、牡丹皮、赤芍各 15g，桃仁、制芍药（酒制）、赤小豆、牛膝、红花、穿山甲、夏枯草各 9g，首乌藤 15g，甘草 6g。

【方解】 方中桃仁、红花活血祛瘀；穿山甲、夏枯草散肿、散郁结；赤芍、牡丹皮凉血清热；制芍药（酒制）等养血活血；首乌藤祛风通络；牛膝引药下行且有柔养肝肾之用；赤小豆健脾利湿；甘草调和诸药。

【功效主治】 清热解毒，凉血，活血，祛瘀，养血通络。主治跖疣。

【制法用法】 每日 1 剂，水煎服，分 2 次服用。药渣继续煎

汤，泡双足，每日 1 剂，每次 40min。每 7 天为 1 个疗程，持续
2 个月。

【处方来源】 刘西珍，张云安，罗卫真. 治疣汤治疗多发性
跖疣 28 例. 武警医学，2002，13（5）：316-317.

2. 汪氏消疣汤

【组方】 木贼 6g，香附、草豆蔻、莪术各 10g，丹参、紫草
各 15g，板蓝根、贯众（绵马贯众）、牡蛎、薏苡仁、珍珠母
各 30g。

【方解】 板蓝根、薏苡仁、草豆蔻、贯众清热解毒利湿，莪
术、紫草、丹参、香附活血化瘀通滞，木贼发散肝胆风邪，牡
蛎、珍珠母平肝软坚散结。

【功效主治】 解毒利湿，活血化瘀，平肝软坚。主治跖疣。

【制法用法】 每剂煎 3 次，前 2 次共煎 500ml，分 2 次，口服。

【处方来源】 汪玉梅，杨淑娥. 消疣汤治疗跖疣 56 例. 陕西
中医，2003，24（3）：230-231.

3. 跖疣方

【组方】 桃仁、红花、郁金、牛膝、穿山甲各 9g，透骨草
12g，珍珠母、生牡蛎各 30g。

【功效主治】 活血化瘀，软坚除疣。主治跖疣。

【制法用法】 水煎服，每日 1 剂。

【处方来源】 民间验方。

（二）外治处方

1. 外洗方

【组方】 蛇床子、土槿皮、苦参、百部、黄柏、红花、透骨
草各 15g，蒲公英 20g，生薏苡仁 30g，蓼大青叶 30g，乳香 10g，
延胡索 10g，明矾 20g。

【功效主治】 活血化瘀，消炎燥湿。主治跖疣。

【制法用法】 加水 2500ml，煎至 1000ml，把双足患部放于

热气中熏蒸，待药水温度适宜后，把患处放于药液中浸泡，浸泡时间为 30min，浸泡完毕，双足自然干燥。每日 2 次，7 天为 1 个疗程。

【处方来源】 王承军，范书弟，相同顺，等. 中药外洗治疗跖疣 86 例临床观察. 中国麻风皮肤病杂志，2000，16（2）：735.

2. 泡足法

【组方】 板蓝根、木贼、红花、川芎、香附各 50g，紫草 30g，鸦胆子 20g。

【功效主治】 清热解毒，活血化瘀，疏肝理气，软坚散结，引血下行。主治跖疣。

【制法用法】 将以上药物放入容器，水浸泡 20min 后，水煎取药液，待 45℃时泡足 30min，每日 2～3 次，每 2 日用 1 剂药，每 10 天为 1 个疗程，共 3 个疗程。

【处方来源】 李明，杨自娟. 中药泡足治疗多发性跖疣疗效观察. 中国麻风皮肤病杂志，2007，23（12）：1126.

3. 烫洗法

【组方】 木贼、白鲜皮各 60g，夏枯草、板蓝根、蓼大青叶、生牡蛎各 30g，三棱、莪术、大黄、王不留行、五倍子各 20g。

【功效主治】 清热燥湿，化瘀散结。主治跖疣。

【制法用法】 将草药加水 2000ml，煎成 1000ml，滤出后加明矾 30g，熏后烫泡患足，以水温不低于 40℃为宜，但仍以能耐受为度，每次烫泡时间不少于 60min，每晚 1 次，每次烫洗完后用锋利刀片将患处表面的角质层削薄，以不出血为度。

【处方来源】 孙丽娜，徐淑翠. 中药烫洗治疗多发性跖疣 65 例. 职业与健康，2005，21（9）：1385.

4. 地红油膏

【组方】 地骨皮、红花、薏苡仁（按 2∶2∶1），香油适量。

【功效主治】 养阴清热，活血祛瘀，扶正祛邪。主治跖疣。

【制法用法】 将地骨皮、红花、薏苡仁研极细末，配适量香油，拌匀成糊状，涂于患处，外用胶布固定，每24h更换1次，7日为1个疗程。

【处方来源】 牛秀云，翟学文.地红油膏治疗跖疣65例.河北中医，2001，23（8）：636.

5. 蚀疣方

【组方】 鸦胆子0.6g，生石灰15g，糯米粉10g，食用碱40g，甲酚皂溶液（来苏水）40g。

【功效主治】 腐蚀去疣。主治跖疣。

【制法用法】 上药制成膏，调匀，外敷患处。

【处方来源】 民间验方。

6. 汪氏外治消疣汤

【组方】 木贼6g，香附、草豆蔻、莪术各10g，丹参、紫草各15g，板蓝根、贯众、牡蛎、薏苡仁、珍珠母各30g，75％乙醇500ml。

【功效主治】 解毒利湿，活血化瘀，平肝软坚。主治跖疣。

【制法用法】 水煎，泡足，每天1次，每次30min。并用上方1剂加75％乙醇500ml浸泡1周后外涂于疣体上，每天2次，10天为1个疗程。

【处方来源】 汪玉梅，杨淑娥.消疣汤治疗跖疣56例.陕西中医，2003，24（3）：230-231.

（三）针灸处方

1. 毫针处方

【取穴】 疣体局部。

【操作】 每周治疗1次，每次30min，共3次。局部常规消毒，病程较短或疣体较小者，用直刺法（于疣中央垂直进针）治疗；病程较长（＞3个月）或疣体较大（直径＞0.5cm）者，用齐刺法（1根1寸毫针于疣体中央垂直进针，另2根1寸毫针两边与皮肤成 45°或 15°斜面进针）治疗。进针时可左手捏紧疣基底部，使其色变苍白以减轻针刺疼痛，快速进针到疣底部，重力快速捻转，直至得气感，最后再留针 15min，再快速捻转，直至得气感，出针，再次消毒，若出血量大，适当压迫止血。

【主治】 寻常疣、跖疣。

【总结】 216 例患者，经 3 次治疗，1 个月内 97 例皮损完全消退，另有 41 例皮损消退 30％～70％；2 个月内总共有 187 例皮损完全消退，另有 29 例皮损消退 30％～70％；3 个月内皮损均全部消退，总有效率达 100％。治疗后随访 1 年以上，未见复发。有 3 例患者治疗时出现心悸、面色苍白、大汗等晕针现象，让其平卧休息、给予饮用适量糖水，均很快恢复正常。

【处方来源】 池华云，朱小娟，王鲁. 寻常疣、跖疣的针灸治疗方法及疗效观察. 医学综述，2007，13（23）：1896-1897.

2. 艾灸处方

【取穴】 疣体局部。

【操作】 以艾条间接灸（雀啄灸）疣体局部，每日 1 次，每次 15～20min，艾条与穴位距离以患者自觉表皮不烫、能耐受为度。灸疗得气以局部可见粉红色圆点，其穴位周围或循经有酸、麻、蚁行感为标准。连续 6 周为 1 个疗程。

【主治】 多发性跖疣。

【处方来源】 曹毅. 艾灸治疗多发性跖疣临床疗效. 中国中医药科技，2005；12（4）：244-245.

3. 耳穴处方

【取穴】 主穴：神门、肺、肾上腺、内分泌、枕。配穴：根据疣体所在部位，选取耳郭相应穴位。

【操作】 患者坐位，耳郭常规消毒，用中药王不留行，放在方形胶布上，贴在耳穴上，双耳贴压，嘱患者用拇指及示指按压耳穴上的胶布，每日按压 3～5 次，每次 30～60s，使耳部有热、胀、痛感，手法不宜过重，以防压破皮肤。每 5 天更换 1 次，3

皮肤病效验秘方 第②版

第一章 病毒性皮肤病

23

次为 1 个疗程。

【主治】 跖疣。

【处方来源】 王淑琴，李丰君，蔡萍. 耳穴贴压治疗跖疣 72 例. 针灸临床杂志，2002，18（7）：47.

二、调理方

1. 凉拌蒲公英

【组成】 鲜蒲公英 300g，香油、味精、细盐各少许。

【制法用法】 取鲜蒲公英 300g，洗净，用开水烫后，放入香油、味精、细盐，凉拌食用。每天 1 次。

2. 香附鸡蛋

【组成】 香附 200g，鸡蛋 1 枚，花生油、米醋各适量。

【制法用法】 取香附研为细末，分装成 15 份，备用。鸡蛋打碎，与 1 份香附末搅匀；取花生油 15ml，放锅内烧热后，放入拌匀的香附鸡蛋糊，煎熟后，放入 10ml 米醋，趁热吃下。每天 1 次，15 天为 1 个疗程。

3. 红花茶

【组成】 红花 9～10g。

【制法用法】 以沸水冲泡代茶饮，冲泡至色淡后弃之。每日 1 剂，连用 10 天为 1 个疗程，持续 4 个疗程。

◎ 第四节　扁平疣 ◎

扁平疣是人类乳头瘤病毒引起的常见的皮肤赘生物，属良性疾病，可以治愈，无严重危害。好发于青年人颜面、手背和前臂，呈针头至黄豆大的扁平丘疹，一般无自觉症状，有时有轻度瘙痒感，皮疹逐渐增加，病程缓慢，扁平疣常沿抓痕呈串珠状排列。

扁平疣属于中医"扁瘊"的范畴。中医学认为，扁平疣的发生不外正虚邪盛二因，其正虚者，脾肺气虚，肌表不固，腠理疏松，气血失和；其邪盛者，外感风热化毒，或肝阳偏亢，阻于经络，毒热搏结于肌腠，气血瘀滞。其病机的关键在于热毒和气血瘀滞。治疗上邪盛为主者，清热解毒，活血化瘀；正虚为主者，益气固表，调和气血，活血解毒。

一、治疗方

（一）内治处方

1. 扁平疣方

【组方】 龙胆 30g，栀子、黄芩、柴胡、当归、泽泻、木通、车前子、炙甘草、红花各 10g，蓼大青叶 15g，地黄 15g，紫草 20g。

【功效主治】 清热利湿，解毒活血。主治扁平疣。

【制法用法】 上方浸泡半小时，水煎 2 遍，早晚各服 1 次，连服 15 剂。

【处方来源】 杨洁. 纯中药治疗扁平疣 36 例疗效观察. 现代中西医结合杂志，2003，12（17）：1884.

2. 平疣方

【组方】 磁石（先煎）、赭石（先煎）、珍珠母（先煎）、生牡蛎（先煎）、板蓝根、马齿苋各 30g，薏苡仁 20g，大青叶 12g，皂角刺 6g，红花 6g，香附 10g，木贼 10g。

【功效主治】 重镇解毒，利湿活血。主治扁平疣。

【制法用法】 水煎服，每日 1 剂，连服 15 剂。

【处方来源】 编著者经验方。

3. 三仁汤加味

【组方】 薏苡仁 50g，豆蔻（后下）6g，苦杏仁 15g，板蓝根、滑石各 20g，半夏、鸭跖草、通草、厚朴各 10g。

【方解】 方中苦杏仁苦辛，轻开肺气，盖肺主皮毛，主一身之气，气化则湿亦化；豆蔻芳香苦辛，行气化湿；半夏、厚朴燥湿行气；滑石、通草、鸭跖草增加利湿之功；重用薏苡仁淡渗湿热，以治其本；板蓝根清热解毒消斑，以治其标。诸药相合，标本同治，使湿利热清，故皮疹消退较快。

【功效主治】　宣畅气机，淡渗利湿，清热解毒。主治扁平疣。

【制法用法】　每日1剂，分早中晚3次服，7天为1个疗程。

【总结】　三仁汤加味治疗扁平疣23例，痊愈（皮疹全部消失）22例，其中服2剂而愈1例，服3剂而愈5例，服4剂而愈8例，服5剂而愈7例，服7剂而愈1例；显效1例（服7剂后皮疹消退1/3，拒再服药，同意外用药外搽7日而愈）。

【处方来源】　任文奎.三仁汤加味治疗扁平疣23例.新中医，1999，31（2）：38.

4. 欧阳氏祛疣汤

【组方】　马鞭草、败酱草、龙骨、牡蛎各15g，紫草、当归、紫苏子各10g，珍珠母、磁石（先煎）、赭石（先煎）、生薏苡仁各15g。

【方解】　马鞭草、败酱草清热解毒化瘀，为君药；当归、紫苏子活血疏风，以助君药解毒散瘀作用，为臣药；龙骨、牡蛎、珍珠母、磁石、赭石重镇潜阳、息风，为佐药；生薏苡仁渗利脾湿，为使药。

【功效主治】　清热解郁，化瘀解毒。主治扁平疣。

【制法用法】　水煎，每日1剂，分早、晚2次服。

【处方来源】　湖南省中医院欧阳恒老中医经验方。

5. 祛疣汤1号

【组方】　木贼、板蓝根、马齿苋各30g，连翘、香附各15g，薏苡仁40g，蜂房、防风各10g。

【方解】　方中木贼疏散风热；连翘、板蓝根、薏苡仁、马齿苋均可清热解毒；香附行气活血，软坚消斑；蜂房以毒攻毒，祛风止痒，与连翘等清热解毒药配伍，药力剧增，并可助防风止痒，缓解症状。

【功效主治】 清热解毒，疏风消斑。主治扁平疣，症见皮疹淡红，数目较多，伴口干不欲饮，身热，大便不畅，尿黄，舌红，苔白或腻，脉滑数。

【制法用法】 每剂煎 2 次，合并药液浓缩至 400ml，早晚分服，12 岁以下者分 3～4 次服完。第 3 煎取汁 600ml，先熏后洗，用口罩或毛巾蘸药汁轻擦患处，以皮损发红、微痛或出现针尖大小的结痂为度，每次 30min，每日 2～3 次，2 周为 1 个疗程。治疗期间停用其他内服外用药物，忌食生冷、油腻及辛辣食物，劳逸结合，防止感冒，避免反复搔抓。

【处方来源】 张娟莉，王益平. 祛疣汤治疗顽固性扁平疣195 例. 陕西中医，2005，26 (6)：523-524.

6. 祛疣汤 2 号

【组方】 木贼、马齿苋、薏苡仁、板蓝根、生牡蛎、丹参各30g，连翘、香附、赤芍、玄参各 15g，莪术 10g，蜂房 9g。

【方解】 方中木贼疏散风热；连翘、板蓝根、薏苡仁、马齿苋均可清热解毒；同时连翘、玄参、赤芍又有凉血化瘀、软坚散结之功效；香附行气活血，软坚消斑；蜂房以毒攻毒，祛风止痒，与连翘等清热解毒药配伍，药理剧增。莪术、丹参均能活血化瘀，同时丹参又可清解瘀热。牡蛎软坚散结。

【功效主治】 清热解毒，软坚散瘀。主治扁平疣，病程较长，症见皮疹黄褐或暗红，舌暗红，苔薄白，脉沉缓。

【制法用法】 每剂煎 2 次，合并药液浓缩至 400ml，早晚分服，12 岁以下者分 3～4 次服完。第 3 煎取汁 600ml，先熏后洗，用口罩或毛巾蘸药汁轻擦患处，以皮损发红、微痛或出现针尖大小的结痂为度，每次 30min，每日 2～3 次，2 周为 1 个疗程。

【总结】 祛疣汤 1 号与祛疣汤 2 号合用，既可清热解毒，又能活血化瘀，结聚消散，则"扁瘊"得以消除，皮肤恢复正常。现代药理研究表明，清热解毒药连翘、板蓝根、赤芍、木贼等均有抑制病毒、增强免疫力的功能。经临床观察，辨证应用祛疣汤1号与祛疣汤2号，治疗顽固性扁平疣总有效率为98.40%，痊愈率为83.59%，疗效显著，且无任何毒性作用副作用。

【处方来源】 张娟莉，王益平. 祛疣汤治疗顽固性扁平疣195例. 陕西中医，2005，26（6）：523-524.

7. 疣净汤

【组方】 板蓝根30g，贯众、金银花、栀子、赤芍各10g，土茯苓、当归各15g，地黄、山药各20g。

【方解】 板蓝根、土茯苓、栀子、金银花、贯众疏风清热解毒，当归、赤芍、地黄养血活血祛瘀，山药健脾益气。

【功效主治】 清热解毒，活血化瘀，扶正固本。主治扁平疣。

【制法用法】 水煎服，每日1剂，30剂为1个疗程（30天之内皮损消退者，于消退后立即停药）。

【处方来源】 向荣. 疣净汤治疗扁平疣73例. 陕西中医，2008，29（3）：295-296.

8. 四物汤加味方

【组方】 熟地黄20g，当归、芍药、川芎、蝉蜕、苍术、关附子、甘草各10g，白鲜皮、海桐皮各15g。

【方解】 方中四物汤养血活血；蝉蜕、苍术、关附子、白鲜皮、海桐皮发散风热、清热解毒；甘草调和诸药。

【功效主治】 疏风解毒，清热养血。主治扁平疣。

【制法用法】 开水浸泡30min，水煎2次，分2次服，每日1剂，5天为1个疗程。

【总结】 皮疹消退以面部最快，起效最快5天，大部分患者消退时局部皮肤有轻微瘙痒感、发红、脱皮等现象，部分患者停药5～10天后皮疹逐渐消退，治疗最短者1个疗程，最长者6个疗程，部分患者冷冻留下的色素沉着亦可在服药期间逐渐消退。

【处方来源】 王艺玲. 四物汤加味治疗扁平疣 76 例. 陕西中医，2008，29（8）：35.

9. 兰红汤

【组方】 板蓝根、白鲜皮、香附、茯苓各 15g，薏苡仁 20g，百部、番红花各 10g，生甘草 5g。

【方解】 薏苡仁、百部健脾渗湿、清肺；白鲜皮清热解毒、除湿；板蓝根、番红花、生甘草清热解毒、凉血止血；香附、茯苓交济心肾。

【功效主治】 清肺脾湿热，交济心肾，活血凉血解毒。主治扁平疣、寻常疣、跖疣。

【制法用法】 用适量水浸泡 30min，煎 15min，每剂煎 2 次，将 2 次煎出的药汁混合，每日 1 剂，分上下午口服。再将药渣水煎，待温后，擦洗皮损处 3～5min；寻常疣、跖疣先浸泡 5min，用消毒小剪刀将母疣和较大疣的表面角质层剪去，清除疣内小黑点，再浸泡 20min 左右，自动晾干，每日 1 次。

【总结】 临床上本方治疗扁平疣获得满意疗效。扁平疣、寻常疣、跖疣皆是一种人类乳头瘤病毒引起的表皮肿瘤，由于发病部位不同而产生不同症状。因而兰红汤用于寻常疣及跖疣同样可取得满意的疗效。

【处方来源】 朱薇薇. 兰红汤治疗皮肤疣 125 例疗效观察. 浙江中医学院学报，1997，21（3）：18.

10. 除疣劫毒汤

【组方】 薏苡仁 30～60g，白花蛇舌草 30g，白鲜皮 15g，猫爪草 15g，蜂房 10g，紫草 15g，生甘草 10g。

【功效主治】 祛风清热，除湿解毒。主治扁平疣。

【加减】 口苦、咽干者，加柴胡、黄芩；皮肤瘙痒者，加防风、地肤子；心烦者，加牡丹皮、栀子；血虚者，加当归、益母草。

【制法用法】 水煎服，每日1剂。

【处方来源】 编著者经验方。

（二）外治处方

1. 扁平疣洗方

【组方】 板蓝根、木贼、香附、鸡内金各30g，莪术15g。

【功效主治】 清热解毒，软坚散结。主治扁平疣。

【制法用法】 水煎，滤液进行局部洗擦，每次约半小时，以皮损局部微红为度。

【处方来源】 编著者经验方。

2. 陈氏消疣汤

【组方】 生黄芪10～50g，生薏苡仁、蓼大青叶、板蓝根、马齿苋、生牡蛎（先煎）、磁石（先煎）各30g，莪术6～9g，连翘9g，紫草9g，生甘草5g。

【方解】 蓼大青叶、板蓝根、马齿苋、连翘清热解毒，配紫草、莪术凉血活血祛瘀；生牡蛎、磁石软坚化积，重镇平肝潜阳；重用薏苡仁、黄芪以健脾渗湿，且有透表作用，可引药直达肌肤；甘草清热解毒，调和诸药。

【功效主治】 清热解毒，软坚散结。治疗扁平疣。

【加减】 如脾虚重用黄芪；有湿则加用苍术、黄芩；如疣色暗紫，病程长，则重用莪术并加用红花、当归等活血化瘀药。

【制法用法】 每日1剂，水煎2次，早晚分服，同时每日至少2次用纱布蘸药汁外搽，以疣体微红或微痛为度，每次不少于15～30min。

【总结】 坚持用药及勤外擦者，起效快，疗程缩短。中间自行停药数天后，皮疹有增多倾向，但再用药仍有效。本方未见任何不良反应，且见效快，疗程短，费用低，取材方便，值得推广应用。

【处方来源】 陈惠英. 自拟消疣汤治疗扁平疣40例疗效观

察. 中国中西医结合杂志, 2001, 21 (5): 393.

3. 鸦胆子煎液

【组方】 鸦胆子 100g。

【功效主治】 腐蚀疣体。主治扁平疣。

【制法用法】 将上药连壳打碎, 装入烧瓶中加蒸馏水 200ml, 置酒精灯上煮沸 10～15min 后, 去渣取药液约 100ml, 即成 100％鸦胆子煎液。以棉签蘸药液点搽疣体。每日 2 次, 3～4 天后软疣萎缩, 逐个脱落。一般用药 3～8 天后可获治愈。

【说明】 本方有腐蚀性, 要在医生的指导下用药。

【处方来源】 江西省南昌市洪都中医院王豪献主任医师方。

4. 扁平疣外洗方

【组方】 马齿苋 30～60g, 蜂房、白芷、蛇床子、细辛各 9g, 陈皮、苍术、苦参各 15g。

【功效主治】 疏风清热, 燥湿解毒。主治扁平疣。

【制法用法】 水煎, 洗患处, 每次 15min, 每日 3～5 次。

【处方来源】 马绍尧. 现代中医皮肤性病学. 上海: 上海中医药大学出版社, 2001.

5. 外涂方

【组方】 木鳖子、硇砂、骨碎补、天葵子 (炒)、穿山甲 (炒)、白矾、红花各等份, 香油适量。

【功效主治】 软坚, 活血。主治扁平疣。

【制法用法】 将上药共研为极细末, 装入瓶内备用。用时, 选择首发的疣, 将药粉与香油少许调成糊状, 敷于该疣上, 外用纱布和胶布固定。一般敷药 1 次疣体自行脱落。敷药后患处不可与水接触。一般用药 1～2 次即治愈。

【处方来源】 江西省南昌市洪都中医院王豪献主任医师方。

6. 复方洗疣汤

【组方】 木贼、夏枯草、板蓝根、苦参各 15g, 百部 10g, 生薏苡仁 30g, 白芷 6g, 白鲜皮 20g, 香附 12g, 红花 12g。

【功效主治】 疏肝解郁，祛风凉血解毒，解毒除疣。主治扁平疣。

【制法用法】 将药浓煎收汁，每次先用药汤熏蒸皮损部位15min，然后用棉签浸药汁后在扁平疣丘疹上轻轻搓揉，以局部皮肤微潮红、发热为度。每日1剂，每日2次。一般1个月为1个疗程。

【处方来源】 孙治安.复方洗疣汤治疗扁平疣128例.中医外治杂志，2008，17（3）：33.

7. 木贼草酊

【组方】 木贼30g，蜂房10g，75%乙醇100ml。

【功效主治】 疏散风热，祛邪攻毒。主治扁平疣。

【制法用法】 浸泡2周后取液备用。每日早晚洗净患处后，视皮损及耐受情况，用木贼草酊湿敷10～20min。连续用药8周。

【处方来源】 王均.自制木贼草酊治疗扁平疣47例.浙江中医杂志，2009，44（11）：842.

（三）针灸处方

1. 围刺法

【取穴】 疣体基底部四周。

【操作】 患者取仰卧位或端坐位，皮肤常规消毒后，选取30号0.5寸美容针，平刺，于疣体基底部四周向中心刺入皮下约0.3寸。泻法，留针20min，留针过程中不行针。每日1次。

【主治】 扁平疣。

【处方来源】 周建华.体针结合围针治疗扁平疣92例临床观察.河北中医，2006，28（6）：454-455.

2. 毫针处方一

【取穴】 合谷、曲池、四白、三阴交、血海、太冲。

【操作】 毫针刺，用泻法，每日1次，留针30min。

【主治】 扁平疣。

【总结】 针灸治疗扁平疣效果较好，如局部皮肤发红、瘙痒明显，往往是转愈的征兆，应坚持继续治疗。

【处方来源】 经验方。

3. 毫针处方二

【取穴】 主穴：阿是穴、足三里、血海、中渚、合谷、曲池。风热者，加风池、商阳；肝热者，加行间、侠溪；血虚者，加肝俞；脾虚者，加脾俞、中脘。

【操作】 针刺阿是穴（选择 1～2 个最先出现或发育充分的疣体）时，在疣体皮肤局部直刺一定深度，不时捻转；其他穴位进针得气后缓慢捻转（不得气者采用循法、刮法及雀啄催气），轻中度刺激，平补平泻法。每次留针 15～20min，留针期间歇行针 3 次，隔日 1 次，10 次为 1 个疗程，疗程间隔 7～10 天，连续治疗 2 个疗程。

【主治】 调和气血，化湿解毒，通络化瘀。主治扁平疣。

【总结】 应用本法共治疗扁平疣 31 例，经 2 个疗程，结果：临床治愈 12 例，好转 13 例，无效 6 例，有效率为 80.65%。

【处方来源】 任昶，高永辉. 针刺治疗扁平疣临床观察. 针刺研究，2005，30（2）. 113-114.

4. 耳针处方

【取穴】 常用穴：肺、相应部位（面颊、额、颈、上肢、阳性反应点）、内分泌、皮质下、神门、肝、肾上腺。

【操作】 如患者皮损处瘙痒，并伴夜梦多等症，可配耳穴枕、心，以镇静安神、消炎止痒；痒甚者，加耳穴风溪；如大便秘结，可配耳穴大肠，以通腑泄热，且肺与大肠相表里，又可助肺宣解邪气；如热毒炽盛，可加耳尖刺血，以清热解毒。

【主治】 扁平疣。

【总结】 耳穴治疗扁平疣 118 例，有效率为 91%。

【处方来源】 董勤. 耳穴疗法治疗扁平疣的取穴思路与疗效

评价. 新中医，2008，40（1）：104-106.

二、调理方

1. 绿豆薏苡仁粥

【组成】 绿豆、薏苡仁等量。

【制法用法】 先将绿豆水煮，沸后煮片刻，将薏苡仁倒入同煮为粥，每晚睡前食用。

2. 板蓝齿苋饮

【组成】 马齿苋 20g（鲜品 40g），板蓝根 15g。

【制法用法】 煎汤一碗内服，并留少量外涂，每日 2 次，连用 10 天。

余参见跖疣的调理方。

第二章

细菌性皮肤病

○ 第一节　脓疱病 ○

脓疱病俗称"黄水疮"，是一种急性化脓性皮肤病。其致病菌主要为金黄色葡萄球菌。其特点是颜面、四肢等暴露部位出现脓疱、脓痂，多发于夏秋季节，好发于儿童，有接触传染和自体接种，易在托儿所、幼儿园或家庭中传播。

中医认为，夏秋季节，气候炎热，湿热毒邪壅遏，熏蒸肌肤而成；若小儿机体虚弱，肌肤娇嫩，腠理不固，汗多湿重，调护不当，暑湿毒邪侵袭，更易导致本病的发生。当以清热解毒祛湿为主要治则。

一、治疗方

（一）内治方

1. 蜂房银菊汤

【组方】　野菊花、金银花、鸡内金、土茯苓各 15g，蜂房、白芷、穿山甲片（炒）、皂角刺各 10g，乳香、当归各 6g。

【方解】　方中蜂房具有祛风定痉、解毒疮、散肿定痛等作用，对未成脓者能使脓消散，使已成脓者使脓疱自溃，使已溃者拔毒生肌，以促进创口早期愈合，既能内服，又可外敷。与金银花、野菊花配伍，清热解毒、消痈疮肿毒疗效更显著；与穿山甲片、皂角刺、乳香、白芷、当归、土茯苓、鸡内金配伍使用，除具活血定痛、拔毒消肿排脓功效外，并可调气活血、祛湿，能迅速改善皮肤微循环有效血流量，是加促痊愈的因素。

【功效主治】 清热解毒，祛湿，活血消疮止痛。主治脓疱疮。

【加减】 烦躁不安、纳呆者，加独脚金、蝉蜕、灯心草；脾虚体弱、纳呆者，加黄芪、薏苡仁、麦芽，或加大土茯苓的用量。

【制法用法】 水煎服，每日1剂。

【处方来源】 刘月婵. 蜂房银菊汤治疗脓疱病的体会. 新中医，1995，27（7）：43-44.

2. 加味五味消毒饮

【组方】 紫背天葵、紫花地丁、野菊花、蒲公英、金银花、连翘各30g，七叶一枝花、石斛各15g。

【方解】 方中紫花地丁、紫背天葵、蒲公英、野菊花、连翘、七叶一枝花均有清热解毒之功，配合使用，其清解之力尤强，并能凉血散结以消肿痛；金银花两清气血热毒；石斛滋阴清热。

【功效主治】 清热解毒。主治脓疱病。

【制法用法】 水煎服，每日1剂。

【总结】 本方用药力专效宏，如病情严重，还可以适当增大药量。

【处方来源】 编著者经验方。

3. 连翘清暑汤

【组方】 连翘、天花粉、金银花、车前草、赤芍各6g，滑石10g，泽泻、鸭跖草各3g，生甘草2g。

【功效主治】 清暑解毒。主治脓疱病。

【制法用法】 每日1剂，水煎取汁分次温服。3岁以内儿童按年龄比例酌减用量。

【处方来源】 民间验方。

4. 萆薢渗湿汤

【处方来源】　萆薢 15g，薏苡仁 30g，黄柏、茯苓、牡丹皮、滑石、通草各 10g，泽泻 12g。

【功效主治】　祛湿解毒。主治脓疱疮。

【制法用法】　每日 1 剂，水煎 300ml，分早晚 2 次内服，剩余药渣水煎 1000ml 外洗。5 天为 1 个疗程。

【处方来源】　清·高秉钧《疡科心得集》。

5. 四君消风汤

【处方来源】　党参、薏苡仁各 10g，茯苓 18g，苍术、白术、当归、黄芪各 6g，炙甘草、防风、法半夏各 3g，金银花 4.5g。

【功效主治】　健脾，除湿，解毒。主治脓疱病反复发作者。

【制法用法】　每日 1 剂，水煎取汁分次温服。

【处方来源】　民间验方。

（二）外治处方

1. 自拟青硼膏

【组方】　青黛 30g，黄柏 25g，黄连、黄芩各 10g，地榆 20g，冰片 5g，香油适量。

【功效主治】　清热解毒，燥湿凉血，祛腐生肌。主治脓疱病。

【制法用法】　将上方药物捣末过 100 目筛，放入备用药瓶内，用香油调匀即成膏。患处用 0.02% 呋喃西林浸洗，涂上青硼膏，加盖 1～2 层消毒纱布即可，每日换药 2 次。

【处方来源】　贵州纳雍县皮肤病性病防治站陈启春医师经验方。

2. 复方二黄散

【组方】　生石膏、大黄各 100g，黄柏 50g，五倍子、青黛、白矾各 30g，秦皮 20g。

【功效主治】　清热解毒，利湿止痒。主治脓疱病。

【制法用法】 诸药分别研细末，混合均匀，贮瓶备用。用时先用生理盐水清洗皮损表面，然后视皮损面积大小，用消毒干棉签蘸药粉直接外敷皮肤破溃渗出部位。如果脓疱未破或伴有较厚脓痂者，可用适量的香油和药面调成糊状，涂敷皮损表面，无须包扎，暴露为好，每日2次，至病愈为止。

【处方来源】 吉林省集安市中医院兰莉医师经验方。

3. 二妙散加味

【组方】 苍术、黄柏、苦参各15g，土茯苓、蛇床子各10g。

【功效主治】 清热利湿，解毒止痒。主治脓疱疮。

【制法用法】 水煎，外洗时用干净小毛巾蘸药液稍用力擦拭，最好将黄色结痂部分擦掉，效果更佳。每日1剂，每日2～3次。

【处方来源】 郑凤云.二妙散加味治疗小儿脓疱疮100例疗效观察.中国乡村医药，2008，15（2）：49.

4. 复黄散

【组方】 生石膏、滑石粉各350g，升华硫80g，黄柏60g，五倍子100g。

【功效主治】 清热解毒。主治脓疱病。

【制法用法】 各药分别研末，调匀成散，再用适量樟脑酒（樟脑25g兑入白酒200ml中溶解即成）与药末和成糊，备用。外搽患处，每日2～3次。

【处方来源】 民间验方。

5. 玉容膏

【组方】 芙蓉叶25g，凡士林100g。

【功效主治】 清热凉血。主治脓疱病、疮疖、丹毒等。

【制法用法】 芙蓉叶研粉，凡士林加热熔化，调匀，外敷，每日2～3次。

【处方来源】 郭志杰.一味妙方.北京：北京科学技术出版社，2007.

6. 脓疱疮洗方

【组方】 防风、荆芥各 18g，白芷 10g，苦参、雄黄、蒲公英各 30g。

【功效主治】 解毒，除湿，祛风。主治脓疱病。

【制法用法】 煎汤洗疮，每日 1 次。

【处方来源】 民间验方。

二、调理方

1. 绿豆冰糖粥

【组成】 绿豆 50g，薏苡仁 25g，冰糖 25g，粳米 50g。

【制法用法】 煮粥食，每日 1～2 次。

2. 山药苡仁田鸡粥

【组成】 山药 20g，薏苡仁 20g，大田鸡 1 只，粳米 50g，冰糖 25g。

【制法用法】 将大田鸡剥皮，除去头、脚、内脏，洗净后切碎，入山药、薏苡仁、粳米煮粥，将熟时入冰糖调服。每日 1～2 次。

【说明】 用于反复发作的脓疱病。

3. 二豆饮

【组成】 马料豆、赤小豆各 10g。

【制法用法】 水煎汤。代茶饮。

4. 蜜糖金银花露

【组成】 金银花、蜂蜜各适量。

【制法用法】 水煎金银花，饮前分次加适量蜂蜜，搅匀。

○ **第二节 毛囊炎** ○

毛囊炎是由金黄色葡萄球菌感染毛囊引起的炎症。基本损害呈与毛囊一致的红色丘疹，其中心有毛发贯穿，顶端迅速化脓形成脓点，周围绕以红晕。以后排出少量脓液，干燥结痂，愈后不留痕迹。好发于有毛发及易受摩擦的部位，特别是头皮、后颈及背部，经常接触油脂或沥青的工人，则常累及四肢。反复发作者，称复发性毛囊炎。

中医学认为，毛囊炎的病因多是湿热内蕴，外受热邪，蕴结肌肤，郁久化热，热盛肉腐成脓，脓毒流窜，相互贯通，发为本病；或素体虚弱，卫外不固，外感热毒所致；或因皮肤不洁，复遭风毒侵袭，风邪搏结所致。祖国医学对本病早有记载。生于项后发际部位者称"发际疮"；生于下颌部者称"羊须疮"、"须疮"、"燕窝疮"；发于眉间者称"眉恋疮"；发于臀部者称"坐板疮"等。当以清热解毒为主要治则。

一、治疗方

（一）内治处方

1. 清疖汤

【组方】 金银花 20g，野菊花、赤芍、浙贝母各 10g，生黄芪 20g，当归、陈皮、穿山甲（炒）、皂角刺（炒）各 6g。

【方解】 本方以金银花、野菊花、赤芍清热解毒；生黄芪益气托毒，辅以当归、陈皮活血理气；穿山甲、皂角刺、浙贝母消散通透、软坚溃脓。

【功效主治】 清热解毒，脱毒散结。主治项部硬结性毛囊炎。

【加减】 肿痛明显者，可加连翘、黄芩；皮损日久、暗红者，可加党参、川芎；便秘者，加大黄、芒硝；结节坚硬者，加用大黄䗪虫丸。

【制法用法】 每日 1 剂，早晚各 1 次，水煎服。

【处方来源】 王庆华.清疖汤治疗项部硬结性毛囊炎 26 例.中国中西医结合皮肤性病学杂志，2004，3（3）：136.

2. 消疮饮

【组方】 金银花、蒲公英、野菊花、鱼腥草（后入）各30g，虎杖、黄芩各15g，紫草、赤芍各2g，穿山甲（先煎）、皂角刺、浙贝母、白芷、天花粉、甘草各10g。

【方解】 金银花、蒲公英、野菊花、鱼腥草、甘草可清热解毒、消肿散结；虎杖、黄芩、紫草、赤芍可清利湿热、凉血解毒；穿山甲、皂角刺、浙贝母、天花粉、白芷可解毒排脓、软坚消肿。

【功效主治】 清湿热，解热毒，散瘀血，消肿胀。主治毛囊炎。

【加减】 风热重者，加牛蒡子、薄荷；湿热重者，加土茯苓、马齿苋；热毒重者，加败酱草、蜂房；肿块坚硬者，加生牡蛎、夏枯草；红肿灼热者，加地黄、石膏；糜烂溢液者，加黄柏、苍术；局部瘙痒者，加苦参、白鲜皮；疼痛剧烈者，加乳香、没药；淋巴结肿大者，加白花蛇舌草、重楼；病程较长者，加三棱、莪术；反复发作者，加丹参、桃仁；日久不愈者，加蜈蚣、土鳖虫。

【制法用法】 每天1剂，水煎3次，分早午晚饭后服。药渣再加水浓煎，滤取药液，趁热外洗、湿敷患部，每次20min，早晚各1次。7天为1个疗程，直至炎消肿退痛止，疮面结痂愈合。

【总结】 服用后，轻者1个疗程即肿消痛止；重者2个疗程内炎症消失，疮面愈合，皮损恢复正常。

【处方来源】 曾冲. 消疮饮治疗毛囊炎. 开卷有益：求医问药，2006，5：48-49.

（二）外治处方

1. 一黄三白膏

【组方】 雄黄60g，铅粉30g，硼砂15g，冰片6g，凡士林适量。

【功效主治】　祛脓生肌，以毒攻毒。主治毛囊炎。

【制法用法】　上方共研细、过 150 目筛，凡士林调和为膏，根据病变范围大小外涂，不用包扎。每天 1 次，连用 5 天为 1 个疗程。一般在 1 个疗程内基本痊愈。

【处方来源】　丁黄芳."一黄三白膏"治疗毛囊炎、化脓性脂溢性皮炎.张家界：第二届全国"五方"临床应用研讨会，1998.

2. 青黛散

【组方】　青黛 30g，海螵蛸末 90g，煅石膏末 370g，冰片 3g。

【功效主治】　清热解毒。主治毛囊炎渗水多者。

【制法用法】　研细调匀，直接以药末扑患处。

【处方来源】　刘辅仁.实用皮肤科学.第 3 版.北京：人民卫生出版社，2005.

3. 苍耳子洗剂

【组方】　苍耳子 60g，明矾 30g，雄黄 10g。

【功效主治】　清热解毒。主治毛囊炎。

【制法用法】　上药水煎取液，剪短患病部位的毛发，外洗患处，每日洗 2～3 次，每次 15min。

【处方来源】　顾伯华.实用中医外科学.上海：上海科学技术出版社，1985.

4. 芫花洗方

【组方】　芫花、花椒各 15g，黄柏、大黄、苦参各 10g。

【功效主治】　清热解毒。主治毛囊炎。

【制法用法】　水煎外洗患处。

【处方来源】　编著者经验方。

（三）针灸处方

1. 毫针处方

【取穴】　大椎。

【操作】 患者端坐，头颈部稍向前倾，充分暴露颈部大椎。用2%碘酊消毒患者大椎处，然后再用75%乙醇脱碘。取经过消毒后的三棱针快速点刺大椎，一般点刺3～5下，点刺深度中等，再在大椎处快速拔火罐放血，放血量视发际疮程度而定。每3天1次。

【主治】 发际疮。

【总结】 经1～5次放血，所有患者均获得临床痊愈。

【处方来源】 陈志刚. 点刺大椎放血治疗后发际疮. 中国针灸，2004，24（1）：6.

2. 拔罐

【取穴】 阿是穴、至阳、督俞。

【操作】 先将毛囊炎周围毛发剪掉，常规消毒，用三棱针在发炎的毛囊中心点刺1～2下，深度1～2mm（未形成脓液的疖肿可在周围点刺2～3下），然后将水罐口朝上，倒入清水占水罐的1/3，其作用是抽拔时能密闭罐口，同时有利于脓汁和瘀血的排出。患者取坐位，微低头，先将罐口一边贴在拔罐部位的皮肤上，然后迅速扣在皮肤上，用左手压住水罐，不使水流出，右手持注射器，针头插入胶盖，将水上部空气抽出，使水罐内形成负压吸附在皮肤上，抽出针头，可观察到脓汁和瘀血顺皮肤针眼处排到水中，5min后将罐取下，取罐时右手把住水罐的上方，左手指轻按罐口上方皮肤，右手将水罐迅速翻转取下，用清水冲洗干净，局部皮肤用酒精棉球擦净即可，无需包扎，如此分别治疗其他部位。最后用三棱针在至阳、督俞点刺出血，再用水罐抽拔1次，治疗完毕，每周治疗1次。

【主治】 颈后毛囊炎。

【总结】 本组56例，拔罐3次以内治愈者38例，5次治愈12例，6次以上治愈6例，有效率100%。

【处方来源】 段福来. 刺血拔水罐治疗颈后毛囊炎56例. 中国针灸，2000，20（4）：228.

二、调理方

1. 二花饮

【组成】 野菊花、金银花各 6g，生甘草 3g。

【制法用法】 开水，泡服，代替饮茶。

【说明】 编著者经验方。

2. 大枣山药粥

【组成】 大枣 15 个，鲜山药 100g，糯米 100g，白糖适量。

【制法用法】 将大枣洗净，用清水浸泡 2h，捞出沥干；山药去皮洗净，切成小块；糯米淘洗干净，用清水浸泡 1h。把大枣、糯米放入锅内，倒入适量清水，用大火煮沸后，加入山药块，再改用小火煮成稀粥，加入白糖调好口味即可食用。

【说明】 用于反复发作的毛囊炎。糖尿病患者禁用本方。

○ 第三节 丹 毒 ○

丹毒的致病菌为 β 溶血性链球菌，多由皮肤黏膜微小损伤处侵犯真皮内网状淋巴管所致，也可由血行感染引起。好发于下肢和面部，起病急，发病初期往往有怕冷、发热、关节酸痛、头痛、纳呆等症状，随后出现小片红斑，后迅速蔓延成一片鲜红，稍高出皮肤，边界清楚，与正常皮肤有明显界限。严重的红肿处可伴发紫斑或大小不等的水疱。

祖国医学认为，丹毒的发生是由于素体血分有热，外受火毒，热毒蕴结，郁阻肌肤而发；或由于皮肤黏膜破伤（如鼻腔黏膜、耳道皮肤或头皮破伤，皮肤擦伤，脚湿气糜烂，毒虫咬伤，臁疮等），毒邪乘隙侵入而成。凡发于头面部者，夹有风热；发于胸腹腰胯部者，夹有肝火；发于下肢者，夹有湿热；发于新生儿者，多由胎热火毒所致。因此在治疗丹毒时，应抓住丹毒与"热毒"致病因素密切相关的发病机制，采用清热、泻火、解毒的方法。

一、治疗方

（一）内治处方

1. 三妙活血汤加味

【组方】 薏苡仁、金银花、连翘各 30g，苍术、赤芍、地龙各 15g，广防己 12g，黄柏、土鳖虫、牛膝各 10g。

【方解】 黄柏苦寒清热，苍术苦温燥湿，牛膝引药下行，共为君药；佐以金银花、连翘清热解毒，赤芍、土鳖虫、地龙逐瘀通络，广防己、薏苡仁利水渗湿止痛。

【功效主治】 清热解毒利湿，活血通经。主治下肢丹毒，症见皮疹为略高出皮面的水肿性鲜红色斑，表面紧张发亮，境界清楚，有时可发生水疱或大疱，自觉灼热疼痛，触痛明显。

【加减】 局部质地较硬者，加三棱 15g，莪术 15g；肿甚者，加泽泻 30g，车前子 30g；恶寒、高热者，加青蒿 20g；发病初期红肿热痛明显，或伴发热、恶寒等全身症状者，可加黄连等清热解毒凉血之品；发病中后期，体温正常，红肿热痛逐渐消退，皮色变紫暗或由于反复发作，皮肤弹力减退者，可加秦艽、当归等清热利湿活血之品。

【制法用法】 每剂煎 2 次，每次 30min，每日 1 剂，每日 2次，早晚分服。

【处方来源】 邓志刚. 中药内服外洗治疗下肢丹毒的临床观察. 光明中医，2009，24（8）：1499-1500.

2. 普济消毒饮加味

【组方】 黄芩、黄连、玄参各 10g，连翘、板蓝根各 15g，升麻 5g，柴胡 9g，薄荷、僵蚕、陈皮、甘草各 6g。

【方解】 方中黄芩、黄连苦寒清热，共为君药；连翘、僵蚕、薄荷、柴胡、升麻辛凉疏散风热，共为臣药；佐以玄参、板蓝根清热解毒；陈皮理气疏通壅滞，甘草调和诸药。

【功效主治】 清热凉血解毒，疏风散热。主治丹毒，症见下肢或头面部局部红赤灼热，如涂丹之状，肿胀疼痛，红斑边缘微撬起，与正常皮肤有明显分界，红斑上有时可出现水疱、紫斑，偶有化脓及皮肤坏死。病变附近有淋巴结肿痛。

【加减】 若发生于头面部者，重用僵蚕，加蝉蜕 8g；发生于肋下、髂部者，加龙胆 10g；发生于下肢者，加黄柏 10g、萆薢 15g、墨旱莲 15g、紫草 10g。

【制法用法】 每剂煎 2 次，每次 30min，每日 1 剂，每日 2 次，早晚分服。

【处方来源】 李珪，冯桥. 普济消毒饮加味治疗丹毒 45 例. 广西中医药杂志，2005，28（1）：20.

3. 清解汤

【组方】 金银花、蒲公英、紫花地丁、土茯苓、板蓝根、赤芍各 30g，牡丹皮、牛膝各 15g，薏苡仁、苍术各 20g，黄柏 15g，生甘草 10g。

【方解】 金银花、蒲公英、紫花地丁、板蓝根清热解毒，为君药；赤芍、牛膝、牡丹皮清热凉血，活血消肿，引药下行；土茯苓、黄柏、薏苡仁、苍术清热解毒利湿，为佐药；生甘草泻火解毒，调和诸药。

【功效主治】 清热解毒燥湿，凉血活血消肿。主治丹毒，症见突然皮肤鲜红成片，色如涂丹，迅速蔓延，局部肿胀红斑，表面紧张光亮，灼热，压之退色。

【加减】 发热者，加生石膏 30g、黄芩 12g、知母 12g；大便干结者，加大黄 6g；反复发作者，加黄芪 20g、当归 20g。

【制法用法】 水煎服，每日 1 剂，7 天为 1 个疗程。

【处方来源】 张桂芳. 清解汤治疗丹毒 83 例疗效观察. 山东中医杂志，2002，21（3）：152-153.

4. 二陈汤加味

【组方】 陈皮 15g，半夏 10g，茯苓 12g，甘草 6g，白芥子 12g，牛膝 6g。

【方解】 半夏燥湿化痰，和胃降逆；陈皮理气调中，燥湿化痰；茯苓健脾渗湿；白芥子以利气豁痰见长，主治皮里膜外、筋骨间或肌肉间痰饮证；牛膝作为引经药，引药下行直达病所；甘草健脾和中，调和诸药。

【功效主治】 健脾理气，化湿祛痰。主治慢性丹毒，症见皮肤增厚，粗糙色暗，影响肢体活动。

【加减】 漫肿明显者，加大腹皮 15g、槟榔 15g、泽泻 15g；局部皮肤增厚，略粗糙，皮色暗者，加当归 10g、川芎 10g、香附 10g。

【制法用法】 水煎服，每日 1 剂，15 天为 1 个疗程。

【处方来源】 谢京旭，杨维华. 二陈汤加味治疗下肢慢性丹毒 32 例. 北京中医杂志，2000，19（1）：29.

5. 牛公凉血方

【组方】 蒲公英 12g，板蓝根 15g，玄参 12g，黄芩 6g，金银花 12g，牡丹皮 6g，牛蒡子、野菊花、连翘、赤芍、僵蚕各 10g，甘草 3g。

【功效主治】 散风凉血，清热解毒。主治颜面丹毒。

【制法用法】 水煎服，每日 2 剂，连服 2 天。

【总结】 配合外用外敷紫草油，治疗颜面丹毒 4 例，均获治愈。最短者 3 天，最长者 10 天，平均 5 天。

【处方来源】 福建中医药大学附属人民医院郑则敏老中医经验方。

6. 神妙汤

【组方】 金银花、牡丹皮、紫花地丁、生薏苡仁各 30g，云苓、车前子、牛膝、苍术、黄柏、赤芍各 10g。

【功效主治】 清热解毒，利湿化瘀。主治湿毒热壅型下肢丹毒，即局部红斑灼热明显，肿胀较轻者。

【加减】 体温 39℃ 以上者，顿服紫雪丹 3g；红肿明显者，加蒲公英 30g、野菊花 30g；红斑灼热者，加地黄 15g；肿硬、疼痛明显者，去云苓、牛膝，加桃仁 10g、红花 10g、大血藤 15g、忍冬藤 15g；肿胀较甚者，加滑石 30g、木防己 10g。

【制法用法】 水煎服，每日 1 剂。

【处方来源】 山东省济南市中医医院郑彬彬老中医经验方。

7. 茵陈赤小豆汤

【组方】 茵陈、赤小豆、滑石各 15g，生薏苡仁 30g，苍术、黄柏、苦参、木通、泽泻、广防己各 10g，佩兰 6g，生甘草 3g。

【功效主治】 清利湿热，化浊消肿。主治湿热下注型下肢丹毒，即红斑灼热较轻，局部肿胀明显者。

【加减】 发热、局部红肿者，加金银花 30g、蒲公英 15g、紫花地丁 15g；水肿明显者，去甘草，加车前子 10g；硬块疼痛者，去滑石、木通、佩兰，加桃仁 10g、红花 10g、地龙 10g、大血藤 30g；水肿朝轻暮重者，去滑石、木通、佩兰，加黄芪 15g、柴胡 10g、升麻 6g。

【制法用法】 水煎服，每日 1 剂。可配合外敷消炎软膏。

【处方来源】 山东省济南市中医医院郑彬彬老中医经验方。

8. 香附散

【组方】 香附。

【功效主治】 流火。

【制法用法】 香附焙燥为末，每服 6g，以温黄酒送服（不善饮者以温开水送服），服药后盖被出汗更佳。

【总结】 轻者 1 次即愈，重者 1～3 次可愈；若复发，再按前法服用，数次可不再复发。

【处方来源】 华康谟. 香附治流火. 上海中医杂志，1983，17（6）：32.

9. 阳和汤加味

【组方】 鹿角霜 30g，麻黄 5g，熟地黄 30g，肉桂 5g，白芥子 3g，生姜（炮制）1.5g，花椒 5g。

【方解】 方用麻黄开腠理，可助解散寒凝；取肉桂壮元阳，益火之源以消阴翳；生姜守而不走，助肉桂温中散寒；白芥子对皮里膜外的寒痰有消散之功。方中重用熟地黄补血生精填髓，扶正以驱邪。且熟地黄与麻黄同用，既能缓麻黄发表，又能去熟地黄之腻膈；鹿角霜功力不及鹿角，故用量较大，取其温补肾阳兼能散瘀消肿而治虚寒性疮疡。花椒温中散寒，除湿止痛。

【功效主治】　温阳解毒，利湿消肿。主治慢性丹毒，症见皮肤局部漫肿、疼痛不著、患处皮温稍低、皮色苍白或紫暗、自觉木胀感等虚寒之象。

【加减】　局部皮色紫暗者，加牡丹皮 20g、红花 6g、大血藤 30g；疼痛者，加乳香 6g、没药 6g。

【制法用法】　水煎服，头 2 煎温服，第 3 煎熏洗患处。

【处方来源】　北京市第六医院郑锦章医师经验方。

10. 苍术燥湿膏

【组方】　苍术 1000g，蜂蜜 250g。

【功效主治】　健脾燥湿，解郁辟秽。主治慢性丹毒。

【制法用法】　苍术煎煮取汁，浓缩成稠膏，另加蜂蜜 250g，调匀，每日 2 次，每次 1 汤匙。

【总结】　临床上采用本方治疗，多获满意效果。1 例右小腿焮红、肿痛屡发 2 年，甚至 2 个月内发作 3 次。就诊时已过急性期，右小腿皮色黯紫，无灼热，略有触痛，脉细滑，舌红苔薄黄，经服用本方 3 个月而愈。1 年后随访，丹毒未复发。本方对防止慢性丹毒的复发疗效显著。若遇上述类似病例，急性发作经处理红肿消退后，即可服本方 2～3 个月。1 剂约可服半个月。

【处方来源】　中国中医科学院广安门医院朱仁康老中医经验方。

（二）外治处方

1. 三黄消斑洗剂

【组方】　黄连、黄芩、大黄各 10g，芒硝 60g。

【功效主治】　清热解毒，活血消肿。主治头面部以外的丹毒。

【制法用法】 水煎后，熏洗患肢，每日 2 次，每剂可连续熏洗 2 天。

【处方来源】 邓志刚. 中药内服外洗治疗下肢丹毒的临床观察. 光明中医杂志，2009，24（8）：1499-1500.

2. 黄连膏合冰石散

【组方】 ①黄连、当归、黄柏、姜黄各 10g，生地黄 30g，蜂蜡 120g，香油 360g；②煅石膏 30g，梅片 0.6g。

【功效主治】 清热燥湿，泻火解毒。主治各型丹毒。

【制法用法】 ①黄连膏：用香油将黄连、当归、黄柏、生地黄、姜黄煎枯，去渣，下蜂蜡溶化尽，用纱布将油滤净，倾入瓷碗内，用柳枝不时搅之，待其凝结。②冰石散：煅石膏、梅片研末，瓶贮备用。

用时充分暴露局部红肿疼痛部位，常规皮肤消毒后，取适量黄连膏均匀摊在无菌纱布上，然后用药匙将冰石散薄且均匀地撒在已摊好的黄连膏上，再将纱布敷盖于患处，医用胶布固定，绷带适度包扎。对胶布过敏的患者可涂三九皮炎平霜，再用弹力网状绷带包扎，松紧适宜，以防脱落。对重度皮损有水疱者，先用无菌注射针头刺破，取无菌干燥棉签，将疱内渗出液滚动式朝针眼方向放液，蘸干，再用聚维酮碘消毒后敷药。根据病情每天或隔日换药 1 次。

【处方来源】 邬娥源，胡亚丹，刘芹芳. 黄连膏掺冰石散治疗丹毒的效果观察及护理. 护理学杂志：外科版，2008，23（10）：45-46.

3. 徐氏青黛散

【组方】 青黛、黄柏、天南星各 10g，茶水（或醋）适量。

【方解】 青黛清热解毒，散结消肿；黄柏清热燥湿，解毒泻火；天南星燥湿止痉，散结消肿。

【功效主治】 清热解毒，消肿止痛，燥湿泻火。主治各型丹毒。

【制法用法】 根据患处面积的大小，取青黛、黄柏、天南星等量研末，茶水（或醋）调成糊状，涂敷于患处，每日1～2次。

【处方来源】 徐书玉，唐荣芳，黄艳春，等. 青黛散治疗丹毒24例的观察与护理. 中国护理杂志，2004，1（11）：716-717.

4. 紫草油膏

【组方】 紫草片30g，黄连3g，冰片0.3g，茶油500g。

【功效主治】 清热解毒，消肿止痛。主治丹毒。

【制法用法】 上药浸泡5天，慢火煮后，过滤贮存备用。用棉花签蘸涂患处，每日2～3次。

【处方来源】 福建中医药大学附属人民医院郑则敏老中医经验方。

5. 消炎软膏

【组方】 芙蓉叶300g，生大黄300g，生天南星100g，升麻100g，凡士林500g。

【功效主治】 清热解毒，消肿止痛，燥湿泻火。主治丹毒。

【制法用法】 上药研末后，用凡士林500g调匀成膏。红肿患部外敷厚0.5cm的消炎软膏，每日换药1次。患部灼热甚，有水疱者则用上述紫草油纱布覆盖患部，间日换药，换药前局部清洗1次。

【处方来源】 山东省济南市中医医院郑彬彬老中医。

（三）针灸处方

1. 刺络拔罐法

【取穴】 阿是穴、委中。

【操作】 取病变部位（阿是穴），常规消毒后用三棱针快速刺破数处，随即在刺破处拔罐5min。起罐后，用消毒干棉球擦净血迹。再取患侧委中穴，亦刺络拔罐，操作与阿是穴相同，每日1次。

【方解】 刺络拔罐旨在排出恶血，使热毒外泻。委中穴又称

"血郄",可泻血分郁热,此乃"菀陈则除之"之意。

【主治】 下肢丹毒。

【处方来源】 杨宝辉.刺络拔罐配合中药治疗下肢丹毒30例.山东中医杂志,2007,26(4):250.

2. 毫针处方

【取穴】 曲池、足三里、血海、阴陵泉。

【操作】 取双侧曲池、足三里、血海、阴陵泉,同时病变部位散刺,用泻法,得气后留针30min,每日1次。

【方解】 取曲池、足三里,以清阳明之热;取血海、阴陵泉化太阳之湿,其中血海又可清泻血中郁热。

【主治】 下肢丹毒。

【处方来源】 杨宝辉.刺络拔罐配合中药治疗下肢丹毒30例.山东中医杂志,2007,26(4):250.

3. 火针刺络放血法

【取穴】 阿是穴。

【操作】 刺血前,先于病灶部皮肤四周寻找阳性血络,即紫暗色充盈的小静脉。寻找阳性血络可遵循三个共性特点:①病程较长,一般超过3年;②血络颜色深,呈紫黑色或紫红色;③血管充盈,高于皮肤。用聚维酮碘消毒局部皮肤,随后用火烧三棱火针以消毒针具,采用缓刺法刺阳性血络。每次选取2~3处,当刺中该阳性血络时,出血常呈抛物线形向外喷射,之后逐渐减少,至出血颜色变浅后血可自止。每周可治疗2次,该法一般使用3次左右,阳性血络可恢复正常。三棱火针刺络放血后,需再用聚维酮碘常规消毒局部皮肤,取粗火针于酒精灯外焰上烧针,待针身烧至通红后,对准病灶部位快速刺入,大多采用密刺法,即根据病灶皮肤面积,每隔2cm刺一针,深度0.5~1cm。针后常见黄色组织液和深色血液流出,出血时勿压迫止血,待血自止。多数患者可在治疗后1~3天内仍有少量组织液渗出,为正常现象,不必停止治疗,嘱其自行用聚维酮碘消毒患处即可，该现象随病情好转会逐渐消失。每周治疗 2 次，后可根据病情好转改为每周 1 次。针后 2 天内勿洗患处。

【主治】 下肢慢性复发性丹毒。

【说明】 火针通过腧穴将热直接导入人体，通过腧穴、经脉，在人体内可直接激发经气，鼓舞血气运行，疏通经络，同时通过灼烙人体腧穴腠理而开启脉络之外门，给贼邪出路，有利于排出阻塞局部血液中的有毒物质，改善病变部位微循环，加速局部血流量，提高局部新陈代谢。同时，火针借助火力强开外门，将热邪引出体外，而达到治病祛邪之目的。"热病得火而解者，如同暑极反凉，乃火郁发之"，故火针不仅对寒证有效，对热毒同样也有成效。

【处方来源】 刘光辉. 火针刺络放血治疗下肢慢性复发性丹毒 52 例. 中国民间疗，2009，17（10）：15.

4. 粗针

【取穴】 主穴：神道透至阳。

【操作】 选用牙科用直径为 1.0mm 的不锈钢合金钢丝加工成长 125mm（针体 100mm，针柄 25mm）的粗针，让患者端坐，双手半握拳，屈肘交叉放在两臂上，肩下垂，颈屈曲，使背部皮肤拉紧，使棘突显现。取准穴位后，常规消毒皮肤，用左手固定棘突上缘皮肤，右手将针以 30°快速刺入皮下，继而将针压低贴紧皮肤，针尖在皮下沿棘突中线缓缓向下刺时，针的方向与脊柱中线平行，切忌侧向歪斜，一般留针 2～8h，每日 1 次，5 次为 1 个疗程，疗程间休息 3 天。

【主治】 丹毒。

【处方来源】 张和平. 粗针治疗丹毒 39 例疗效观察 52 例. 中国针灸，1996，16（11）：50.

5. 砭镰法

【取穴】 阿是穴。

【操作】 患部消毒后，用七星针或三棱针叩刺患部皮肤，放血泄毒。

【主治】 下肢复发性丹毒。禁用于抱头火丹和赤游丹。

【处方来源】 马绍尧. 现代中医皮肤性病学. 上海：上海中医药大学出版社，2001.

二、调理方

1. 鲜芦根汁

【组成】 鲜芦根 2000g。

【制法用法】 鲜芦根洗净，榨汁，分次当茶饮，每次 100ml，每日 3～5 次。

【说明】 清热解毒利湿。主治丹毒初起，色鲜红，伴畏寒、发热头痛、口干、舌红者。

2. 马齿苋菊花粥

【组成】 鲜马齿苋 60g，菊花 15g，粳米 100g。

【制法用法】 鲜马齿苋洗净切碎，粳米淘洗干净，一同入锅，加水 1000ml，文火煮成粥；取霜降前菊花烘干研成粉。粥将成时调入菊花末，稍煮即成。每日 3 次，连服数天。

【说明】 清热解毒，泻肝利湿。主治丹毒急性期，病变部位较局限者。

3. 赤小豆苡仁汤

【组成】 赤小豆 100g，薏苡仁 100g。

【制法用法】 赤小豆、薏苡仁浸泡半天，加水 500ml，文火煮烂，分次服用，每日 3 次。

【说明】 利水消肿。主治丹毒下肢肿胀明显，或伴水疱。

4. 丝瓜金银花藤饮

【组成】 老丝瓜 500g，金银花藤 100g。

【制法用法】 上药洗净，加水 1000ml，熬汁去渣，代茶饮，每次 200ml，每日 3～5 次。

【说明】 活血通络。主治慢性丹毒。

第三章

真菌性皮肤病

○ 第一节　体癣和股癣 ○

　　体癣指面颈部、躯干和四肢皮肤的癣菌感染，其中会阴和肛周皮肤感染又称股癣。体癣和股癣是临床常见病、多发病，易发生于温热潮湿的季节。除由手、足、甲癣患者（或自身）传染之外，接触患病的猫、狗等宠物以及患者污染的澡盆、浴巾等均可引起。发病初期常引起很轻的炎症反应，表现为红斑、丘疹水疱，皮损呈环状向四周扩展，皮损数量多少不等，有时甚至泛发全身。病久者环形损害的中心可自愈，边缘高起呈圈状，也可以有红斑、丘疹及水疱、脱屑。体癣多见于儿童，常有不同程度的瘙痒感；股癣多见于成年男性，儿童及女性较少见，多汗者尤易发病，由于治疗不当或不及时，如外用皮质激素类药物导致皮损扩大并湿疹化。

　　体癣和股癣属中医学"圆癣"、"阴癣"范畴。中医认为，本病是由于风、热、湿、虫所致，内有湿热，外有风邪，风、湿、热相搏所致。治宜祛风、清热、燥湿、杀虫、止痒。

治疗方

（一）内治处方

1. 体癣内服方

【组方】　黑芝麻、蒺藜、地肤子、威灵仙、牡丹皮、生地黄、赤小豆、僵蚕、黄芩各 20g，苦参、野蜂房、防风各 15g，土茯苓 30g，蝉蜕 10g，夏枯草 25g，大血藤 30g。

【方解】 黄芩、夏枯草、苦参、牡丹皮、生地黄、防风、蝉蜕、僵蚕祛风清热，威灵仙、赤小豆、土茯苓、大血藤除湿解毒，黑芝麻、蒺藜、地肤子、野蜂房杀虫止痒。

【功效主治】 祛风清热，除湿解毒，杀虫止痒。主治体癣。

【制法用法】 每剂煎 2 次，滤去药渣，得药液约 500ml，分早晚 2 次服。

【处方来源】 何志伦. 中药治疗"体癣"18 例. 内蒙古中医药，2009，15（4）：13.

2. 皮康饮

【组方】 荆芥、防风各 6g，当归、生地黄、苍术、茯苓各 9g，薏苡仁 12g，蝉蜕、黄芩、炒牛蒡子、陈皮、甘草各 5g。

【方解】 荆芥辛温入肺，祛风解表；防风辛甘入脾，祛风胜湿，清·黄宫绣在《本草求真》中曰："用防风之必兼用荆芥者，以其能入肌肤宣散故耳。"蝉蜕甘寒，牛蒡子辛平，皆能入肺，疏散风热；苍术、陈皮燥湿健脾，薏苡仁、茯苓利水渗湿，均能入脾化解湿邪；黄芩苦入心，寒胜热，清热燥湿且能解毒；当归甘温，入心脾养血活血；生地黄甘寒，长于凉血滋阴；甘草调和诸药。全方祛风胜湿而不燥，养血滋阴而不腻，兼顾肺脾心，并治风湿热，外能透达，内能疏泄，使风散湿化热清，肌肤得以滋养，故病可愈。

【功效主治】 祛风燥湿清热，调和营卫气血。

【加减】 偏血热者，重用生地黄，加牡丹皮；瘙痒甚者，加苦参；大便溏稀者，去牛蒡子；气血偏虚，日久反复难愈者，加何首乌。

【制法用法】 每日 1 剂，水煎 2 次兑匀，早晚分服。儿童用量酌减。15 天为 1 个疗程，可治疗 2～3 个疗程。

【处方来源】 华占海. 皮康饮治疗体癣 34 例. 实用中医药杂

（二）外治处方

1. 白花丹

【组方】 新鲜白花丹叶 30～50g，80％乙醇 70ml。根据病灶大小酌情加减剂量。

【方解】 方中白花丹又名白雪花，是兰香科植物，味辛性热，有大毒，具有祛风、清热、散瘀、消炎、止痒和抑制真菌等作用，所以对癣有效。

【功效主治】 祛风清热，散瘀消肿，止痒。主治体癣、股癣。

【制法用法】 先将白花丹叶洗净，刮除癣屑，用叶蘸乙醇均匀用力地擦患处，范围要超过病灶 2cm，以感到患处有烧灼感即可。病情较顽固、多年未愈者，还可将叶捣烂加少许乙醇后外敷患处 15min 左右，若有灼痛感立即除掉，每天 2 次，连用 4 日，停 3 日为 1 个疗程，1～3 个疗程即可。

【处方来源】 赵辉，常新军. 白花丹治疗体、股癣 62 例. 中医外治杂志，2003，12（3）：47.

2. 百冰消癣酊

【组方】 白鲜皮、百部、白芷各 30g，大黄、地肤子、苦参各 15g，斑蝥 1 只，冰片 20g，樟脑 2g，密陀僧 15g，土大黄根 15g，75％乙醇 1000ml。

【方解】 密陀僧消肿、杀虫、防腐，现代药理学研究证实它对多种毛癣菌和皮肤真菌有明显抑制作用；冰片、樟脑解毒收敛、防腐、清凉止痒；百部、白芷、白鲜皮、地肤子消肿止痒、杀虫祛湿，药理学研究证实它们有抗真菌作用；苦参、大黄清热解毒，燥湿杀虫止痒，药理学研究证实大黄能抑制皮肤真菌；土大黄根内含大黄根酸、大黄素，对多种致病真菌有抑制作用，为民间常用治疗疥癣的药物；斑蝥主要成分为斑蝥素，外用时对致病菌有抑制和杀灭作用，能将患处真菌彻底清除。

【功效主治】 杀菌止痒，防腐解毒。主治各型股癣。

【制法用法】 上药除冰片、樟脑以外，均研为细末，置一容器内加入 75％乙醇充分摇匀后，封盖密闭，1 周后再将冰片、樟脑加入容器中密封，摇动均匀，浸泡 3 日左右，待其药液变成黄褐色时方可使用。使用时先用淡盐水将其局部清洗干净，擦干，用医用棉签蘸药液涂搽患病部位，待药液自然吸收干燥方可。每日 2～3 次，2 周为 1 个疗程。对急性期患者一般用药 1 个疗程，对慢性期患者一般需用药 2～3 个疗程。

【处方来源】 宫志华.百冰消癣酊治疗股癣 310 例.中医外治杂志，2008，17（6）：20-21.

3. 苦柏洗剂

【组方】 苦参 30g，蛇床子、地肤子、黄柏各 20g，苍耳子、射干、白矾各 15g。

【方解】 苦参、黄柏有清热燥湿解毒的功效；地肤子、蛇床子、苍耳子有杀虫去湿，治疗阴部湿痒的作用；白矾燥湿解毒杀虫。

【功效主治】 燥湿解毒，杀虫止痒。主治股癣。

【制法用法】 将上药水煎后过滤，浓缩成 500ml，瓶装备用。使用时用苦柏洗剂外洗患处，有糜烂者采用湿敷，每日 2 次，每次 15min，7 天为 1 个疗程。

【处方来源】 刘焕强，张学明.苦柏洗剂治疗股癣疗效观察.河北中医药学报，2001，16（3）：20.

4. 治癣 2 号洗剂

【组方】 苦参 60g，生百部 30g，艾叶、白鲜皮、土槿皮各 20g，透骨草 30g，蛇床子 30g，小苏打粉 20g。

【方解】 白鲜皮清热解毒，苦参、蛇床子清热燥湿，尚可祛风杀虫；透骨草祛风除湿；艾叶、土槿皮、百部均可杀虫止痒；小苏打可软化增厚的表皮，提高药物渗透性，促进局部药物吸收。

【功效主治】 清热燥湿，祛风杀虫。主治慢性体癣和股癣。

【制法用法】 上药加水500ml，浸泡30min后，微火煮沸20min，取滤出液待温度适可后，用毛巾湿敷及坐浴20min，剩余药渣可重复使用1次。10天为1个疗程，通常连续使用1～3个疗程。

【处方来源】 吴栋华.治癣2号洗剂治疗慢性体癣、股癣45例.中医外治杂志，1997，6（6）：38.

5. 海马酊

【组方】 海金沙50g，马钱子10g，蜈蚣6条，全蝎5g，75％乙醇250ml。

【方解】 马钱子祛痰抑癣菌。海金沙利湿。全蝎、蜈蚣息风散结，可谓治风邪之要药，全蝎性平、有毒，散结；蜈蚣力猛、性燥、毒大且好窜，能息风通痹。加之乙醇杀菌止痒，引药入肌肤直达病灶，起到化痰、除湿、理气、止痒的功效。

【功效主治】 化痰除湿，理气止痒。主治各种体癣。

【制法用法】 以上药物均烘干研末，加入75％乙醇250ml中，浸泡1周，并不断摇动。用时取棉签蘸药液涂患处，每日早、晚各1次。注意勿入眼、鼻、口中。经涂药后3～5日，患部即发生颜色改变，10日左右患部面积开始逐渐缩小，月余恢复正常。

【处方来源】 李图刚.中药浸剂海马酊治疗体癣.中医外治杂志，2006，15（2）：21.

6. 体癣酊

【组方】 土槿皮、黄芩各250g，白鲜皮、蛇床子、苦参、百部各120g，榆钱（榆荚）60g，30％乙醇适量。

【功效主治】 清热燥湿，祛风杀虫。主治体癣和股癣。

【制法用法】 上药浸入30％乙醇中，以药被浸没为度，密封60h后压榨去渣，洗净患处，涂擦该药液，每日3次。

【处方来源】 民间验方。

（三）针灸处方

蒜泥灸

【敷贴部位】 阿是穴（即皮损处）。

【制法用法】 将紫皮大蒜捣研成泥，做成 3mm 厚、大小与皮损面积相当的蒜泥饼。敷贴方法：将蒜泥饼敷贴在皮损处，外以消毒敷料固定。每次敷灸时间为 5～20min，以局部发痒发赤及起泡疼痛为度。如水疱较大，用消毒针引出疱液后，涂甲紫药水，加盖消毒敷料，以防感染。不起效者，隔周再灸。

【主治】 体癣。

【说明】 由于大蒜液对皮肤有刺激性，而本方治疗体癣要求蒜泥直接贴敷于皮损处，刺激性更强，所以敷灸时间比一般的蒜泥灸治疗时间要短得多（一般的蒜泥灸要敷贴 1～3h），可以视患者的耐受度定夺，根据经验，5～20min 比较合适。而且灸后容易起泡，故应注意防护。

【处方来源】 杨小傲. 蒜泥灸治疗体癣 20 例. 中国民间疗法，2008，16（12）：10-11.

◎ 第二节　手癣和足癣 ◎

手足癣是发生于掌、跖与指、趾间皮肤的浅部皮癣。足癣，俗称"香港脚"，又称"脚气"、"脚湿气"。症状为脚趾间起水疱，脱皮或皮肤发白湿软，也可能是糜烂或皮肤增厚、粗糙、皲裂，可蔓延至脚底及脚背边缘，剧痒。由于用手抓痒处，常传染至手而发生手癣（鹅掌风）；真菌在指（趾）甲上生长，则成甲癣（灰指甲）。真菌喜爱潮湿、温暖的环境，冬季病情多好转，表现为皮肤开裂。这是一种接触传染病，会因共用面盆、脚盆、脚巾、手巾、拖鞋及澡盆而迅速传播。

中医认为，本病多因脾胃湿热循经上行于手则发手癣，下注于足则发足癣，或由湿热生虫所致。本病以外治为主。

一、治疗方

外治处方

1. 苦参汤加味

【组方】 苦参 50g，蛇床子 30g，白芷、金银花、生地黄、牡丹皮、龙胆、乌梅各 20g，地肤子、土茯苓、薏苡仁各 30g，黄柏 20g，茵陈 30g，白鲜皮 30g，陈醋 50ml。

【方解】 方中苦参、蛇床子、地肤子清热燥湿；金银花清热解毒；生地黄、牡丹皮清热凉血；黄柏、茵陈、龙胆、土茯苓清热利湿；白芷、薏苡仁祛风排脓、止痛；白鲜皮化湿止痒；乌梅收敛杀虫。

【功效主治】 清热解毒凉血，祛风利湿杀虫。主治手足癣。

【制法用法】 常规煎药后，取药液 1500ml，倒入盆内加食用陈醋 50ml 搅匀，将双手或双足放入浸泡，每天早晚各 1 次，每次浸泡不得少于 0.5h，2 天 1 剂，连用 5 天。

【处方来源】 张健．苦参汤加味治疗手足癣疗效分析．中国民族民间医药杂志，2009，18（5）：47．

2. 手足癣外洗方

【组方】 百部、苦参、黄柏、蛇床子、半枝莲、大风子、土槿皮、土茯苓、白鲜皮、白矾各 30g。小儿用量减半。

【方解】 方中黄柏、苦参、半枝莲、土槿皮、白鲜皮、土茯苓祛风除湿、清热解毒；白矾、百部、蛇床子、大风子杀虫止痒。

【功效主治】 清热燥湿解毒，杀虫止痒。主治手足癣。

【制法用法】 上药加水 3000ml，煎取药液 1000ml，待水温适中时浸泡患处，浸泡后将药液留置，药渣于 10h 内加水 1500ml，再煎取药液 500ml，与浸泡过的药液混合后再浸泡患处。每日 1 剂，每次泡 20～30min，连用 5 日为 1 个疗程，较重者可连用 10 日。

【处方来源】 赵百宝. 中药浸泡治疗手足癣 44 例. 中国民间疗法，2008，16（3）：18.

3. 中药浸泡法

【组方】 荆芥、防风、红花、地骨皮各 18g，皂角刺 30g，明矾 18g，醋 1500ml。

【方解】 方中荆芥、防风、皂角刺、明矾等具有解表散风、燥湿止痒之功；红花与地骨皮清热凉血、活血通经。诸药合用可消腠理湿热之邪，解肌肤凝集之毒，从而促进水疱吸收，使瘙痒消失。且明矾还具有防腐消毒之功，可杀灭皮肤浅部真菌，防止溃烂化脓反复发作。醋具有散水气、杀邪毒之功。醋药合用可消除皮肤干燥、脱皮、水疱、瘙痒等症状。

【功效主治】 清热解毒，燥湿止痒。主治手癣。

【制法用法】 将全部药材浸泡于醋中，夏天浸泡 3 天，冬天浸泡 5 天，治疗时用醋汁药液浸泡手部，每次浸泡 30min，治疗完毕后将醋汁倒回，以备下次再用，7 天为 1 个疗程。

【处方来源】 刘敏. 中药浸泡治疗手癣 56 例. 华北煤炭医学院学报，2007，9（3）：386.

4. 鹅掌风验方

【组方】 当归、地黄各 30g，紫草、麻黄、木鳖子、大风子、黄柏、防风、玄参各 15g，香油 240g，蜂蜡 60g。

【功效主治】 清热解毒，燥湿止痒。主治手癣。

【制法用法】 用沙锅将香油熬热，将上述 9 味中药放入油中文火炸焦，然后去除药渣，将蜂蜡放入油中熔化，搅匀，装入密封盒中备用。用药前先将双手烫洗 15～20min，水不宜过凉，以将双手温透为度，然后将药膏均匀地涂于双手患处。早晚各烫洗敷药 1 次。

【总结】 期间不宜用过热的水及去脂洗涤剂洗手，以免将药物洗掉，劳动时可戴手套保护双手。一般治疗 1～2 个月可治愈，若在夏季治疗效果更佳。

【处方来源】 徐鹏，周志田，秦文同.治疗鹅掌风验方.中国民间疗法，2005，13（2）：60.

5. 鹅掌风浸泡方

【组方】 浮萍、猪牙皂、石菖蒲、土贝母、防风、生川乌、生草乌、僵蚕、威灵仙、白鲜皮、生百部、羌活各 8g，土槿皮16g，米醋 1000ml。

【功效主治】 疏通气血，杀虫止痒。主治鹅掌风、灰指甲，症见皮下水疱作痒，破后流滋或叠起白皮，脱屑瘙痒，或皮肤粗糙、肥厚，皲裂，指（趾）甲失去光泽，肥厚、蛀空。

【制法用法】 将上药置沙锅中，倾入米醋 1000ml，浸 24h，煮沸待温备用。每晚将患手（足）浸入药液 30min，连浸 3 周，浸后揩干。用药期间，忌用肥皂等碱性物洗手。此法一般在入伏后使用。

【处方来源】 上海著名中医外科专家顾筱岩经验方。

6. 手足癣外洗方

【组方】 苦参、黄精各 30g，大风子、土槿皮、藿香各 15g。

【功效主治】 杀虫止痒。主治手足癣。

【制法用法】 上药加水 3000ml，煎取药液 1000ml，待水温适中时浸泡患处，浸泡后将药液留着，药渣于 10h 内加水1500ml，再煎取药液 500ml，与浸泡过的药液混合后再浸泡患处。每日 1 剂，每次泡 20～30min。

【处方来源】 编著者经验方。

7. 足癣洗方

【组方】 百部、威灵仙、皂角刺、白鲜皮、黄柏各 15g。

【功效主治】 杀虫止痒。主治足癣。

【制法用法】 上药加水 3000ml，煎取药液 1000ml，待水温适中时浸泡患处，浸泡后将药液留着，药渣于 10h 内加水1500ml，再煎取药液 500ml，与浸泡过的药液混合后再浸泡患处。每日1剂，每次泡20～30min。

【处方来源】 编著者经验方。

8. 足癣感染洗方

【组方】 黄柏、紫花地丁各20g，苏木、钩藤、防风、广防己各10g，明矾6g。

【功效主治】 解毒，杀虫，止痒。主治足癣感染。

【制法用法】 上药加水3000ml，煎取药液1000ml，待水温适中时浸泡患处，浸泡后将药液留着，药渣于10h内加水1500ml，再煎取药液500ml，与浸泡过的药液混合后再浸泡患处。每日1剂，每次泡20～30min。

【处方来源】 编著者经验方。

9. 复方二矾汤

【组方】 白矾、皂矾、儿茶各30g，侧柏叶60g，木槿皮30g，丁香10g，黄精30g。

【功效主治】 燥湿杀虫，祛风止痒。主治手癣。

【制法用法】 水煎去渣，用以洗渍或浸泡患手，每次20～30min，每天2次。1剂药为1天外用量，连用7天。

【处方来源】 湖南省中医院欧阳恒老中医经验方。

10. 藿黄浸剂

【组方】 藿香30g，黄精、大黄各12g，皂矾12g，米醋1000ml。

【功效主治】 燥湿杀虫，祛风止痒。主治手、足癣。

【制法用法】 诸药浸于米醋1000ml内7～8日，去渣待用，用时将患部放入药水中浸泡，以全部浸入为度。每日1～3次，每次20～30min。

【总结】 治疗手足癣75例，其中痊愈34例，好转41例。痊愈平均日数为10.5日，好转平均日数为5.1日。

【处方来源】 单敏洁，陈力，王晓华. 藿黄浸剂治疗角化型手足癣、甲癣的临床观察. 四川中医，2004，22（6）：74-76.

11. 足癬粉

【组方】 滑石、海螵蛸各 120g，轻粉 15g，冰片 9g，明矾、薄荷各 3g，丁香 6g，硫黄 30g。

【功效主治】 燥湿杀虫，祛风止痒。主治足癣。

【制法用法】 共为细粉，外用。

【处方来源】 编著者经验方。

12. 手癣验方

【组方】 地黄 24g，大黄 18g，蛇床子、豨莶草、百部、大风子、海桐皮各 15g，木鳖子（切片）、紫草、杏仁、牡丹皮、当归各 12g，花椒、甘草各 6g，香油 1000ml，蜂蜡 450g。

【功效主治】 润燥，杀虫，止痒。主治手癣，症见表皮干燥、脱皮、皲裂或水疱、奇痒。

【制法用法】 将上药浸入 1000ml 香油内 2 天，然后用炭火煎至药色微黄，用细筛滤渣，再将蜂蜡 450g 放入杯内，将滤下的香油趁热倒入杯内，搅匀成膏，收贮备用。每晚睡前，用温水将患处洗净、拭干，之后取此膏涂擦患处。

【处方来源】 民间验方。

13. 鸦胆百部液

【组方】 鸦胆子 20g(打碎)，生百部 30g，白酒、醋各 250g。

【功效主治】 杀虫止痒。主治手癣（鹅掌风）。

【制法用法】 此为治疗一只患手的用量，如两手患病，药量加倍。将药及酒、醋共放入广口瓶内，密闭，浸泡 10 天后备用，每日振摇 1 次。用时，将患手插入瓶中浸泡（浸泡过程中要注意尽量减少药液的挥发），每次浸泡 30～60min，每日 2～3 次，浸泡 11～12 天即愈。泡至第 6～7 天时，患手皮肤变得红嫩而薄，此是将愈之兆，无须顾虑，当继续浸泡至愈。

【总结】 本方治疗鹅掌风、灰指甲有效。经重复验证，共治鹅掌风 9 例，一般用药 1～3 剂获愈。本方亦可治足癣，将药液装在双层塑料袋内浸泡患足。

【处方来源】 民间验方。

14. 醋泡方

【组方】 土槿皮 10g，苦参 10g，黄精 10g，苍耳子 10g，陈醋 500ml。

【功效主治】 杀虫、止痒。主治足癣和甲癣。

【制法用法】 浸泡 1 周后外用。①足癣：涂抹患处，每日 2次，坚持用药。②甲癣：先用锉锉指甲表面，然后用棉球蘸着药液敷在上面，半小时左右即可。

【处方来源】 编著者经验方。

15. 李氏足癣洗方

【组方】 黄柏 12g，黄连 12g，大黄 20g，蒲公英 15g，川椒 10g，丁香 6g，金银花 15g，野菊花 15g，白鲜皮 15g，苦参 15g，天葵子 15g，苦地丁 15g。

【功效主治】 杀虫、止痒。主治足癣。

【制法用法】 水煎，外洗患处。

【处方来源】 编著者经验方。

二、调理方

1. 花生豆枣饮

【组成】 花生仁 90g，赤小豆、大枣各 60g，大蒜 30g。

【制法用法】 水煎服，每日 1 剂。

【说明】 用于手、足癣。

2. 皂荚猪肚

【组成】 猪肚 1 只（约 200g），皂荚 5g。

【制法用法】 用猪肚 1 只，纳入皂荚，煮食。

【说明】 用于手、足癣。

第四章
寄生虫及动物引起的皮肤病

○ 第一节 疥 疮 ○

　　疥疮是由疥虫感染引起的皮肤病。疥疮的传染性很强，可由于直接接触疥疮患者而传播，故常在一家人或集体宿舍中相互传染；也可因使用患者用过而未经消毒的衣服、被褥、鞋袜、帽子、枕巾等而间接传染；另外，性生活也是一个主要的传播途径。疥疮的体征是皮肤剧烈瘙痒（晚上尤为明显），而且皮疹多发生于皮肤皱褶处，特别是指缝、阴部。

　　中医认为，疥疮的发病是因为感染疥虫，且感受风湿热邪，虫毒与风湿热邪相搏，郁于肌肤而生。以疏风清热利湿、杀虫止痒为主要治则。

治疗方

（一）内治处方

内服方

【组方】　全蝎、苍术、蚕沙、蝉蜕各 10g，地肤子、牡丹皮各 12g，蒲公英、生薏苡仁各 30g，甘草 6g。

【功效主治】　清热凉血，驱风止痒。主治疥疮。

【制法用法】　文火慢煎，取汁 500ml，分 3 次温服。

【处方来源】　曹升荣. 中药内服外洗治疗疥疮 80 例. 陕西中医学院学报，2008，31（5）：55.

（二）外治处方

1. 外洗处方一

【组方】 花椒、大风子、生杏仁、荆芥、防风、硫黄、白矾各10g，生百部15g，大黄18g。

【功效主治】 疏风杀虫止痒。主治疥疮。

【制法用法】 煎汤外洗，每日数次，且每天换洗内衣及被单。

【处方来源】 曹升荣.中药内服外洗治疗疥疮80例.陕西中医学院学报，2008，31（5）：55.

2. 外洗处方二

【组方】 雄黄1份，硫黄、花椒、蛇床子、苦参各2份，胆矾1份。

【方解】 方中雄黄和硫黄解毒杀虫、燥湿止痒，川椒杀虫，蛇床子燥湿杀虫，苦参祛风杀虫、止痒，胆矾解毒收涩。

【功效主治】 杀虫祛风止痒。主治疥疮。

【制法用法】 上方药物碎成粉末备用，据患者皮疹情况，每次50～150g，早晚各1次，用1～2L开水冲配搅匀，适温后，先外洗患处，后擦洗全身，3天为1个疗程。

【处方来源】 亓育华.中药外洗治疗疥疮临床观察.中国社区医师：综合版，2009，25（18）：146。

3. 疥癣散

【组方】 硫黄6g，菝葜、蛇床子（炒黑）、熟石膏各15g，白胡椒（炒黑）3g，明矾6g，菜油或香油适量。

【功效主治】 杀虫祛风止痒。主治湿疹、疥疮、癣。

【制法用法】 将上述各药共研为细末，装瓶备用。用时，取药粉5～10g，以菜油或香油调成厚浆糊状，用两层纱布包，擦患处，每日2～3次。

【处方来源】 上海市中医文献馆张友琴主任医师经验方。

4. 复方硫黄软膏

【组方】 硫黄粉10g，胡椒粉5g，凡士林85g。

【功效主治】 杀虫止痒。主治疥疮。

【制法用法】 混合成膏，外用，每日1次，7天为1个疗程。

【处方来源】 编著者经验方。

○ 第二节 虫咬皮炎 ○

虫咬皮炎是指被各种昆虫叮咬，接触其毒液或虫体的毒毛后引起的急性炎症或过敏反应。较常见的致病昆虫有虱、蚤、臭虫、蚊、蠓、蜇、螨、蜂、蚁、蝎、蜈蚣、毒毛虫、隐翅虫等。本病好发于夏秋季，常发于人体的暴露部位，尤以小儿及青少年多见。患者自觉症状常为刺痛、灼痛、奇痒，皮疹以局部红肿、丘疹、风团或瘀点为多见，表面可出现水疱及大疱，皮损中心可见叮咬痕迹。

由于昆虫种类不同，其侵害人体的方式也有所不同，加上每个人的机体反应不一样，因此临床上所表现的症状也不完全一样。引起虫咬皮炎的机制一般分为：①叮咬的机械损伤，如蚊、蠓、臭虫等；②毒性刺激，如蜈蚣等虫类的分泌物、排泄物、鳞片、刺毛等引起的局部或全身反应；③变态反应，有些昆虫的毒腺浸出液和唾液内含有多种抗原引起的变态反应；④异物反应，昆虫的口器或肢体留在组织内可引起肉芽肿性丘疹或结节性反应。

中医认为，虫咬皮炎多因夏秋暑热季节，湿热内蕴，外受毒虫咬伤，以致湿热毒邪交阻于肌肤而引起。治疗上以清热解毒、祛风化湿止痒为主要；以外治为主，轻者外治可愈，重者内外合治。

治疗方

（一）内治处方

1. 除湿止痒汤

【组方】 苦参、蛇床子、荆芥、茯苓、当归、地龙各12g，地肤子、珍珠母各15g，川芎10g。

【方解】 方中苦参、蛇床子燥湿清热止痒，地肤子、荆芥祛风止痒，当归养血活血，川芎行气活血，地龙活血散结，茯苓健脾渗湿，珍珠母潜镇安神。诸药合用，可祛风化湿止痒、活血散结，使剧痒之结块较快散去，瘙痒立止。

【功效主治】 祛风，化湿，行血，止痒。主治虫咬皮炎。

【加减】 局部红肿较剧者，可加入黄连 12g、紫花地丁 15g、鲜马齿苋 30g、蒲公英 12g；局部渗出较多者，可加入草薢 15g、薏苡仁 15g、车前子 12g；时间较长，瘙痒剧烈者，可加入乌梢蛇 12g；舌质红、苔黄或光者，可加入地黄 12g、知母 12g；舌淡苔腻者，可加陈皮 12g、半夏 12g。

【制法用法】 用开水浸泡 0.5～1h，先将珍珠母煎煮 15min后，再与余药同煎，每剂煎 2 次，滤去药渣，得药液约 500ml，分早晚 2 次服。

【总结】 治疗虫咬皮炎 100 例，治愈 88 例，好转 9 例，无效 3 例。

【处方来源】 刘富强. 中药加理疗治疗顽固性虫咬皮炎 100例. 河南中医，2002，22（4）：46-47.

2. 虫咬性皮炎经验方

【组方】 蒲公英、紫花地丁、野菊花、防风、徐长卿各 15g，金银花 10g，蛇莓 10g。

【功效】 清热解毒。主治虫咬皮炎，皮损以小出血点、丘疹、疱疹、风团及肿胀为主。

【制法用法】 头煎加水 400ml，煎取 100ml，二煎加水 150ml，煎取 50ml，将两次所得药液混合，每日 1 剂，分 2 次口服。7 岁以下小儿减半。

【处方来源】 河南省中医院周国秀副主任医师经验方。

3. 银花公英饮

【组方】 金银花、蒲公英各 30g，甘草 15g。

【功效主治】 清热解毒。主治虫咬皮炎。

【制法用法】 水煎服，每日1剂。

【处方来源】 民间验方。

（二）外治处方

1. 苦黄止痒酊

【组方】 苦参10g，黄柏3g，冰片3g，75%乙醇100ml。

【功效主治】 消肿止痒止痛。主治虫咬皮炎所致的瘙痒、疼痛、肿胀等症。

【制法用法】 先将苦参、黄柏研成粗末，冰片研成细末，一起装入玻璃瓶内，再倒入乙醇，密封瓶口，每日晃动瓶子3次，使药物充分溶解。浸泡5天后，用双层纱布过滤去渣，取上清液备用。用消毒棉球浸透药液，搽敷皮肤瘙痒处，每次擦敷1～3min，每日3～5次，3天为1个疗程，治疗期间停用其他外用药物。

【处方来源】 高留泉，高华，王岩. 苦黄止痒酊治疗虫咬皮炎36例. 江西中医，2003，32（12）：24.

2. 七叶一枝花方

【组方】 七叶一枝花2000g，50%乙醇适量。

【功效主治】 清热解毒。主治毛虫皮炎、蜂蜇。

【处方制法】 将七叶一枝花2000g研成粉末，用50%乙醇1000ml浸泡3天，取出浸液，再用50%乙醇1000ml，浸泡药渣3天，取出2次浸液合并，过滤，加适量50%乙醇，制成10%及20%七叶一枝花乙醇溶液。

【总结】 治疗毛虫皮炎21例，蜂蜇皮炎16例，取得较好疗效。

【处方来源】 第二军医大学附属长海医院郑茂荣教授经验方。

3. 蜈蚣樟酊方

【组方】 蜈蚣3～4条，雄黄粉30g，樟脑20g，冰片5g，人造牛黄 5g，75％乙醇 500ml。

【功效主治】 攻毒祛风。主治蠓咬皮炎。

【制法用法】 将蜈蚣浸于 75％乙醇 500ml 中，2～3 周后滤出蜈蚣，加雄黄粉、樟脑、冰片、人造牛黄即可。用前振摇。轻者用棉球蘸上药外搽，每日 3～4 次，重者以药液棉球敷患处，每日 2 次。

【总结】 本方含有剧毒之药，不可内服及误入眼内。忌用于孕妇。蜈蚣有毒，在此以毒攻毒，而雄黄、樟脑、冰片均有祛虫止痒作用。

【处方来源】 湘柿竹园工程井巷指挥部卫生所王绍明经验方。

4. 苍百防虫袋

【组方】 苍术、百部、辣蓼、蛇床子各 3 份，雄黄 1 份。

【功能主治】 杀虫。主治、预防螨类虫咬。

【制法用法】 将药混合研碎，粗细以不漏出药袋为准。每 20g 装入 2 层细网纱布小袋内，挂在患儿腰间，发疹多时可在腰前后各挂 1 个，亦可放置床上。

【总结】 治疗 50 例，35 例 4 个月内未发疹；10 例偶发 1～2 个丘疹；3 例虽有复发，但发疹不超过 5 个，且间隔时间长；2 例无效。显效率为 70％，临床有效率为 96％。

【处方来源】 广西桂林医学院雷兆楠经验方。

第三节 虱　病

　　虱病是由虱寄生于人体叮咬皮肤所引起的一种瘙痒性皮肤病。在卫生条件不良时发病率较高。根据寄生的部位不同，虱病可分为以下三种。①头虱：多见于卫生不良的妇女和儿童，以枕后及耳后发际多见，虱附着于发根，虱卵（虮子）附着于发干，顺毛发可将其捋除，多发生在儿童。②体虱：见于贴身衣服的衣领、裤腰等皱褶部，多见于冬季。③阴虱：形体较大，比头虱更易于被发现，多因性接触传染。各型虱病的主要症状为刺痒感。根据接触史，头发或颈、腰等部位瘙痒，结合查虱即可确诊。虱及虱卵通常肉眼或借助放大镜即可发现，必要时可用低倍镜观察其形态以分类。

中医认为，本病因卫生不洁，复感湿热之邪，湿热久郁则生虫，虫淫作痒，则出现抓痕、血痂；湿热充于腠理，则浸淫肌肤，故而皮肤出现潮红、丘疹、糜烂、渗液。以杀虫止痒为主要治则，以外治为主。

治疗方

外治处方

1. 阴虱外洗方一

【组方】 花椒、苦参、百部、黄柏、艾叶、蛇床子各30g。

【方解】 百部、花椒是杀虫止痒的药物，常用于治疗寄生虫、真菌、螨虫等引起的皮肤病。辅以艾叶、黄柏清热解毒，佐以苦参、蛇床子清热利湿、祛风止痒，可消炎杀菌，预防因搔抓及虱虫叮咬而引起继发感染，并可去除阴虱病引发的剧烈瘙痒症状。

【功效主治】 化湿清热，杀虫止痒。主治阴虱。

【制法用法】 常规刮除阴毛，先用中药水煎外洗，每日2次，每次30min；再用10%硫黄霜外涂患处，每日2次，7天为1个疗程。

【处方来源】 王琪，张玲. 外用药治疗阴虱病102例临床分析. 包头医学院学报，2008，24（3）：277-278.

2. 阴虱外洗方二

【组方】 蛇床子30g，百部20g，苦参、白鲜皮各50g，黄柏25g。

【方解】 方中百部、蛇床子祛风燥湿杀虫，特别是百部的水浸液，对阴虱具有较强的杀灭作用；苦参、白鲜皮祛风燥湿，杀虫止痒；黄柏清热燥湿，泻火解毒。诸药合用相辅相成，增加了杀虫止痒、解毒燥湿之功效，即现代医学上杀虫、杀菌、抗炎、脱敏、止痒作用。

【功效主治】 清热解毒，杀虫止痒。主治阴虱。

【制法用法】 无需剃除患处毛发，用中药水煎后坐浴，每日1次，每次30～40min。3天为1个疗程。

【处方来源】 杨丽，任丽萍. 中药治疗阴虱病63例. 辽宁中医杂志，2004，31（5）：396.

3. 阴虱外洗方三

【组方】 苦参、生百部各40g，蛇床子、白鲜皮、土茯苓各30g，乌梅10g，明矾15g。

【方解】 方中生百部、蛇床子具有杀虫止痒之功；苦参、土茯苓、明矾、白鲜皮具有清热燥湿、祛风止痒之效；在现代药理学证实乌梅具有抗过敏、抑止变态反应的作用。

【功效主治】 清热燥湿，祛风止痒。主治阴虱。

【制法用法】 首先把病变部位的毛发剔除，然后用煎好的中药外洗方外洗病变部位，然后用小毛巾蘸药液外敷20min。

【总结】 该方除了对阴虱病疗效较好外，对疥疮、肛周湿疹等也有较好的疗效，且药源广泛，价格低廉，特别适合于基层医院使用。

【处方来源】 潘力. 中药外洗法治疗阴虱病120例疗效观察. 中华临床医学研究杂志，2006，12（17）：2379.

4. 阴虱外洗方四

【组方】 百部250g，白鲜皮100g，薄荷40g，地骨皮100g，苦参100g，75%乙醇1000ml。

【功效主治】 清热，祛风，止痒。主治阴虱。

【制法用法】 将上述中药加入75%乙醇1000ml，浸泡72h

后去渣过滤，分装备用。外涂抹阴部及肛周毛发区，每日 2 次，共 2 天。

【处方来源】 曹索奇，翟大胜．自制中药外用液治疗阴虱病 52 例．人民军医，1999，42（10）：606-607．

5. 百部汤

【组方】 百部 50g，苦参 30g，黄柏 30g。

【方解】 百部灭虱杀虫，既能杀死虱子又能杀死虱卵，据现代研究，还有抗菌、消炎、抗过敏作用；苦参、黄柏均能清热燥湿、抗菌疗疮，苦参又善止痒杀虫，助百部灭虱止痒疗疮；黄柏泻火解毒，为治男子阴疮糜烂的良药。

【功效主治】 清热解毒，杀虫止痒。主治阴虱。

【制法用法】 剃尽阴毛，并将毛用火焚烧。然后用小毛巾蘸取百部汤由上而下擦洗阴部，勿使擦洗后的脏水流回原液，每次擦洗 10～15min，每日 2 次，连用 2 日即可。不愿剃除阴毛者，擦洗方法相同，但擦洗时可稍用力，擦洗时间可延长至 20～30min，且需连续用药 5～7 日。

【总结】 本方既灭阴虱，又能治阴虱引起的继发感染及其他皮肤病。临床治疗阴虱病疗效确切，未发现毒性作用和副作用，且使用方便、价廉易行。

【处方来源】 吴伯聪．自拟百部汤治疗阴虱病 52 例临床观察．湖南中医药导报，2000，12（6）：23．

第五章

过敏性或变应性皮肤病

● 第一节　接触性皮炎 ●

接触性皮炎是皮肤黏膜由于接触某些致敏物质而发生的急性、亚急性和慢性炎症性皮肤病，其临床特点为在接触部位发生边缘鲜明的损害，轻者为水肿性红斑，较重者有丘疹、水疱甚至大疱，更严重者则可有表皮松解，甚至坏死。

接触性皮炎在祖国医学文献中一般是以接触的物质不同而命名，如"漆疮"、"膏药风"、"马桶癣"、"纽扣风"等。总因禀赋不耐，接触某种物质，使毒邪侵入皮肤，郁而化热，邪热与气血相搏而发为本病，或毒邪直接入侵致病。治疗主要为清热祛湿、凉血解毒、活血化瘀、健脾利湿。

一、治疗方

（一）内治处方

1. 李氏龙胆泻肝汤加减

【组方】　龙胆、栀子、黄芩、柴胡、车前子、泽泻各12g，地黄25g，生甘草6g，白鲜皮、土茯苓、地肤子各15g。

【功效主治】　清热利湿。主治接触性皮炎。

【加减】　大便秘结者，加大黄12～15g（后下）；瘙痒较明显者，加蝉蜕9g。

【制法用法】　水煎服，每日1剂。

【处方来源】 编著者经验方。

2. 林氏越婢汤加味

【组方】 麻黄 10g，生石膏 30g，生姜 9g，大枣 7 枚，甘草 6g，白术 9g，浮萍 20g。

【功效主治】 发汗解表，清热解毒。主治接触性皮炎。

【加减】 如病情重者，可加大药物剂量，如麻黄 15g、生石膏 45g、白术 15g、浮萍 30g。此外，尚可配合外用药对症处理。

【制法用法】 每剂煎 2 次，滤去药渣，得药液约 500ml，分早晚 2 次服。6 剂为 1 个疗程。

【总结】 治疗期间，停止和避免再接触致病物质，不予内服西药，而且一般也不使用外用药。

【处方来源】 林河东，李琪轩. 运用中医"开鬼门"法治疗接触性皮炎 31 例观察. 中国皮肤性病学杂志，1990，4（1）：8.

3. 清热利湿解毒汤

【组方】 黄芩、苦参、地黄、牡丹皮、泽泻、金银花各 20g，白鲜皮、土茯苓各 30g，马齿苋 60g，甘草 15g。

【方解】 苦参、黄芩、白鲜皮、土茯苓均有清热、燥湿、解毒之功效；泽泻利水渗湿泄热，能引湿热从水道而出；金银花、马齿苋清热解毒；地黄、牡丹皮清热凉血，甘草清热解毒，调和药性。

【功效主治】 清热燥湿解毒。主治接触性皮炎。

【制法用法】 每剂煎 2 次，滤去药渣，得药液约 500ml，分早晚 2 次服。治疗 10 天为 1 个疗程。

【处方来源】 陈维梅，崔著森. 清热利湿解毒法治疗湿热性皮肤病 260 例. 中国社区医师：综合版，2006，8（12）：50-51.

4. 复方紫草汤

【组方】 紫草、沙苑子各 20g，红花 10g，七叶一枝花 15g，蝉蜕 12g，甘草 8g。

【功效主治】 清热凉血解毒。主治接触性皮炎。

【制法用法】 水煎服，每日1剂。

【处方来源】 民间验方。

5. 清热解毒汤

【组方】 蒲公英30g，金银花30g，连翘20g，荆芥10g，蝉蜕8g，白鲜皮12g，生地黄15g，生甘草5g。

【方解】 蒲公英、金银花、连翘清热解毒；荆芥、蝉蜕、白鲜皮祛风止痒抗敏；生地黄清热凉血；甘草调和诸药。

【功效主治】 清热解毒。主治染发剂所致的接触性皮炎。

【加减】 若局部嫩红肿甚，为血热甚，加赤芍、牡丹皮各10g；水疱密集、糜烂、渗液重者，加茯苓20g、泽泻10g、车前子30g，并将三煎之液放凉湿敷患处。

【制法用法】 头煎加水400ml，轻煎，取汁200ml，二煎加水300ml，取汁150ml，两煎混合，分3次服，每日1剂。

【处方来源】 朱胜美. "清热解毒汤"治疗染发剂所致接触性皮炎36例. 江苏中医，1995，6（6）：21.

6. 荆白合剂

【组方】 生何首乌、生地黄、生白芍、玄参各3份，荆芥、白芷、白蒺藜、黄芩、生甘草各1.5份，川芎1份。

【方解】 方以生地黄清热凉血，玄参、白芍、何首乌养阴泄泻，助生地黄以制血热之势；以防寒凝血滞；黄芩、生甘草清热解毒，荆芥、白芷、白蒺藜祛风止痒。然大剂寒凉恐有寒凝血滞之虞，故配以辛温之川芎活血行气，合而以奏凉血祛热、祛风解毒之功效。

【功效主治】 凉血清热，祛风解毒。主治变应性接触性皮炎。

【制法用法】 上药按比例制成每毫升含生药1g之合剂内服，每次40ml，每日2次。

【处方来源】 王林杨. 荆白合剂治疗变应性接触性皮炎42例. 江苏中医，1996，17（3）：15.

（二）外治处方

1. 大黄甘草汤加味

【组方】 甘草 60g，苦参 30g，地黄、玄参各 10g，大黄、地肤子、白鲜皮各 15g，紫草 20g。

【功效主治】 清热解毒，收湿止痒。主治接触性皮炎。

【制法用法】 上药共为细末，水煎，药汁入盆中，待温时浸泡患处。病变在头面、腰腹、四肢近端而不便浸泡者，将药粉用开水拌湿，入布袋中（布袋之大小视皮损的大小形状而定），置于患处。布袋上加一热水袋。隔日 1 次，每次 30～60min。每剂连用 3～7 日，1 个月为 1 个疗程。

【处方来源】 李春霄，赖江，黄莺. 大黄甘草汤加味在皮肤病外治中的临床新用. 四川中医，2007，25（3）：84-85.

2. 外洗验方

【组方】 马齿苋 60g，生百部、地黄、蛇床子、苦参、白鲜皮、僵蚕、黄芩、牡丹皮各 30g，白矾 20g（后下）。

【功效主治】 清热解毒，活血通络，祛风止痒。主治化妆品所致的接触性皮炎。

【制法用法】 上药（除白矾）加水，头煎加 2000ml，煎 20min 后取汁，二煎加 1000ml，煎 20min 入白矾，待溶化后去渣取汁，与头煎兑匀，取汁一半浸洗患处（凡有皮损处都应浸洗到），每次 15～20min，每天 2 次，6 天为 1 个疗程。

【处方来源】 邢惠芝. 中药外洗治疗化妆品皮炎 52 例. 中医外治杂志，2007，16（6）：9.

3. 苦柏汤洗剂

【组方】 苦参、黄柏、地肤子、蛇床子、贯众、花椒各 20g。

【功效主治】 清热解毒，祛风止痒，燥湿杀虫。主治接触性皮炎。

【制法用法】 每日 1 剂，水煎 15～20min，洗涤或湿敷患处

20～30min（保持药温），每日 2 次。

【处方来源】 刘惠芸. 苦柏汤洗剂治疗皮肤病经验. 中医药学刊，2006，24（8）：1583-1584.

4. 急性接触性皮炎外洗方

【组方】 荆芥、大黄、野菊花、地榆、黑面神各 30g，金银花 20g，白矾 20g。

【功效主治】 解毒除湿止痒。主治急性接触性皮炎。

【制法用法】 每日 1 剂，水煎 15～20min，洗涤或湿敷患处 20～30min。

【处方来源】 范瑞强，禤国维. 中西医结合治疗皮肤病性病. 广州：广东人民出版社，1999.

5. 慢性接触性皮炎外洗方

【组方】 荆芥、大黄、白鲜皮、大风子、紫草、黄精各 30g，赤芍 20g。

【功效主治】 解毒活血止痒。主治慢性接触性皮炎。

【制法用法】 每日 1 剂，水煎 15～20min，洗涤或湿敷患处 20～30min。

【处方来源】 范瑞强，禤国维. 中西医结合治疗皮肤病性病. 广州：广东人民出版社，1999.

（三）针灸处方

1. 毫针处方一

【取穴】 大椎、委中、曲池、合谷、血海、膈俞、阿是穴。随证配穴：瘙痒重者，加神门；糜烂、渗液者，加阴陵泉。

【操作】 用 30 号 1.5 寸针灸针，常规消毒。大椎、委中刺络拔罐，出血量 5～10ml；曲池、合谷、血海直刺 0.8～1 寸；膈俞斜刺 0.5～0.8 寸；阿是穴由皮损区周边沿皮下向中心平刺。以泻法为主，中强刺激，留针 20min，每隔 10min 行针 1 次。疗程：每日 1 次，5 天为 1 个疗程。休息 1 天后，行第 2 个疗程，隔日1次，治疗3次。

【方解】 大肠经与肺经相表里，故取合谷、曲池以宣泄肌肤之邪；取大椎退热，疏畅督脉之闭郁；膈俞、血海为血气会聚之处，分别擅长上、下半身的血证，取之可凉血消风、活血化瘀，两穴配伍，则有统摄、补养全身之阴血和清热凉血、通畅全身瘀血的功能；脾主运化水湿，故取阴陵泉以清热化湿；神门是阴经以俞代原，心属火，火生土，因而又为心经子穴，用泻法，可通心络、清心火，以镇心安神止痒。上穴共奏清热祛湿、凉血解毒止痒之效，从而达到很好的治疗效果。

【主治】 急性接触性皮炎。

【处方来源】 李冬梅，白鹏，赵吉平.针刺治疗急性变态反应性接触性皮炎28例.针灸临床杂志，2009，25（1）：3-5.

2. 毫针处方二

【取穴】 曲池、合谷、尺泽、足三里、委中、阳陵泉。

【操作】 用泻法，留针20min，每日1次，5次为1个疗程。

【主治】 接触性皮炎。

【处方来源】 马绍尧.现代中医皮肤性病学.上海：上海中医药大学出版社，2001.

3. 刺络放血、拔罐

【取穴】 常用大椎、肺俞、曲池、血海、三阴交。

【操作】 大椎、肺俞，用三棱针点刺出血再拔罐；同时针刺曲池、血海、三阴交。体质虚弱者轻刺激，体质强壮者可重刺激。

【主治】 接触性皮炎。

【处方来源】 张蓉.针灸治疗变态反应性皮肤病概况.浙江中西医结合杂志，2009，19（7）：459-460.

二、调理方

1. 马齿苋饮

【组成】 鲜马齿苋250g，红糖适量。

【制法用法】 鲜马齿苋加水适量，煎熬 2 次，滤汁混合，入红糖适量调味。早、晚各 1 次温服，每日 1 剂。

2. 鱼腥豆带汤

【组成】 绿豆 30g，海带 20g，鱼腥草 15g，白糖适量。

【制法用法】 前三味加水煎汤，去鱼腥草，加白糖适量调味，喝汤。

3. 绿豆百合薏苡仁粥

【组成】 薏苡仁 50g，绿豆 25g，鲜百合 100g，白糖适量。

【制法用法】 将百合瓣成瓣，去内膜。绿豆、薏苡仁加水煮至五成熟后，加入百合，用文火熬粥，加白糖调味，喝粥。每日 1～2 次。

◎ 第二节 湿 疹 ◎

湿疹是一种常见的变态反应性炎性皮肤病，具有对称性、渗出性、瘙痒性、多形性和复发性等特点。其临床表现包括瘙痒、红斑、脱屑及成群的丘疱疹等。可发生于任何年龄、任何部位、任何季节。本病可由许多外源性和内源性因素单独或共同作用而引起。

湿疹临床上分为急性湿疹、亚急性湿疹和慢性湿疹。①急性湿疹：发病急，皮肤出现潮红、丘疹、水疱、糜烂、渗出等多形性皮损，自觉灼热、瘙痒较剧。皮损常对称分布，以头面、四肢远端、外阴等处多见，亦可泛发全身。②亚急性湿疹：常由急性湿疹发展而来，皮损较急性湿疹轻，以丘疹、结痂、脱皮为主，仅有少量丘疱疹或小水疱及糜烂，可有轻度浸润，瘙痒较甚。③慢性湿疹：多由急性或亚急性湿疹演变而来，境界清楚，有明显的浸润肥厚，表面粗糙，甚至苔藓样变，色素沉着，皮损多较局限、瘙痒。

湿疹属于祖国医学"湿疮"的范畴。本病常因禀赋不耐，风湿热邪客于肌肤而成；或因素体虚弱，脾为湿困，肌肤失养；或因湿热蕴久，耗伤阴血，化燥生风，而致血虚风燥所致。中医认为，本病早期以湿、热、风实证为主，后期多虚实夹杂，既有湿热留恋，又有气血亏虚，化燥生风。

一、治疗方

（一）内治处方

1. 白龙薏苡仁汤方

【组方】 浮萍、白鲜皮、生薏苡仁、土茯苓各 30g，连翘 24g，乌梅、黄芩、龙胆各 15g，地黄 20g，苦参、牡丹皮、泽泻、车前子、熟大黄各 10g，苍术 6g，蝉蜕 6g。

【功效主治】 清热除湿，凉血解毒。主治急性湿疹。

【制法用法】 水煎服，每日 1 剂。

【处方来源】 史雅仙，原军英等. 辨证分型配合外洗治疗湿疹 50 例. 四川中医杂志，2007，25（3）：95.

2. 茵陈蒿汤加减

【组方】 生栀子 16g，黄芩 10g，柴胡 6g，泽泻 6g，车前草 15g，车前子（包煎）10g，地黄 12g，决明子 20g，当归、茵陈、枇杷叶各 15g，水牛角（先煎）24g，苦参 9g，僵蚕 6g，炒麦芽 30g，合欢皮 13g。

【方解】 方中泽泻、车前草、车前子祛湿利小便，正合古人"祛湿不利小便非其治也"之意；苦参、僵蚕解毒燥湿、祛风止痒；水牛角、地黄、当归凉血活血，清解血分之热，且防苦寒渗利之药伤阴；枇杷叶有清降肺胃之气，导热下行之功；决明子、合欢皮、炒麦芽清肝泄热通便，助茵陈、栀子、柴胡、黄芩诸药解毒利湿。诸药合用则湿去热除，血分得以清解。

【功效主治】 清热解毒，利湿止痒。主治顽固性湿疹。

【制法用法】 每日 1 剂，水煎服，10 剂为 1 个疗程。

3. 首乌归地汤

【组方】 何首乌藤 30g，当归 12g，熟地黄 10g，赤芍、白芍各 12g，鸡血藤 30g，白蒺藜 30g，地肤子 15g，苦参 10g，乌梅 15g，防风 10g，浮萍 10g，茯苓 30g，泽泻 10g，甘草 6g。

【方解】 方中何首乌藤、当归、赤芍、白芍、熟地黄、鸡血藤养血活血，润肤止痒；白蒺藜、地肤子、苦参、乌梅为止痒要药；防风、浮萍祛风止痒；茯苓、泽泻健脾利湿；甘草调和诸药。

【功效主治】 养血祛风，除湿止痒。主治湿疹病久，肥厚，皲裂，缠绵不愈的慢性湿疹。

【制法用法】 每日 1 剂，水煎服，早晚分服。3 个月为 1 个疗程。

【总结】 湿疹渗液日久，久病耗伤阴液，遂更致阴虚。阴虚血少，失润化燥，肌肤失于濡养，经脉气血失于调和，于是血燥生风。湿性重浊而黏腻，蕴郁肌肤，缠绵难愈，则发而为湿疹。血虚风燥为本，理当滋阴养血，扶正培本，但纯用滋阴养血则有助湿恋邪之虑，邪盛为标，理当利湿祛邪以治标，但纯用利湿则有伤阴伐正之忧，故治拟养血祛风祛湿之法。养血扶正可以祛邪外出，祛风除湿祛邪亦有利于正复，故养血祛湿并用不悖。

【处方来源】 史雅仙，原军英. 辨证分型配合外洗治疗湿疹 50 例. 四川中医，2007，25（3）：96.

4. 湿疹汤Ⅱ

【组方】 党参 20g，白术 15g，山药 25g，地黄、当归、大血藤各 20g，制何首乌 25g，防风 25g，蒺藜 10g，白鲜皮 20g，甘草 15g。

【方解】 党参、白术、山药为君药，地黄、当归、防风为臣药。党参能够健脾补血生津，增强免疫功能；白术为健脾第一要药，能促进细胞免疫功能；山药补脾生津，对细胞免疫和体液免疫都有较强的促进作用；地黄清热凉血、养阴生津，能镇静、抗炎、抗过敏；制何首乌补益精血；大血藤行血补血，抗炎，对免疫系统有双向调节作用，还能镇静；防风祛风止痒、镇静、抗炎、抗过敏；蒺藜祛风止痒，抗过敏，提高机体免疫功能；当归补血活血；白鲜皮清热燥湿、祛风解毒；甘草补脾益气，调和诸药，抗炎抗过敏，有类似糖皮质激素样的作用。

【功效主治】 健脾补血，祛风止痒。主治慢性湿疹。

【制法用法】 每日1剂，每日2次，早晚分服。4周为1个疗程。

【处方来源】 陈家惠. 湿疹汤Ⅱ号内服治疗慢性湿疹临床疗效观察. 辽宁中医杂志，2009，36（6）：965.

5. 四物清疹汤

【组方】 当归、赤芍、苦参、蛇床子、地肤子各9g，白鲜皮12g，川芎6g，地黄6g。

【方解】 四物清疹汤乃张子琳老中医以《医宗金鉴·外科心法要诀》中当归饮子合验方清疹止痒方化裁，经多年验证制订而成，方药组成即四物汤中以赤芍易白芍，以地黄易熟地黄，加苦参、白鲜皮、蛇床子、地肤子而成。"治风先治血，血行风自灭"，方中四物汤养血和血，既可润燥止痒，又有行血灭风之功。苦参能泄血中之热，善除湿热生虫之病；白鲜皮苦寒燥湿清热，善除皮肤湿疹、疮疹、疮毒；地肤子清热利水止痒；蛇床子味苦性辛温，散寒祛风，燥湿杀虫止痒，又可制苦参、地肤子、白鲜皮等大苦大寒之弊。

【功效主治】 养血润燥，清热燥湿，杀虫止痒。主治皮肤瘙痒症、湿疹、荨麻疹等。

【加减】 发于上肢者，加荆芥、防风；发于下肢者，加苍术、牛膝；有热象者，加石膏、知母；瘙痒难忍者，加蝉蜕、沙苑子；伴红肿痒痛者，加金银花、连翘；搔破滋水淋漓者，加生薏苡仁、木通；汗多者，加黄芪。

【制法用法】 每日 1 剂，每日 2 次，早晚分服。

【处方来源】 山西中医学院张子琳老中医经验方。

6. 门氏桃核承气汤加味

【组方】 桃核 12g，大黄 12g，桂枝、炙甘草、芒硝、麻黄各 6g，萆薢、蝉蜕、金银花各 10g，土茯苓 15g。

【功效主治】 解毒活血。主治急性湿疹。

【制法用法】 每日 1 剂，每日 2 次，早晚分服。

【处方来源】 山西大同门纯德老中医经验方。

7. 大承气汤加味

【组方】 川大黄、芒硝、枳实、蝉蜕、赤芍、桃仁各 9g，厚朴 6g，金银花 15g，麻黄 5g。

【功效主治】 泻毒，通络，止痒。主治顽固不愈的重症湿疹。

【制法用法】 每日 1 剂，每日 2 次，早晚分服。

【处方来源】 山西大同门纯德老中医经验方。

8. 全蝎汤

【组方】 全蝎 10g，皂刺 12g，皂角 6g，蒺藜 10g，炒槐米 15～30g，威灵仙 12～30g，苦参 12g，白鲜皮 15g，黄柏 15g，车前草 20g，炒枳壳 10g。

【方解】 以全蝎、皂刺、皂角为主药，其中全蝎味辛性平，入肝经，走而不守，能祛内外表里之风。皂角能通肺及大肠气，若欲祛其湿毒，非攻发内托辛扬不得消散。皂刺辛散温通，消肿托毒、治风杀虫；全蝎、皂刺、皂角三者为伍，既能息风止痒，又能托毒攻伐，对于顽固蕴久深在之湿毒作痒，用之最为相宜。白鲜皮气寒善行，味苦性燥，清热散风、燥湿止痒，协同苦参以助全蝎祛除风湿而止痒。车前草清热利湿，使湿热从水道排除，邪有出路。蒺藜味苦性辛温，祛风，有较好的止痒作用。蒺藜协同祛风除湿通络之威灵仙，能辅助全蝎祛除深在之风毒湿蕴而治顽固性瘙痒。另外，脾胃气滞则蕴湿，湿蕴日久则生毒，顽固聚毒客于皮肤，则瘙痒无度，故方中佐以炒枳壳、苦参、黄柏、炒槐米，标本兼顾。

【功效主治】 祛风止痒，除湿解毒。主治湿疹。

【制法用法】 水煎服，每日1剂。

【处方来源】 范翠玉. 全蝎汤治疗湿疹32例. 四川中医，2007，25（7）：85.

9. 消疹汤

【组方】 龙胆、栀子、柴胡各10g，白鲜皮、土茯苓、地肤子各12g，车前草18g，连翘15g，生地黄、紫草各24g。

【功效主治】 清热利湿。主治湿疹。

【制法用法】 水煎服，每日1剂。

【处方来源】 编著者经验方。

10. 湿疹饮子

【组方】 全蝎6g，威灵仙10g，皂角刺10g，黄柏10g，生地黄30g，赤芍10g，牡丹皮10g，紫草15g，白茅根30g，生石决明（先煎）30g，白鲜皮30g，苦参10g。

【功效主治】 祛风止痒，除湿解毒。主治湿疹。

【制法用法】 水煎服，每日1剂。

【处方来源】 编著者经验方。

（二）外治处方

1. 燥湿解毒方

【组方】 黄芩、黄柏、苦参、白鲜皮、苍术各30g，地肤子15g，蛇床子15g，百部20g。

【方解】 黄芩、黄柏清热燥湿，泻火解毒；苦参清热燥湿；白鲜皮清热解毒，祛风燥湿止痒；地肤子清热利湿，祛风止痒；蛇床子、苍术燥湿祛风；百部止痒。

【功效主治】 清热燥湿，泻火解毒，祛风止痒。主治急性湿疹。

【制法用法】 每日 1 剂，水煎 2 次。上药用凉水 5000ml 浸泡 1h，煎取药液 3000ml，候温后洗患处 20min，每日 2 次。

【处方来源】 陈训军. 燥湿解毒方外洗治疗急性湿疹的临床观察. 湖北中医杂志，2009，31（3）：39-40.

2. 王氏苦参洗剂

【组方】 苦参 30g，秦艽 15g，蛇床子 15g，金银花、荆芥、甘草各 10g。

【方解】 苦参清热燥湿、凉血、杀虫、利尿，苦参中的生物碱能够抑制多种病原微生物，减轻炎症介质的释放，明显对抗渗出性炎症，可抑制炎症早期的水肿渗出和炎症后期的结缔组织增生。金银花清热解毒，秦艽具有清虚热、祛风湿、舒筋络之功，对炎症有显著的抑制作用。蛇床子燥湿止痒，祛风杀虫。荆芥解表散风，透疹消疮、止血，研究发现其具有解热镇痛和抗病原微生物的作用。甘草解毒收敛，现代药理学研究表明甘草的主要成分为甘草素，水解后产生的甘草次酸和多种黄酮成分，其作用与肾上腺皮质类固醇相似，抗炎抗过敏作用很强。

【功效主治】 解毒消肿，收敛止痒。主治面部急性湿疹、面部接触性皮炎。

【制法用法】 每日 1 剂，水煎 2 次，去渣待用，温度 20～25℃时冷湿敷患处。

【总结】 该苦参洗剂冷湿敷治疗面部急性湿疹、面部接触性皮炎的总有效率分别为 100％、97.37％。

【处方来源】 王霞，邓加. 苦参洗剂冷湿敷治疗面部湿疹皮炎的护理观察. 中国误诊学杂志，2009，9（2）：317

3. 活血止痒汤

【组方】 苦参、黄柏、桃仁、地黄、牡丹皮各 30g，黄芩、地肤子、蒺藜各 20g。

【方解】 根据本病风、湿、热的病机特点，首选苦参、黄柏、黄芩、地肤子等，以清热除湿止痒。现代研究表明，苦参、黄柏、黄芩、地黄等有调节免疫、显著抑制变态反应的作用，是治疗皮肤瘙痒的有效药物。牡丹皮等活血化瘀药，开气血之闭、化解湿毒的同时，又可改善肌肤通透性，恢复脉络皮肤的正常功能，取其"血行风自灭"之意。

【功效主治】 活血化瘀，清热解毒。主治慢性湿疹。

【制法用法】 文火水煎后微温，取汁适量。将6～8层纱布用药液浸泡后敷于皮损处，每日2次，每次20～30min。湿敷过程中注意保持敷料的湿润，以不流淌药汁为度，同时用手指轻压使其紧贴于皮损表面。

【处方来源】 刘桂卿，龙兴震，陈俊杰. 中药湿敷治疗慢性湿疹30例. 中医外治杂志，2009，18（1）：34.

4. 湿疹熏洗方

【组方】 百部12g，蛇床子15g，苦参片12g，马齿苋15g，明矾6g。

【功效主治】 杀虫止痒，除湿收敛。主治阴囊、肛门、女阴湿疹等皮肤病，临床表现为丘疹、水疱、红热、糜烂、作痒。

【加减】 如局部红热肿甚者，可加黄连9g、黄柏12g、大黄9g；痒甚者，可加薄荷（后下）3g、冰片1.5g，放入煎出的药液中搅化。

【制法用法】 用时以上药1剂，加水500ml，煎数沸去渣，将药液倾盆内，先熏，待温坐浴，每次坐浴0.5h。

【处方来源】 上海顾筱岩老中医经验方。

5. 顾氏青黛散

【组方】 飞青黛60g，熟石膏120g，滑石120g，黄柏60g，冷茶水或香油或凡士林适量。

【功效主治】 收涩止痒，清热解毒。主治湿疹，症见皮肤焮肿痒痛、渗流滋水者，也可治疗疮疡贴膏起膏药风者。

【制法用法】 各药研细末和匀。本方主要用于湿疮，若急性红肿、痒痛、渗出较明显者，可用冷茶或冷开水调成洗剂频搽之；倘渗出少者，可用药粉干掺患处；若但见红热、赤瘰、作痒痛者，可用香油调搽患处，或用凡士林调成 20% 油膏，薄摊以贴患处；倘迁延日久，形成慢性湿疮，皮肤肥厚、脱屑、结痂、色素沉着者，可用油膏厚涂，以电吹风热风吹之，每日吹 15～20min 后，擦去药膏。

【处方来源】 上海顾筱岩老中医经验方。

6. 泻心汤外用

【组方】 川大黄 18g，川黄连 12g，黄芩 18g。

【功效主治】 除湿，清热，止痒。主治湿疹。

【制法用法】 研细末，外敷。

【处方来源】 山西大同门纯德老中医经验方。

7. 李氏苦参洗剂

【组方】 苦参、艾叶、蛇床子、地肤子、苍耳子、野菊花各 30g，花椒、食盐各 15g。

【功效主治】 解毒，除湿，止痒主治慢性湿疹。

【制法用法】 水煎外洗。

【处方来源】 编著者经验方。

8. 1 号中药洗方

【组方】 明矾、花椒各 15g，苦参、白鲜皮、地肤子、蛇床子、当归各 30g。

【功效主治】 除湿，止痒主治慢性湿疹等慢性皮肤病。

【制法用法】 水煎外洗。

【处方来源】 编著者经验方。

9. 2 号中药洗方

【组方】 黄柏、地黄榆、*蛇床子、野菊花各 30g，苦参、苍耳子各 15g。

【功效主治】 清热解毒，收敛止痒主治急性湿疹。

【制法用法】 水煎外洗。

【处方来源】 编著者经验方。

10. 慢性湿疹方

【组方】 乌梅、紫草、贯众、苦参、黄柏、苍术、白芷、大风子各 30g，食醋 500ml。

【功效主治】 清热解毒，燥湿止痒。主治慢性湿疹，临床表现为糜烂、渗液、瘙痒、长期不愈者。

【制法用法】 上药打碎，用食醋浸泡 3 天后，外擦患处，每日 4～5 次。或将上药煎水，取药液湿敷患处，每日 2 次。

【处方来源】 四川李孔定老中医经验方。

11. 急性、亚急性湿疹洗方

【组方】 苦参、紫苏叶各 12g，土大黄 15g，地肤子 15g，荆芥、薄荷、白矾各 9g。

【功效主治】 燥湿止痒。主治急性、亚急性湿疹。

【制法用法】 水煎外洗。

【处方来源】 吴志华. 现代皮肤性病学. 广州：广东人民出版社，2000.

12. 止痒膏

【组方】 蜈蚣 10 条，土鳖虫、黄柏、苦参各 6g，雄黄、明矾各 5g，冰片 1.5g，香油适量。

【功效主治】 通络，燥湿，解毒，止痒。主治各类阴囊湿疹。

【制法用法】 上药共研极细末。一般用香油（湿热甚者用苦参 15g 煎水）调和成软膏状，备用。每取适量此膏摊于敷料上，外敷阴囊，包扎固定，每日换药 1 次。

【处方来源】 编著者经验方。

13. 李氏湿疹洗方

【组方】 夏枯草、木贼草、虎杖、苦参各 30g。

【功效主治】 除湿止痒。主治湿疹，尤宜于瘙痒伴渗出者。

【加减】 渗出甚者，加生地榆 30g。

【制法用法】 水煎外洗。

【处方来源】 编著者经验方。

14. 李氏湿疹泡洗方

【组方】 白鲜皮 30g，地肤子 20g，透骨草 20g，蛇床子 20g，苦参 20g，防己 20g，泽兰 20g，黄柏 20g，红花 20g，苏木 20g，蝉蜕 20g，花椒 10g，芒硝 20g，当归 40g，黄精 40g，鸡血藤 40g，刘寄奴 40g，艾叶 40g。

【功效主治】 除湿、活血、止痒。主治慢性湿疹。

【制法用法】 水煎，泡洗患处。

【处方来源】 编著者经验方。

15. 李氏急性湿疹漏洗方

【组方】 苦参 30g，马鞭草 30g，马齿苋 30g，生地榆 30g。

【功效主治】 除湿、活血、止痒。主治慢性湿疹。

【制法用法】 水煎，泡洗患处，每天早晚各 1 次。

【处方来源】 编著者经验方。

（三）针灸处方

1. 毫针处方

【取穴】 常用穴：根据湿疹面积大小，局部用 4～8 支 1～1.5 寸毫针围刺，再刺尺泽、合谷。对于脾虚湿盛，苔腻脉濡者，加取三阴交、公孙、足三里；胃热邪实，苔黄脉洪大者，加取足三里、中脘、内关；肺热，苔黄脉浮数者，加取太渊、列缺；肝火亢盛，苔黄脉弦者，加取太冲、行间、三阴交；肾水不足，苔少脉细沉者，加取太溪、肾俞。

【操作】 根据辨证选穴，三阴交、公孙、足三里用平补平泻手法；太溪、肾俞用补法；其余穴均采用泻法。针后用艾条灸湿疹部位 15～20min。每日治疗 1 次，10 次为 1 个疗程。

【主治】 急、慢性湿疹。

【总结】 患处局部针灸可促进该病变处气血、经络之畅通，直接改善症状。尺泽与合谷为必取的主穴，泻肺与大肠经的病邪。三阴交为足三阴经的交会穴，治疗范围相当广泛，脾虚湿盛者必取此穴；公孙可健脾化湿；足三里可泻胃火、助消化，与脾经穴同用可增强健脾利湿开胃的作用；内关、中脘合用可清胃火除湿热；列缺与太渊可清肺火；太冲与行间同用泻肝火甚妙；太溪与肾俞同用可补肾水。针后加灸，温通经络、活血化瘀、燥湿散寒之力更强，针灸合用，共奏良效。

【处方来源】 赵寿毛．针灸治疗皮肤湿疹．中国针灸，2003，23（4）：220.

2. 头火针围刺处方

【取穴】 局部皮损区。

【操作】 常规消毒，医者手持师怀堂多头火针在酒精灯上烧至红热，迅速点刺皮损区，先根据皮损区大小在边缘围刺一周，然后点刺中间的丘疹、水疱，疱破液出为度。隔日治疗1次，10次为1个疗程，疗程间休息1周，2个疗程后观察疗效。

【主治】 局限性湿疹。

【总结】 中医认为湿疹为风湿热邪，外蕴肌肤而发病。火针治疗湿疹取其泻湿热、散瘀结、通经止痒之功。一般经1～2次火针点刺后，瘙痒明显减轻。

【处方来源】 潘小霞．头火针围刺治疗湿疹．中国针灸，2003，23（4）：220.

3. 三棱针点刺合刺络拔罐

【取穴】 阿是穴（皮损部位）、大椎、肺俞、膈俞、脾俞。

【操作】 常规消毒湿疹皮损部位，用三棱针从皮损中心逐渐向外围迅速点刺数下，至皮损最外侧的边界，以微出血为度。肌肉丰厚处、较平坦部位在点刺后迅速拔以火罐，火罐均选用口径为5cm的玻璃火罐。瘦削、骨骼、关节部位仅施以点刺手法。病变局部操作结束后，嘱患者俯卧位，以三棱针点刺大椎及双侧肺俞、膈俞、脾俞，每穴点刺数下，以微出血为度，然后拔罐，留罐时间视患者皮肤纹理粗细、耐受程度和颜色改变而定，最长不超过10min。每周治疗2次。

【主治】 急性湿疹。

【处方来源】 姚军，李乃芳．三棱针点刺合刺络拔罐治疗急性湿疹．中国针灸，2007，27（6）：424-426.

二、调理方

1. 湿疹食疗方

【组成】 绿豆 20g，薏苡仁 30g，海带 20g，红糖适量。

【制法用法】 将前 3 味水煎，加红糖适量服用，每日 1～2 次。

2. 慢性湿疹食疗方

【组成】 扁豆 30g，大枣 10 枚，红糖适量。

【制法用法】 将前 2 味加水煮至烂熟，加入红糖服食。

3. 婴儿湿疹食疗方

【组成】 新鲜白菜、卷心菜、胡萝卜、蜂蜜各适量。

【制法用法】 将菜洗净切碎。按 2 碗菜 1 碗水的比例，先煮开水后再放菜，煮 5min 后即可食用，饮汤时可加适量蜂蜜。

4. 白萝卜煮白菜

【组成】 等量萝卜和白菜。

【制法用法】 将萝卜和白菜洗净、切碎。按照 2 碗菜 1 碗水的比例，烧开水加入菜，煮 5min 后即可食用。

【处方来源】 经验方。

5. 鲜藕白萝兑蜂蜜

【组成】 莲藕、白萝卜、蜂蜜。

【制法用法】 先把莲藕和白萝卜都洗干净，然后切碎榨成汁。过滤后，在汁中调入蜂蜜即可饮用。每日 2 次，随榨随饮。

【处方来源】 经验方。

6. 冰糖莲子玉米须

【组成】 玉米须、莲子、冰糖适量。

【制法用法】 将玉米须煮 20min 后捞出，加入莲子、冰糖，用微火炖成羹食用。

【处方来源】 经验方。

7. 芹菜汤

【组成】 芹菜适量。

【制法用法】 将新鲜芹菜煮汤，吃菜饮汤，连续服用。

【处方来源】 经验方。

8. 冬瓜海带汤

【组成】 冬瓜、海带适量。

【制法用法】 先把冬瓜洗干净，然后去掉皮，冬瓜皮不要扔掉，留着备用。将冬瓜皮、冬瓜片同煮汤，弃冬瓜皮，加入海带煮熟后食用。

【处方来源】 经验方。

○ 第三节　特应性皮炎 ○

特应性皮炎又称"异位性皮炎"、"遗传过敏性皮炎"，是一种与遗传过敏体质有关的特发性皮肤炎性皮肤病。好发于过敏性体质的婴幼儿及青少年，部位遍及脸、颈、手肘、腘窝、四肢背侧等。本病症状多种多样，其炎症可由急性到慢性，反复发作，瘙痒严重。急性期皮损以在红斑基础上的剧痒性丘疹和水疱为特征，并经常伴有广泛抓痕和严重渗出及糜烂；亚急性期皮损以红斑、抓痕和鳞屑为特征；慢性期皮损以皮肤苔藓样变为特征。特应性皮炎可在任何年龄发病，常初发于 2～6 个月婴儿，婴儿期皮损常累及面部、头皮、躯干及四肢伸侧，儿童期和青年成人期皮损常累及四肢伸侧或屈侧，并好发于肘窝和腘窝。儿童成长后特应性皮炎的严重程度常降低，但当再暴露于外源性刺激物时其皮肤表现为易瘙痒和炎症。

特应性皮炎与中医学文献中所述"四弯风"、"奶癣"等相似。本病多因禀赋不耐，脾失健运，湿热内生，感受风湿热邪，郁于肌腠而发病；由于反复发作，日久使脾虚血燥，肌肤失养，皮肤干燥瘙痒；小儿"脾常不足"，罹患本病，则脾虚尤甚，故健脾是为常用之法，但用药宜轻灵，且清热祛湿不得过于苦寒伤脾；如久病阴血耗伤太过，治当加用养血活血、育阴滋燥之品。

一、治疗方

（一）内治处方

1. 龙蚤清渗汤加减

【组方】 龙胆、泽泻、车前草、赤芍、牡丹皮、苦参各 10g，七叶一枝花 30g，白鲜皮 30g，竹叶 10g，金银花 20g，生甘草 3g。

【方解】 龙胆、七叶一枝花、金银花、生甘草、苦参清热解毒；竹叶、泽泻、车前草利水渗湿；赤芍、牡丹皮凉血解毒；白鲜皮利湿止痒。全方合用，共奏清热除湿、凉血解毒之功。

【功效主治】 清热除湿，凉血解毒。主治早期特异性皮炎，症见面部或四肢躯干散在红斑、丘疹、斑丘疹或丘疱疹，有糜烂渗出，瘙痒剧烈，抓后滋水明显。

【制法用法】 每剂煎 2 次，滤去药渣，得药液约 500ml，分早晚 2 次服。本方以 3 个月为 1 个疗程。

【处方来源】 李元文，张丰川，周德瑛，等．辨证治疗特应性皮炎 35 例．北京中医药大学学报，2002，5（5）：69-70.

2. 参归煎剂

【组方】 当归、玄参、生地黄、熟地黄各 10g，茯苓、首乌藤、白鲜皮各 15g，沙苑子 8g。

【方解】 方中当归为君药，养血活血，血行风灭而痒止；玄参、生地黄、熟地黄、首乌藤为臣药，助君药滋阴润燥、通络养血；茯苓健脾，调补后天之本，白鲜皮、沙苑子祛风止痒，均为佐药。

【功效主治】 养血祛风润燥。主治特应性皮炎，临床表现为瘙痒反复发作，患部皮肤干燥肥厚，有抓痕、血痂，兼见食后腹胀，便秘或便溏，质淡胖，白脉滑。

【制法用法】 水煎服，每日1剂。

【处方来源】 郎娜，姚春海，柏燕军．参归煎剂合湿毒膏治疗血虚风燥型特应性皮炎．中国中西医结合皮肤性病学杂志，2007，6（1）：22-23.

3. 健脾润肤汤

【组方】 党参、茯苓、苍术、白术、当归、地黄、丹参、大血藤、赤芍、白芍、陈皮各10g。

【方解】 方中党参、茯苓、苍术、白术健脾益气燥湿；当归、地黄、丹参、大血藤、赤芍、白芍养血活血；陈皮调中和胃。

【功效主治】 健脾燥湿，养血润肤。主治特应性皮炎，临床表现为皮肤瘙痒、粗糙、干燥无渗液，伴血痂、抓痕，皮色淡红，面色萎黄，或腹胀纳差，舌淡苔白或少苔，脉细或濡缓。

【制法用法】 每剂煎2次，滤去药渣，得药液约500ml，分早晚2次服。

【处方来源】 马一兵，孙丽蕴，王萍．健脾润肤汤联合甘草油治疗特应性皮炎36例临床分析．中国中西医结合皮肤性病学杂志，2009，8（5）：310-311.

4. 沈氏犀角地黄汤加味

【组方】 地黄、水牛角、牡丹皮、赤芍、苍术、连翘各10g，茯苓12g，白鲜皮12g，地肤子、蛇床子、紫草各6g，枳壳5g，石斛10g，食盐适量。

【方解】 方中水牛角清心肝而解热毒，且寒而不遏，直入血分而凉血，清热凉血解毒；地黄凉血养阴生津；赤芍和营泄热；牡丹皮清热凉血、活血散瘀；白鲜皮、地肤子、蛇床子祛风燥湿止痒；茯苓、苍术健脾利水渗湿；连翘疏风清热解毒，紫草味甘咸而气寒，善清血分之热，且行滞解毒，与地黄、赤芍相伍，药效倍增；枳壳行气化浊，以除湿热之邪；石斛清热养阴。

【功效主治】 清热解毒，利湿止痒。主治特应性皮炎。

【制法用法】 每日 1 剂，水煎 3 次，前两次水煎取汁 600ml，分次温服，并用剩药三煎取汁并加少量食盐外洗患处（加盐量以大约为 0.9% 的氯化钠浓度为宜），1 个月为 1 个疗程，连续治疗2～4 个疗程。

【处方来源】 沈昱颖，沈华军. 犀角地黄汤味治疗特应性皮炎 60 例. 山东中医杂志，2009，28（6）：399.

（二）外治处方

1. 湿敷方

【组方】 萆薢 20g，椿根皮 10g，苦参 10g。

【功效主治】 清热解毒，除湿止痒。主治特应性皮炎，渗出糜烂较重的皮损。

【制法用法】 水煎后置凉，湿敷或外洗。

【处方来源】 中国中医科学院西苑医院黄尧洲主任医师经验方。

2. 中药熏洗方

【组方】 黄连 10g，苦参、黄芩、百部、野菊花、重楼各30g，石榴皮 20g。

【功效主治】 清热祛湿，祛风止痒。主治特异性皮炎，皮肤瘙痒增厚者。

【制法用法】 将上药加水 500ml 煎沸，先熏后洗患处，每日早晚各 1 次，每次 20～30min。

【处方来源】 曾昭明，潘伟军. 中药内服外用治疗异位性皮炎 47 例. 新中医，2007，39（3）：56-57.

3. 卢氏外用湿敷汤

【组方】 荆芥、防风、白芷、薄荷、花椒各 6g，牛蒡子 9g，苦参 15g，艾叶 9g，金银花、连翘、白鲜皮、黄芩、黄柏各 9g，蒲公英 12g，地肤子 12g，蛇床子 10g，芒硝 9g。

【功效主治】 清热解毒，祛风除湿，止痒。主治特异性皮炎。

【制法用法】 水煎20min，待微温时，用纱布叠五六层（小毛巾亦可）蘸药液，稍拧干后湿敷于患处，每日外敷3～4次。除第1次外，以后每次敷前把药液稍加热即可，每2天用药1剂，1周为1个疗程。

【处方来源】 卢玲，田敏. 外用湿敷汤治疗皮损严重的各种皮肤病178例. 时珍国医国药，2003，14（5）：220.

（三）针灸处方

1. 毫针处方

【取穴】 风池、合谷、膈俞、百会、曲池、血海、曲泉、委中、三阴交、阴陵泉。

【操作】 用0.35mm×（40～50）mm毫针常规消毒后，取上述穴位快速进针约1寸，留针20min，其间运用泻法捻针。退针时要用消毒干棉球轻压针孔，防止出血，每日1次，连续10次为1个疗程。疗程间隔3～5天。

【主治】 特应性皮炎。

【总结】 ①应用本法治疗30例，经1～6个疗程，结果：临床治愈14例，好转16例，全部有效。②临床发现，以前额部恢复最快，次为腰背及下肢，上肢受损者恢复较慢，但均能见效。其中最快治愈者仅针刺4次，最长者在6个疗程达到临床治愈，一般多在4～5个疗程治愈。③用粗针刺激且强调施以烧山火，故要求医者应掌握熟练的针刺手法。

【处方来源】 胡爽杨. 刘公望教授针药并用治疗异位性皮炎经验. 上海针灸杂志，2006，25（4），1-2.

2. 隔饼灸处方

【取穴】 患处。

【操作】 药饼制备：将防风、蝉蜕、白鲜皮、地肤子、蛇床子、黄柏、苍术各等量研末装瓶，使用时用上等陈醋把上述药末调成糊状，制成药饼，厚度为0.2～0.3cm，大小根据病变范围而定。操作时将药饼贴于患处，然后点燃艾条隔药饼熏灸，以患者感觉患部有热感、能耐受为度，药饼干后用陈醋润湿再用。每次治疗 3min，隔日治疗 1 次，7 次为 1 个疗程，疗程间休息 4 日再进行下 1 个疗程。

【主治】 局限性特应性皮炎。

【处方来源】 王笃金．隔药饼灸治疗异位性皮炎 20 例．中国针灸，2000，20（10）：612.

3. 穴位注射方

【取穴】 双侧足三里、血海、神门等。

【操作】 在穴位区用聚维酮碘常规消毒后，用灭菌注射器吸取复方甘草甜素注射液 4ml，快速刺入穴位，患者产生酸胀痛感后缓慢注入，每个穴位注入 0.5ml，每日 1 次，10 次为 1 个疗程，疗程间休息 5 日，连续用药 2 个疗程。

【主治】 特应性皮炎。

【处方来源】 陈可．穴位注射治疗异位性皮炎 35 例．上海针灸杂志，2004，23（6）：25.

二、调理方

食疗方

【组成】 生薏苡仁 10g，山药 5g，大枣 3 枚。

【制法用法】 煎煮，取汤液兑奶粉，或兑米粉糊当正餐。

○ 第四节　荨麻疹 ○

荨麻疹是临床最常见的皮肤病之一，15％～25％的人一生中至少发生过一次本病。现代医学认为，本病是由皮肤黏膜小血管扩张及渗透性增加所致的过敏性疾病，在其发病中组胺起到非常重要的作用。荨麻疹的病因有食物、药物、感染、物理、动物与植物、精神等因素，其发病机制则可分为变态反应与非变态反应两类。

根据病程可将荨麻疹分为急性荨麻疹和慢性荨麻疹。皮损反复发作超过 6 周以上称为慢性荨麻疹。另外还有一些特殊类型的荨麻疹，如皮肤划痕症、寒冷性荨麻疹、日光性荨麻疹、胆碱能性荨麻疹、压力性荨麻疹。

荨麻疹，中医学中谓之"瘾疹"。中医学认为，此病内因为素体禀赋不耐、卫外不固，外因为风寒湿热诸邪乘袭、搏结于肌表腠理而发病，久之气血耗伤、气血两虚、营卫不固，而易复发。关于本病的中医辨证主要分为以下几型：风寒束表、风热束表、胃肠湿热和血虚风燥等，治疗则分别采用疏风散寒止痒、疏风清热止痒、疏风解表通腹泄热和养血祛风润燥止痒。

一、治疗方

（一）内治处方

1. 桂枝麻黄各半汤

【组方】 桂枝 15g，芍药 15g，麻黄、杏仁、甘草各 10g，生姜 6 片，大枣 6 枚。

【方解】 荨麻疹的病因病机多属体虚，风寒、风湿、风热等郁于肌肤皮腠，导致营卫不和而发，多与肺卫有关，肺主皮毛肺气不仅宣发于上，也宣发营卫，营卫不和则易发本病。本方功能调营卫，小发其汗。方以桂枝汤调和营卫，麻黄汤为发汗之用，疏达表邪，使邪随汗散。

【功效主治】 调和营卫，散风去邪。主治急性荨麻疹。

【制法用法】 上药水煎 3 次，混合后分 3 次饭后服，每日 1 剂，4 天为 1 个疗程，用药 1～3 个疗程。

【总结】 72 例患者中，治愈 56 例，占 78%；显效 14 例，占 19%；无效 2 例，占 3%。总有效率为 97%。72 例中服药最少者 3 剂，最多者 12 剂。

【处方来源】 韩耀军，王玉玺，王松岩．王玉玺教授运用桂枝麻黄各半汤治疗急性荨麻疹 72 例．辽宁中医药大学学报，

2. 加味玉屏风散

【组方】 黄芪 25g，白术 12g，防风、太子参、白芍、蒺藜、地黄各 15g，蝉蜕 8g，当归 10g，紫草 12g，龙骨 20g，牡蛎 20g。

【方解】 方中黄芪益气固表，防风走表祛风，二者相畏相使，黄芪得防风固表而不稽邪，防风得黄芪祛风而不伤正，配伍白术益气健脾固中，具有益气、固表、健脾功效。诸邪犯病，风邪首当其冲，在基本方中加味运用蝉蜕、蒺藜、紫草以疏风散邪、透疹止痒；同时，加用当归、白芍养血活血和营，取"治风先治血，血行风自灭"之意；久病耗血伤气，营阴耗损失养，酌加太子参、地黄、龙骨、牡蛎以益气养阴、安神固本。

【功效主治】 益气固表，祛风止痒，调和营卫。主治慢性荨麻疹反复发作。

【加减】 疹红热甚者，加生石膏 15g、知母 15g；疹淡而肿者，加薏苡仁 15g、茯苓 12g；疹黯受压即发者，加地龙 15g、丹参 20g；心烦夜作者，加珍珠母 20g、磁石 15g。

【制法用法】 每剂煎 2 次，滤去药渣，得药液约 400ml，分早晚 2 次服。

【总结】 连续使用 4 周后，48 例患者中，痊愈 34 例，显效 12 例，无效 2 例，总有效率为 95.8%。

【处方来源】 刘真.加服加味玉屏风散治疗慢性荨麻疹疗效观察.广西中医药，2009，32（1）：16-17.

3. 多皮饮加味方

【组方】 五加皮、桑白皮、地骨皮、牡丹皮、干姜皮、陈皮、扁豆皮、茯苓皮、白鲜皮、大腹皮、当归、浮萍各 10g。

【方解】 多皮饮为赵炳南老中医的经验方，可调和阴阳气血，兼以清热散寒、疏风去湿。方中五加皮辛能散风，温能除寒，苦能燥湿；配干姜皮、陈皮除风湿散寒理气；桑白皮、牡丹皮、地骨皮可清热凉血；茯苓皮、大腹皮、扁豆皮能利水消肿除湿；复以浮萍散风解表，当归养血入血分，此二药沟通表里，调和阴阳气血。

【功效主治】 调和阴阳气血，兼以清热散寒、疏风去湿。主治慢性荨麻疹。

【加减】 风盛者，加僵蚕 10g、蝉蜕 6g；热重者，加黄芩 10g；气虚者，加生黄芪 15g、何首乌 15g；血虚者，加地黄 30g；阴虚者，加熟地黄 10g、银柴胡 10g；瘙痒重者，加沙苑子 15g、地肤子 15g；睡眠不佳者，加酸枣仁 15g、合欢皮 12g。

【制法用法】 每剂煎 2 次，滤去药渣，得药液约 400ml，分早晚 2 次服。

【处方来源】 杨桂莲.多皮饮加味联合西药治疗荨麻疹疗效观察.四川中医，2010，28（3）：107-108.

4. 四逆汤加味

【组方】 熟附子（先煎）15g，干姜 10g，炙甘草 10g，荆芥穗 5g，肉桂 5g。

【方解】 慢性荨麻疹多从健脾、益气、养血祛风角度论治，但有少数患者，尤其是老年患者表现为明显的阳虚阴盛，使用上述诸药则起效较慢，《伤寒论》中有"少阴之为病，脉微细，但欲寐也"，方中熟附子、干姜、肉桂、炙甘草温阳散寒，荆芥穗祛风散邪。

【功效主治】 温阳散寒祛风。主治慢性荨麻疹，症见神情倦怠、畏寒、肌肤不温、口不渴或渴喜热饮、小便清、夜尿多、舌淡嫩、脉弱等少阴病阳虚里寒表现。

【制法用法】 每剂煎 2 次，滤去药渣，得药液约 400ml，分早晚 2 次服。

【处方来源】 李东海，张横柳，李勇.从三阴病论治慢性荨麻疹体会.四川中医，2009，27（2）：107.

5. 四物汤加味

【组方】 熟地黄、当归、白芍、黄芪、地骨皮、沙苑子各 15g，川芎 9g，荆芥炭 12g，防风 12g，甘草 10g。

【方解】　方中熟地黄、当归、白芍养血滋阴；黄芪益气养血；川芎行气活血，以防滋腻太过；沙苑子、防风、荆芥炭疏风止痒，且荆芥炭入血分以除血分之风邪；甘草调和诸药。

【功效主治】　滋阴养血，疏风祛邪。主治妇女产后慢性荨麻疹。

【加减】　恶风寒者，加细辛 3g；气短乏力者，加白术 12g、白扁豆 12g；畏寒肢冷，加肉桂 9g；面色无华、语言无力，加龙眼肉 15g；四肢烦热，加地黄 15g；失眠多梦，加生龙骨 20g、生牡蛎 20g。

【制法用法】　每剂煎 2 次，滤去药渣，得药液约 400ml，分早晚 2 次服。

【总结】　32 例患者，均用药 6 剂见效，其中 11 例用药 10 剂痊愈，21 例用药 15 剂痊愈，均随访 1 年无复发。

【处方来源】　梁发胜．四物汤加味治疗妇女产后慢性荨麻疹．光明中医，2009，25（5）：877.

6. 门氏越婢汤加味

【组方】　麻黄 9g，石膏 12g，生姜 9g，大枣 4 枚，甘草 5g，蝉蜕 9g，萆薢 12g，白鲜皮 10g，僵蚕 6g。

【功效主治】　疏风，除湿，清热，止痒。主治荨麻疹。

【制法用法】　每剂煎 2 次，滤去药渣，得药液约 400ml，分早晚 2 次服。

【处方来源】　山西大同门纯德老中医。

7. 麻杏石甘汤加味

【组方】　麻黄、杏仁、炙甘草各 6g，石膏 18g，牡丹皮 9g，蝉蜕、沙苑子、白鲜皮各 12g。

【方解】　麻黄辛甘温，宣肺解表；石膏辛甘大寒，清泄肺胃之热以生津；两药相配，既能宣肺，又能泄热。杏仁苦降肺气，既助石膏沉降下行，又助麻黄泻肺热；炙甘草顾护胃气，防石膏之大寒伤胃，调和麻黄、石膏之寒温；蝉蜕散风除热，透疹止痒；牡丹皮清热凉血，活血散瘀；沙苑子祛风止痒，平肝解郁，可治风热引起的疮疡瘙痒；白鲜皮清热燥湿，祛风止痒。

【功效主治】 辛凉宣泄，清泻肺热，燥湿止痒。主治荨麻疹。

【制法用法】 水煎服，每日 1 剂。

【处方来源】 山西大同门纯德老中医经验方。

8. 桂枝芍药知母汤加味

【组方】 桂枝 12g，知母 12g，生白芍、防风、蝉蜕各 9g，白术 15g，附子（先煎）、麻黄、甘草各 6g，生姜 15g。

【方解】 桂枝、白芍、白术、甘草调和营卫，充益五脏之元；麻黄、防风、生姜开腠理而驱风外出；知母除热于内；白术、附子驱寒湿；蝉蜕止痒。

【功效主治】 祛风除湿，调和营卫。主治久治不愈的慢性荨麻疹，每遇风寒而起。

【制法用法】 每剂煎 2 次，滤去药渣，得药液约 400ml，分早晚 2 次服。

【处方来源】 编著者经验方。

9. 蝉萍汤

【组方】 蝉蜕 15g，浮萍 15g，连翘、赤小豆、桑白皮、白鲜皮、蛇床子、地肤子各 12g，麻黄 6g。

【方解】 以浮萍、蝉蜕为主，祛风解表、透疹止痒；蛇床子、地肤子、白鲜皮祛肌肉之间风湿之邪，祛风胜湿止痒；赤小豆、桑白皮消肌表之水肿；麻黄散肌表腠理之邪。诸药合用透表达邪，邪祛则痒止疹消。

【功效主治】 祛风解表，透疹止痒。主治风热型荨麻疹。

【制法用法】 每日 1 剂，水煎服，5 天为 1 个疗程。

【处方来源】 杨忠俊.自拟"蝉萍汤"治疗荨麻疹 32 例.中医药研究，1996，(6)：10，24.

10. 三草脱敏汤

【组方】 紫草 30g，茜草 10g，墨旱莲 30g，水牛角（先煎）

50g，地黄 60g，牡丹皮、赤芍、乌梅、五味子、防风、蛇蜕、当归、苦参、炙甘草各 10g，蜈蚣 2 条。

【方解】 方中紫草、茜草、墨旱莲凉血护阴；水牛角、地黄、牡丹皮、赤芍清热解毒，凉血化斑；乌梅、五味子、防风、甘草脱敏；蛇蜕、蜈蚣祛风；苦参除湿止痒；当归合地黄润燥。

【功效主治】 清热凉血，祛风化湿。主治顽固性荨麻疹。

【制法用法】 每日 1 剂，水煎服。

【处方来源】 乐山市中医院刘方柏主任医师经验方。

11. 变通阳和汤

【组方】 麻黄、生姜（炮制）各 5g，白芥子 10g，红花 10g，熟地黄、桂枝各 12g，鹿角霜、荆芥、防风各 15g，黄芪 18g，炙甘草 6g。

【方解】 方中桂枝、麻黄表散风寒，和营通滞；生姜温阳散寒；防风、荆芥疏风止痒；经云"邪之所凑，其气必虚"，又云"气主煦之"，故用黄芪、炙甘草益气固表。熟地黄生精补血，使气血互生，化生卫外之阳气；鹿角霜、红花、白芥子能温通血脉、祛瘀滞，其中芥子气锐走窜而能通经络之气机，豁寒痰。

【功效主治】 温卫散寒，养血益气，祛风消疹。主治寒冷性荨麻疹。

【制法用法】 每日 1 剂，水煎服。

【处方来源】 司在和.变通阳和汤治疗寒冷性荨麻疹 50 例.广西中医药，1991，20（1）：467.

12. 通经逐瘀汤

【组方】 地龙 12g，刺猬皮 9g，皂刺 6g，赤芍 9g，桃仁 9g，连翘 9g，金银花 9g。

【方解】 地龙、皂刺、刺猬皮通行经络，搜风止痒；桃仁、赤芍活血化瘀；金银花、连翘清热解毒。

【功效主治】 通经化瘀，活血消风。主治慢性顽固性荨麻疹，瘀血阻于经隧，营卫之气不得宣通，风邪久郁而致荨麻疹日久发作之证。

【制法用法】 水煎服，每日1剂。

【处方来源】 朱仁康老中医经验方。

13. 曹氏荨麻疹经验方

【组方】 蚕沙30g（布包），蚤休15g，丹参30g，白鲜皮9g，地肤子10g，蝉蜕10g，桑叶15g，白芍15g，甘草9g。

【方解】 蚕沙燥湿祛风；蚤休、白鲜皮、地肤子清热利湿；蝉蜕发散风热，透疹以逐邪外出；白芍、甘草和阴调阳，缓其势也；《黄帝内经》云"祛风先治血，血行风自灭"，故重用丹参活血通经，以息风退疹。

【功效主治】 祛风燥湿，活血止痒。主治荨麻疹。

【制法用法】 水煎服，每日1剂。

【处方来源】 曹志刚老中医经验方。

14. 八味消风散

【组方】 生地黄12g，连翘10g，桃仁10g，红花3g，白鲜皮10g，地肤子10g，蝉蜕3g，炙僵蚕10g。

【功效主治】 祛风清热，凉血活血。主治荨麻疹。

【加减】 血热风盛者，酌加牡丹皮、赤芍、金银花；肺热便燥者，酌加青黛、大黄、白芷；风热上犯者，酌加白芷、白蒺藜、荷叶；湿热偏盛者，酌加苦参、黄柏、苍术、荆芥、防风等；表虚多汗者，酌加甘草、黄芪等。

【制法用法】 水煎服，每日1剂。

【处方来源】 班世民老中医经验方。

15. 散疹茶

【组方】 生地黄90g，苍术30g，茶叶10g（5岁以下，生地黄9g，苍术3～6g，茶叶1～3g）。

【功效主治】 凉血滋阴，祛风燥湿。主治瘾疹（风疹块），而属阴虚血热兼夹风湿热毒证者。类似现代医学之荨麻疹、血管神性水肿等变态反应性疾病。

【制法用法】 先将生地黄、苍术加水煎汁，并以药液冲泡茶叶于壶内或杯内，不拘时慢慢饮服，至全身汗出为止。每日1剂。

【处方来源】 河南省卫生厅编．河南省秘验单方集锦．郑州：河南科学技术出版社，1983．

16. 二仙汤加味

【组方】 仙茅、淫羊藿、当归、巴戟天、知母、黄柏、五味子、熟地黄、防风、乌梅各10g。

【功效主治】 阴阳双补，润燥止痒。主治老年性皮肤瘙痒症、老年荨麻疹。

【制法用法】 水煎服，每日1剂。

【处方来源】 编著者经验方。

（二）外治处方

1. 中药熏蒸方一

【组方】 防风、艾叶、荆芥、白鲜皮、蛇床子各20g，苦参30g，乌梢蛇30g。

【功效主治】 清热祛风止痒。主治荨麻疹。

【制法用法】 上药加水1500ml，置熏蒸机蒸锅中，煮沸15min后，令患者坐入温度适宜的熏蒸机内熏蒸。

【处方来源】 刘燕婷，刘妍妍，沈敏娟．全身中药熏蒸治疗荨麻疹42例．中医外治学杂志，2009，18（1）：38．

2. 中药熏蒸方二

【组方】 五味子、白术、防风、白芍、蛇床子、地肤子、苦参、苍术、透骨草各15g，黄芪30g，桂枝9g，干姜10g。

【功效主治】 清热燥湿止痒。主治慢性荨麻疹。

【制法用法】 上药加水1500ml，置熏蒸机蒸锅中，煮沸15min后，令患者坐入温度适宜的熏蒸机内，夏季熏蒸25～30min，冬季30～40min。

【处方来源】 申艳梅，王贤斌．中药熏蒸治疗慢性荨麻疹疗效观察．湖北中医杂志，2000，22（7）：38.

（三）针灸处方

1. 毫针处方

【取穴】 双侧曲池、血海。

【操作】 针刺双侧曲池、血海，每周 3 次。

【主治】 慢性荨麻疹。

【总结】 治疗 4 周后，30 例患者中痊愈 21 例，显效 7 例，有效 2 例，总有效率 93.3％。

【处方来源】 谢长才，符文彬，孙建．针刺双侧曲池、血海穴治疗慢性荨麻疹疗效观察．湖北中医药杂志，2009，31（1）：51-52.

2. 粗针埋针加刺络拔罐法

【取穴】 神道、大椎、尺泽、血海。

【操作】 粗针埋针穴，取神道，对埋针穴位行常规消毒，使用直径 1mm、长 100mm 的特制粗针，右手拇指、示指持针柄，左手拇指、示指用消毒棉球夹持针体下端，露出针尖 10～15mm，对准穴位快速将粗针刺入皮下，沿督脉向下，沿着皮下结缔组织将针体全部刺入，针尾用胶布固定，留针 4～6h 即可。

刺络拔罐：穴取大椎、尺泽、血海，每次选用 1～2 穴，以75％乙醇局部消毒，然后取大小适中的抽气罐以治疗点为中心，用较大吸力拔罐 3～5min，使局部皮肤呈紫红色为度；取下抽气罐，左手拇指、示指撑开治疗点皮肤，使之绷紧，右手持消毒三棱针，快速有间隔地点刺治疗点 1～2 下，深度 1～2mm；然后再在原处继续拔罐 3～5min，出血量一般可达到 2～3ml。

以上治疗每日 1 次，10 次为 1 个疗程，疗程间休息 3 天。

【主治】 慢性荨麻疹。

【处方来源】 徐荣海．粗针埋针加刺络拔罐法治疗过敏性顽证 28 例．中国针灸，2009，29（1）：62-63.

3. 温针灸法

【取穴】 肺俞、脾俞、肾俞、合谷、血海、足三里、三阴交为主穴。

【操作】 取俯卧位，以一枕垫于双踝下，双侧取穴，常规消毒，用30号1.5寸毫针进针，行提插补泻手法，多补少泻，得气后在肺俞、脾俞、肾俞施温针灸各2壮，留针25min，隔日1次，连续治疗1个月为1个疗程。

【主治】 慢性荨麻疹。

【总结】 32例患者中，痊愈14例，好转12例，无效6例，总有效率为81.3%。

【处方来源】 艾宙. 温针灸治疗慢性瘾疹的疗效观察. 针灸临床杂志，2006，22（12）：47-48.

4. 耳穴

【取穴】 荨麻疹点、耳中、肺、肾上腺、皮质下、肾、脾。随症加减：剧烈瘙痒加交感、神门、耳背沟、耳背肺；发热或腹痛加耳尖、耳背肺、大肠、交感；抑郁焦虑加枕、心、肝、内分泌；睡眠障碍加神门、枕、肝、额、内分泌。

【操作】 探得敏感点进针后，以重手法行持续捻转刺激，直至耳郭发热、潮红，留针30min。剧痒者每日2～3次，普通患者1日1次。每次选用一侧耳穴，两侧交替轮用。如反复发作者，可在上述耳穴行王不留行子压丸治疗。

【主治】 主治荨麻疹。

【处方来源】 民间验方。

二、调理方

1. 生姜桂枝粥

【组成】 生姜10片，桂枝3g（研末），粳米50g，红糖30g。

【制法用法】 煮稀粥食，每日1～2次。

【说明】 用于荨麻疹，临床表现为皮疹色淡呈丘疹状，遇寒尤剧者。

2. 防风紫苏叶猪瘦肉汤

【组成】 防风 15g，紫苏叶 10g，白鲜皮 15g，猪瘦肉 30g，生姜 5 片。

【制法用法】 将前 3 味中药，用干净纱布包裹和猪瘦肉、生姜一起煮汤，熟时去药包，饮汤吃猪瘦肉。

【说明】 用于慢性荨麻疹。

3. 黄花菜汤

【组成】 黄柏 15g，蝉蜕 10g，地黄 30g，黄花菜 60g，芡实 30g。

【制法用法】 水煎服，每日 2 剂。

【说明】 疏风清热，利湿。对皮疹色赤、遇热则发、尿黄者有疗效。

4. 牛肉南瓜条

【组成】 牛肉 300g，南瓜 500g。

【制法用法】 牛肉炖七成熟，捞出切条；南瓜去皮、瓤，洗净切条，与牛肉同炒即可。

【说明】 用于荨麻疹，临床表现为皮疹色淡呈丘疹状，遇寒尤剧者。

5. 乌梢蛇羹

【组成】 乌梢蛇 1 条，姜、料酒、盐、湿淀粉各少许。

【制法用法】 乌梢蛇杀好洗净，整条放入沙锅中，加清水适量，放入姜、料酒各少许。先用旺火烧开，撇去浮沫后用小火将蛇煮熟，降温后将蛇捞出。用手将蛇肉撕碎，将撕碎的蛇肉放回原锅汤中，加盐调味后，用大火烧开，调入湿淀粉。佐膳食，隔日 1 次，连食 3～5 次。

【说明】 祛风通络定惊。主治慢性荨麻疹，经常复发，伴有饮食差、面色欠华、睡眠不佳、神疲者。

6. 马齿苋地龙饮

【组成】 马齿苋 30g，乌梅、绿豆、地骨皮各 15g，干地龙 9g。

【制法用法】 将马齿苋洗净切碎，与乌梅、绿豆、地骨皮、地龙一起入沙锅内，加水适量，共煎 30min，弃渣取汁。每日 2 次，每次 1 剂。

【说明】 清热息风。主治急性荨麻疹，伴恶心呕吐，纳差便溏者。

7. 冬瓜皮汤

【组成】 冬瓜皮 50g。

【制法用法】 加水煎汤代茶，时时饮之。

【说明】 利湿消肿。主治荨麻疹风团肿胀明显者。

8. 大枣山药汤

【组成】 大红枣 10 枚，山药 250g。

【制法用法】 同烧汤服食，每日 1 剂，连用 1～2 周。

【说明】 健脾利湿，养血祛风。主治荨麻疹伴面色不华，周身乏力，纳少便溏者。

9. 香蕉桃仁泥

【组成】 香蕉 2 只，桃仁 15g。

【制法用法】 同捣烂调匀服食，每日 1 次。

【说明】 疏风散瘀，润肠通便。主治荨麻疹伴大便干结难下者。

◎ 第五节 丘疹性荨麻疹 ◎

丘疹性荨麻疹又称荨麻疹性苔藓、婴儿苔藓或小儿荨麻疹性苔藓等，是婴幼儿常见的过敏性皮肤病。大多数发病主要是由蚊子、臭虫、蚤、虱、螨、蠓等叮咬后引起的过敏反应。昆虫通过其口器刺入皮肤吮血，其唾液及部分口器残留皮内是引起该病的原因。

该病好发于婴幼儿童，夏秋多见。有时一家数个儿童同时发病。典型皮损为绿豆或稍大淡红色丘疹，性质坚硬，顶端常有小疱，搔破后结痂，周围有纺锤形红晕，经搔抓后呈现风团，风团消退后仍恢复原形。该病好发于躯干及四肢近端，损害数量不定，常分批出现，散在发生或少数簇集，常伴有胃肠障碍，少数患者有时亦有呈水疱者。该病病程长短不一，一般1周左右多自行消退，遗留暂时性色素沉着，但新的皮疹又可陆续出现，因而新旧皮损同时存在，至天气转凉后逐渐痊愈，但次年常又发生。患者自觉剧烈瘙痒，夜晚特甚，往往影响睡眠，患儿精神不安。搔抓后表皮剥脱，易致继发感染。

祖国医学文献中对"土风疮"的描写与本病相似。如隋·巢元方的《诸病源候论》记载："土风疮状如风疹，而头破，乍发乍瘥。此由肌腠虚疏，风尘入于皮肤故也，俗称土风疮。"中医认为系胎中遗热，蕴于肌肤，复感风热，内外相合；或因湿热内蕴，外受虫咬，以致湿热毒汁交阻于肌肤而引起；还有因禀性不耐，进食鱼虾之类动风之物，致使脾胃运化失调，湿热郁阻肌肤而发病。

一、治疗方

（一）内治处方

1. 自拟消疹汤

【组方】 荆芥 10g，防风 10g，蝉蜕 12g，金银花、白鲜皮、地肤子、沙苑子各 15g，地黄 10g，赤芍 10g。

【方解】 方中荆芥、防风、白鲜皮、地肤子清热除湿、止痒；沙苑子、蝉蜕祛风止痒；金银花清热解毒；地黄、赤芍清热凉血。

【功效主治】 清热利湿，祛风止痒。主治丘疹性荨麻疹。

【加减】 有水疱者，加车前子 8g；继发感染者，加蒲公英

15g、紫花地丁 15g、野菊花 10g、马齿苋 10g；进食鱼虾等食物引起者，加紫苏叶 8g，胡黄连 6g；消化不良者，加焦三仙（即山楂、神曲、大麦芽）各 15g；有便秘者，加生大黄 8g，玄明粉 3g（冲服）。

【制法用法】 每剂药物用凉水浸泡半小时，加水浸过药面，用武火煎沸后，用文火煎沸 15min，滤出药汁，1 天内分 2～3 次服完，第 2 次煎药时，适当增加加水量，沸后倒入脸盆中，用纱布或毛巾蘸药液进行全身洗浴，每天 2 次（避免着凉感冒）。治疗期间避免食鱼虾及辛辣刺激性食物。

【总结】 治疗 3 天，皮疹消退者 125 例，占 57.1%；治疗 4 天，皮疹完全消退者 58 例，占 26.5%；治疗 5 天以上，皮疹完全消退者 36 例，占 16.4%。1 年后随访 178 例，占患者总数的 81.3%，未再发病者 167 例，占 93.8%，再次发病者 11 例，占 6.2%。所有观察病例均未发现不良反应。

【处方来源】 韩敬桥，张吉凤，杜显霞．自拟消疹汤治疗丘疹性荨麻疹 219 例临床观察．河北医学，2001，7（7）：666-667．

2. 三仁汤加减

【组方】 薏苡仁 30g，杏仁 15g，豆蔻、竹叶、厚朴、半夏、通草各 10g，滑石 15g，防风 15g，荆芥 10g。

【方解】 方中杏仁宣气化湿，豆蔻芳香化湿，薏苡仁甘淡渗利，三仁合而为君药，共奏宣通气机而化湿之功。竹叶、通草、滑石甘寒淡渗，增强利湿清热之功；厚朴、半夏行气化湿；防风、荆芥疏风止痒，共为佐药。诸药相合，宣上畅中通下，使脾气健旺，气畅湿行。

【功效主治】 宣畅气机，清利湿热。主治丘疹性荨麻疹，症见身重疼痛，舌白，不渴，脉弦细而濡。

【制法用法】 共煎 2 次。水煎取汁 250ml。2～6 岁，每日 80ml；6～12 岁，每日 125ml；>12 岁，每日 250ml。另取水煎剂湿敷或外搽，每日 3～5 次。药液分早晚 2 次服。本方以 7 日为 1 个疗程。

【总结】 45 例患者中，痊愈 38 例，占 84.4％；显效 4 例，占 8.9％；有效 2 例，占 4.4％；无效 1 例，占 2.2％；总有效率 97.8％。

【处方来源】 陈信生，刘文静．三仁汤加减治疗丘疹性荨麻疹 45 例．河北中医，2009，31（3）：392.

3. 自拟方

【组方】 荆芥、防风、蒲公英各 12g，牛蒡子 15g，鸡内金、茯苓、连翘各 10g，金银花 15g，蝉蜕 6g，赤芍 10g，甘草 6g。

【方解】 方中以荆芥、防风清热止痒为君药；牛蒡子燥湿止痒；茯苓、鸡内金健脾利湿；金银花、连翘、蒲公英清热解毒、止痒透疹；赤芍活血凉血，取"治风先治血"之意；甘草调和诸药。本方既能辛散，又能清解，药性平和。

【功效主治】 疏风清热，健脾利湿止痒。主治各类丘疹性荨麻疹。

【加减】 湿盛者，加泽泻 10g、赤小豆 15g、白鲜皮 9g；热盛者，加知母 10g、石膏 15g。

【制法用法】 每日 1 剂，水煎取汁分 4 次服用。禁食鱼虾、辛辣食物。4 天为 1 个疗程，视病情治疗 1～10 个疗程。

【总结】 58 例患者中，痊愈 49 例（84.48％），有效 8 例（13.79％），无效 1 例（1.73％）。

【处方来源】 吴显凤．中药治疗丘疹性荨麻疹 58 例．中国中医急症，2007，16（4）：389.

4. 凉化汤

【组方】 生地黄、牡丹皮、浮萍、紫草各 9g，防风 6g，青黛 3g，焦山楂 15g。

【功效主治】 凉血，清热，解毒。主治丘疹性荨麻疹。

【制法用法】 每日 1 剂，水煎服。

【总结】 治疗 58 例患者中，痊愈 49 例，有效 7 例，无效 2 例。

【处方来源】 编著者经验方。

5. 银马饮

【组方】 金银花、马齿苋、蒲公英各 9g，连翘、浮萍、防风各 6g，滑石 15g。

【功效主治】 清热，解毒，利湿。主治丘疹性荨麻疹。

【制法用法】 每日 1 剂，水煎服。

【处方来源】 编著者经验方。

6. 复方土茯苓汤

【组方】 土茯苓 30g，生薏苡仁 30g，金银花 15g，连翘 12g，防风 10g，生大黄 6g，地肤子 6g，焦三仙各 3g，生甘草 3g。

【功效主治】 清热利湿，通腑，散风解毒。主治丘疹性荨麻疹。

【加减】 瘙痒剧烈者，加白鲜皮 6g、蝉蜕 6g；体质虚弱者，加党参 10g、白术 10g；有虫者，加槟榔 6g、使君子 6g。如患儿在 3 岁以内，用 1/3 量；3～6 岁，用 2/3 量；6 岁以上，用全量。

【制法用法】 每日 1 剂，水煎服。

【处方来源】 编著者经验方。

（二）外治处方

1. 消疹止痒酊

【组方】 苦参、薄荷、白鲜皮、蛇床子、地肤子、百部各 30g，60％乙醇 1200ml。

【功效主治】 清热燥湿，祛风止痒。主治丘疹性荨麻疹。

【制法用法】 将上药入乙醇中浸泡 1 周，过滤后贮瓶中，用时以毛刷蘸药酊外搽，每日 5 次，或感觉瘙痒即搽，直至皮疹消退，瘙痒消失。治疗期间忌食鱼虾等物。

【总结】 109 例患者中，痊愈 88 例，显效 21 例，总有效率为 100％。

【处方来源】 刘艳．消疹止痒酊治疗丘疹性荨麻疹109例．中国民间疗法，2007，15（1）：17．

2. 止痒消疹搽剂

【组方】 白鲜皮、蛇床子、地肤子、浮萍、薄荷、炉甘石粉各50g，冰片20g，蒸馏水1000ml，呋喃西林粉10g。

【功效主治】 清热祛风止痒。主治丘疹性荨麻疹。

【制法用法】 上药除炉甘石粉、呋喃西林粉外，均研为细粉，置一容器内加入蒸馏水充分摇匀后，分装瓶中，为防止皮肤感染，每100ml药液中加入呋喃西林粉1g。用时以毛刷蘸搽皮疹处，每日5次。治疗期间忌食鱼虾等物。

【总结】 129例患者中，痊愈104例，显效25例，总有效率为100％。

【验案】 10岁男童，2000年4月6日初诊。腹部、臀部、双小腿、踝、足部散在花生米大小的红色纺锤形丘疹，有的皮疹顶部附着一米粒大水疱，剧痒难忍3天。服阿司咪唑、氯苯那敏后皮损未消。予止痒消疹搽剂治之，1天后痒感大减，并诉搽药后有清凉舒适止痒感。3天后皮疹完全消退告愈。

【处方来源】 马建国．止痒消疹搽剂治疗丘疹性荨麻疹129例．中医外治杂志，2001，10（5）：4．

3. 佩戴法

【组成】 砂姜、香附、苍术、山姜、白芷、雄黄、硫黄、艾叶各10g，丁香19g，冰片适量。

【功效主治】 芳香祛邪，杀虫止痒。适用于丘疹性荨麻疹。

【制法用法】 各药烘干研成粉，加入适量冰片分装袋内备用。患者用2个药袋，一个挂在项下或放在衣袋内，另一个放置于枕下。

【处方来源】 民间验方。

4. 外涂法

【组成】 南通蛇药片4～5片，白酒或75％乙醇适量。

【功效主治】　祛风止痒。适用于丘疹性荨麻疹。

【制法用法】　研成细粉，加适量白酒或 75％乙醇调匀后外涂，每日数次，连用 2 日。

【处方来源】　民间验方。

5. 蛇床子酊

【组成】　蛇床子 30～60g，75％乙醇 360g。

【功效主治】　杀虫止痒。主治丘疹性荨麻疹。

【制法用法】　蛇床子加入 75％乙醇中，浸泡 5～7 日，过滤去渣。外涂患处。

【处方来源】　民间验方。

（三）针灸处方

脐疗法

【组方】　处方一：栀子、地肤子、蛇床子、花椒、冰片、红花各等份。处方二：金银花 20g，蒲公英 20g，荆芥 15g（后下），防风 15g（后下），蝉蜕 10g，艾叶 30g，白鲜皮 20g，沙苑子 20g。

【方解】　药用金银花、蒲公英、栀子、艾叶清热利湿；荆芥、防风、蝉蜕、沙苑子、地肤子、蛇床子、白鲜皮等祛风止痒；花椒、冰片有驱蚊虫作用；红花疏通气血，促进药物吸收。

【功效主治】　清热祛风止痒。主治丘疹性荨麻疹。

【制法用法】　脐疗药饼配置：取处方一中药物碾成细末（大块者剔除），取处方二中药物文火煎取浓膏汁（因为这些药物不易研成粉末，故煎汁取性，以增疗效），和处方一所碾细末一起调成药饼（可加少量凡士林），摊成约 2cm×2cm×1cm 大小药饼。将脐部洗净擦干，药饼敷脐，盖上纱布，四周用胶布固定。天气较热时，每 1～2 天更换 1 次；天气较凉时，可 2～3 天更换 1 次，3 次为 1 个疗程。

【总结】　以脐疗法为主治疗小儿丘疹性荨麻疹的效果好、副作用少、给药方便，易为儿童所接受，且经济实惠。经 1～2 个疗程治疗后，痊愈 98 例，占 83.05%；好转 18 例，占 15.25%；无效 2 例，占 1.70%。总有效率为 98.30%。

【处方来源】 赵丽隽，赵萍平．脐疗法治疗丘疹性荨麻疹 118 例．中医外治杂志，2002，11（5）：25.

二、调理方

银翘解毒健脾汤

【组方】 金银花、连翘、防风、蝉蜕、苍术、地肤子、紫花地丁、钩藤各 5g，红豆、绿豆、黄芪各 6g，甘草 3g。

【方解】 方中金银花、连翘、蝉蜕、甘草、防风、紫花地丁、绿豆、钩藤、地肤子祛风清热、解毒、消痛散结止痒；苍术、黄芪、红豆健脾燥湿。

【功效主治】 清热解毒，健脾燥湿。主治小儿丘疹性荨麻疹，症见皮疹为小丘疹及风团红斑，偶见糜烂结痂，伴腹胀，大便秘结，小便短赤，舌质红，苔薄白，脉滑或细涩。

【制法用法】 每剂煎 2 次，滤去药渣，得药液约 500ml，分早晚 2 次服。

【处方来源】 王瑾莹．自拟银翘解毒健脾汤治疗小儿丘疹性荨麻疹疗效观察．皮肤病与性病，2004，26（3）：22-23.

余参照"荨麻疹"。

○ 第六节 药 疹 ○

药疹又称药物性皮炎是指药物通过各种途径进入人体后引起的皮肤、黏膜急性炎症性反应。药疹表现十分复杂，皮疹呈多样化，常突然出现，颜色鲜明。药疹的发病机制可分为变态反应和非变态反应两大类。同一种药可导致不同的临床表现，不同的药又可引起相同的临床表现。药疹的全身症状一般较轻微，但少数患者可伴有高热及严重的全身症状，药疹除了皮损外，还可累及内脏等器官组织，严重者可以伴发肝、肾、心等内脏损害或造血系统障碍。药疹的临床常见类型有固定型、荨麻疹型、麻疹型或猩红热型、多形性红斑型、紫癜型、大疱性表皮松解型、剥脱性皮炎型、湿疹型、痤疮型等。

祖国医学称药疹为"药毒"。本病总因禀赋不耐，毒邪内侵所致；或因风热之邪侵袭腠理；或因湿热蕴蒸郁于肌肤；或外邪郁久化火，血热妄行，溢于肌表；或火毒炽盛，燔灼营血，外伤皮肤，内攻脏腑；久而导致耗伤阴液，气无所生，形成气阴两伤之证。总之，其辨证属风热、湿热、血热、火毒及气阴两伤所致。

一、治疗方

（一）内治处方

1. 消风散加味

【组方】 当归 15g，地黄 30g，防风 12g，蝉蜕 10g，知母 15g，苦参 20g，亚麻子 10g，荆芥 12g，苍术 15g，牛蒡子 15g，石膏 30g，生甘草 8g，木通 6g，乌梢蛇 15g，全蝎 10g，秦艽 12g，徐长卿 12g。

【方解】 方中以荆芥、防风、牛蒡子、蝉蜕疏风透表为君，以祛除在表之风邪。配伍苍术散风除湿，苦参清热燥湿，木通渗利湿热，更以石膏、知母清热泻火，俱为臣药。由于风邪浸淫血脉，损伤阴血，故配当归、地黄、亚麻子以养血活血、滋阴润燥，是为佐药。乌梢蛇、全蝎祛风解毒散结，秦艽、徐长卿是中药中公认的脱敏药，共为佐药。生甘草清热解毒，调和诸药。

【功效主治】 疏风养血，清热除湿。主治药物性皮炎，症见起病急，皮损为风团或丘疹，灼热瘙痒。

【制法用法】 每日 1 剂，水煎服，分早晚 2 次服用。

【处方来源】 张三臣，周东升. 消风散加味治疗药物性皮炎60例. 中国社区医师，2003，19（22）：38.

2. 犀角地黄汤

【组方】 犀牛角（水牛角代）30g，地黄 24g，赤芍 12g，牡丹皮 9g。

【方解】 方以苦咸寒之水牛角为君药，凉血清心而解热毒，使火平热降，毒解血宁。臣以甘苦寒之地黄，凉血滋阴生津，一以助犀角清热凉血，又能止血；一以复已失之阴血。以苦微寒之赤芍与辛苦微寒之牡丹皮共为佐药，清热凉血，活血散瘀，可收化斑之功。四药相配，共奏清热解毒、凉血散瘀之功。

【功效主治】 清热解毒，凉血散瘀。主治药物性皮炎。

【加减】 风热型，加金银花、连翘、黄连清热解毒以透邪热，适当佐以玄参、麦冬等养阴清热之品；湿热型，加以泽泻、茯苓、木通、车前子等以清热利湿，使湿热从水道排除；热毒型，则加黄连、黄芩、栀子清热解毒，通泻三焦火热，并可加生石膏、知母以清热保津。此外，根据一些兼症还可作相应的加减，如血尿者，加大蓟、小蓟、侧柏叶、白茅根；便秘者，加大黄；痒甚者，加白鲜皮、苦参；口干者，加沙参、石斛、天花粉。

【制法用法】 每日 1 剂，水煎服，分早晚 2 次服用。

【处方来源】 刘纳文．清热凉血法治疗药物性皮炎 25 例．河南中医，2001，21（2）：55.

3. 黄连解毒汤加味

【组方】 黄连 9g，黄芩 6g，黄柏 6g，栀子 9g。

【方解】 方中以大苦大寒之黄连清泻心火为君，兼泻中焦之火。臣以黄芩清上焦之火。佐以黄柏泻下焦之火；栀子清泻三焦之火，导热下行，引邪热从小便而出。四药合用，苦寒直折，三焦之火邪去而热毒解，诸症可愈。

【功效主治】 泻火解毒。主治各种药物性皮炎。

【加减】 固定红斑者，加大地黄、生甘草、赤芍、牡丹皮；发于上肢、口唇、口周，皮损边界清楚，为圆形、椭圆形，颜色鲜红或紫红色斑者，加紫草、金银花、蒲公英；发于下肢或阴囊，或皮损中央形成小水疱者，加土茯苓、车前草、土大黄、生槐花。

【制法用法】 共煎 2 次，得药液约 500ml，分早晚 2 次服。

【处方来源】 刘晓光，朱玲玲. 黄连解毒汤加味治疗药物性皮炎 23 例. 中国中医药科技，1999，6（6）：403-405.

4. 清瘟败毒饮加减

【组方】 生石膏 30g（先煎），地黄 15～30g，黄连 6g，栀子、黄芩、知母、赤芍、连翘、牡丹皮、竹叶、蝉蜕、白鲜皮、生甘草各 10g，金银花 30g。

【方解】 方中地黄、牡丹皮、赤芍清热凉血；黄连、黄芩、金银花、连翘、栀子清热解毒，其中金银花清热解毒作用颇佳，且有轻宣疏散之效；生石膏、知母清肌热；竹叶清心除烦、利尿；蝉蜕清轻升散，善走皮腠，能疏风清热；白鲜皮除湿止痒；甘草能解百药毒、调和诸药。

【功效主治】 清热凉血，解毒除湿。主治氨苄西林所致的药疹。

【加减】 若斑一出，加蓼大青叶，并少佐升麻 1.2～1.5g；大便不通者，加大黄；大渴不已者，加石膏、天花粉；胸膈遏郁者，加川黄连、枳壳、桔梗、瓜蒌霜。

【制法用法】 上药用水浸泡 0.5～1h，石膏先煎 15min，每剂煎 2 次，每次煎 30min，每日 1 剂，分 2 次服，早晚分服。

【处方来源】 王希初，刘爱玲. 清瘟败毒饮加减治疗氨苄青霉素过敏性重症皮疹 20 例. 中级医刊，1995，30（9）：51.

5. 抗敏止痒汤

【组方】 何首乌 15g，生麻黄 5g，生大黄 5g（后下），薄荷、防风、蝉蜕、僵蚕、苦参、黄芩、紫草、赤芍、牡丹皮、生甘草各 10g。

【方解】 方中何首乌、生麻黄、生甘草有疏风清热解毒，抗过敏之作用，为主药；薄荷、防风、僵蚕、蝉蜕疏风止痒；黄芩、紫草、赤芍、牡丹皮清热解毒、凉血退疹；苦参清热除湿；大黄通腑泄热，使热毒之邪从大便而出。据现代药理研究，何首乌、麻黄、黄芩、牡丹皮、甘草等均有抗过敏或肾上腺皮质激素样作用，对于过敏性疾病有特效，其中麻黄既能收缩血管亦能利尿。

【功效主治】 疏风止痒，清热解毒，凉血退疹。主治药疹。

【制法用法】 上方水煎，头二煎取汁 300ml，分 4 次服，第 3 煎取汁 1000ml 沐浴，每日 1 剂。

【验案】 26 岁男性患者。周身瘙痒起疹 3 天，疹前因咳嗽、咽痛自行服用氨苄西林胶囊。体检：周身弥漫针头至粟粒样大红斑、丘疹，部分融合成大片。舌尖红、苔黄，脉数。诊断：麻疹样红斑型药疹。遂以上方治疗。服药 1 剂后，解稀大便 2 次，皮损及瘙痒明显减轻，再剂而愈。

【处方来源】 李刚. 抗敏止痒汤治疗药疹 31 例. 四川中医，1995，13（4）：46.

（二）外治处方

1. 外敷方

【组方】 川芎、当归、乳香、没药、毛冬青各 2 份，水蛭 1 份。

【功效主治】 活血化瘀，消肿止痛。主治化疗后因药物刺激而产生的局部组织炎症。

【制法用法】 经水浴煎制成流浸膏，放凉后置冰箱内备用。用时，将中药流浸膏直接涂抹在出现炎症部位的皮肤表面。

【处方来源】 徐伯平，黄丽源，丘惠娟等. 活血化瘀中药外敷治疗局部组织化疗药物性炎症 36 例疗效观察. 新中医，2001，33（10）：22-23.

2. 外洗方

【组方】 野菊花 50g。

【功效主治】 清热解毒，凉血除湿。主治药物性皮炎，皮损红斑渗出者。

【制法用法】 水煎，浸泡或熏洗患处，每次 20～40min（保持药温），每日 1～2 次。

【处方来源】 周明. 野菊花治疗药物性皮炎. 江西中医药，2001，32（3）：60-61.

3. 三黄洗剂

【组方】 大黄、黄柏、黄芩、苦参各等量，蒸馏水、苯酚（碳酸）各适量。

【功用主治】 清热止痒，保护收敛。主治药物性皮炎，急性无渗出者。

【制法用法】 共研细末。用 10～15g 药粉，加入蒸馏水100ml、医用苯酚（石炭酸）1ml，摇匀，以棉签蘸搽患处，每日多次。

【处方来源】 验方。

（三）针灸处方

毫针处方

【取穴】 内关、曲池、血海、足三里为主穴，配合谷、尺泽、三阴交、委中。

【操作】 内关用补法；三阴交、足三里先泻后补；其余均用泻法。

【处方来源】 验方。

二、调理方

土茯苓大枣煎

【组成】 大枣、土茯苓各 30g。

【制法用法】 以上 2 味加水，煎服。

余参见"接触性皮炎"的调理方——马齿苋饮。

第六章

物理性皮肤病

○ 第一节　日光皮炎 ○

　　日光皮炎又称"日晒伤"，是强烈日光照射后引起的以急性红斑、水疱为主要表现的皮肤病。其实质为急性光毒性皮炎。好发于暴露部位，如面、颈、手背、腕、臀部等。多见于妇女、儿童及肤色浅者。病程急性，日晒后可反复发作。

　　日晒后 6～24h 起红斑，但个体反应差异较大。根据反应轻重分为一度晒伤、二度晒伤。

　　① 一度晒伤：局部皮肤弥漫性红斑或微肿胀，境界清楚，有灼痛感。24～36h 达高峰，后逐渐消退，遗留色素沉着及脱屑。

　　② 二度晒伤：局部皮肤日晒后肿胀，甚至出现水疱、大疱，疱壁紧张，内容为淡黄色浆液。有灼痛感或刺痒。水疱破裂后形成糜烂、结痂，1 周后恢复，遗留暂时性色素沉着。严重时可伴发热、心悸、恶心、呕吐等全身症状。

　　本病属中医学"日晒疮"范畴。本病多由禀赋不耐，腠理不密，不能耐受日光暴晒，阳毒外侵，灼伤皮肤，或热毒蕴于肌肤，与内湿搏结而成。

一、治疗方

（一）内治处方

1. 经验方一

【组方】　地黄 30g，牡丹皮、赤芍、知母、金银花、连翘、竹叶各 9g，生石膏 30g，生甘草 6g。

【方解】 本方由犀角地黄汤、白虎汤增减而成。地黄、牡丹皮、赤芍清营凉血；知母、生石膏清解肌热；竹叶轻清风热；金银花、连翘、生甘草重在解毒。

【功效主治】 清营凉血，泄热化毒。主治日光皮炎。

【制法用法】 每剂煎 2 次，滤去药渣，得药液约 500ml，分早晚 2 次服。

【处方来源】 中国中医科学院广安门医院．朱仁康临床经验集．北京：人民卫生出版社，2005．

2. 经验方二

【组方】 地黄 30g，玄参 12g，麦冬、石斛（先煎）、丹参、赤芍、天花粉、沙参、连翘、炙龟甲、炙鳖甲各 9g，金银花15g，生甘草 6g。

【方解】 地黄、玄参、麦冬、石斛、天花粉、沙参养阴增液；鳖甲、龟甲滋阴潜阳；丹参、赤芍凉血和营；金银花、连翘、甘草清热解毒。

【功效主治】 养阴增液，清热解毒。主治日光皮炎。

【制法用法】 每剂煎 2 次，滤去药渣，得药液约 500ml，分早晚 2 次服。

【处方来源】 中国中医科学院广安门医院．朱仁康临床经验集．北京：人民卫生出版社，2005．

3. 普济消毒丸

【组方】 黄芩 375g，黄连 375g，金银花、连翘、玄参、牛蒡子、板蓝根各 750g，升麻、僵蚕、柴胡、陈皮各 375g，薄荷250g，生甘草 250g，白蜂蜜适量。

【方解】 本方原为李东垣之方。黄芩、黄连泻心肺之热；玄参、甘草泻火补气；连翘、薄荷、板蓝根、牛蒡子、僵蚕、金银花散肿消毒；升麻、柴胡疏散郁气。

【功效主治】 疏风散邪，清热解毒。主治日光皮炎。

【制法用法】 上药制成丸，每丸净重 5g。每日 3～4 次，每次服 1 丸，连服 3 天为 1 个疗程。

【总结】 治疗 74 例患者中，经 1 个疗程治愈 52 例，2 个疗程治愈 19 例，3 个疗程治愈 3 例，未见任何不良反应。本丸对蔬菜-泥螺日光皮炎还有预防作用。

【处方来源】 杨思澍.中国现代名医验方荟海.武汉：湖北科学技术出版社，1996.

4. 金银花米仁汤

【组方】 金银花 15g，连翘 15g，浮萍 9g，蒲公英 12g，薏苡仁 12g，车前子（包）9g，木通 9g，生甘草 30g。

【功效主治】 清热解毒利湿。主治日光性皮炎早期。

【加减】 咳嗽、咽痛、咳痰不爽者，加贝母、杏仁；便秘者，加大黄；紫斑者，加地黄、牡丹皮、紫草根、赤芍；脾虚者，加白术。

【制法用法】 每剂煎 2 次，滤去药渣，得药液约 500ml，分早晚 2 次服。

【处方来源】 杨思澍.中国现代名医验方荟海.武汉：湖北科学技术出版社，1996.

5. 消风散

【组方】 荆芥、防风、苍术、蝉蜕、牛蒡子、木通、甘草各 10g，当归、苦参、黑芝麻各 12g，地黄、知母各 15g，石膏 20g。

【功效主治】 祛风清热，解毒利湿。主治日光皮炎早期。

【加减】 水疱或溃烂流水者，加土茯苓、白鲜皮；皮肤红肿痒甚者，加大黄、玄参、沙苑子。

【制法用法】 每剂煎 2 次，滤去药渣，得药液约 500ml，分早晚 2 次服。

【处方来源】 明·陈实功.《外科正宗》。

6. 清暑地黄汤

【组方】 水牛角 50g，地黄 15g，牡丹皮、赤芍、连翘、知母各 10g，金银花、竹叶、滑石各 15g，荷叶 8g，青蒿 10g，甘草 5g。

【方解】　方中水牛角、地黄、牡丹皮、赤芍凉血；金银花、连翘清热解毒；知母清肌热；滑石、竹叶、荷叶、青蒿清利暑湿；甘草调和诸药。

【功效主治】　清热除湿，凉血解毒。主治日光皮炎。

【制法用法】　每剂煎 2 次，滤去药渣，得药液约 500ml，分早晚 2 次服。

【处方来源】　湖南省中医院欧阳恒老中医经验方。

（二）外治处方

芦荟乳剂

【组方】　鲜芦荟 45g，桉叶油 4.5g，阿拉伯胶适量。

【功效主治】　清热解毒，润肤。主治日光皮炎。

【制法用法】　先将鲜芦荟洗净，压榨取汁，边搅边兑入阿拉伯胶，待成乳白状，再加入桉叶油，搅匀备用。外涂或摊在纱布上敷贴。

【处方来源】　李点．美容良方大全．太原：山西科学技术出版社，2006．

（三）针灸处方

体针处方

【取穴】　病变在头面区取承浆、下关、颊车、太阳、攒竹、四白；病变在上肢取外关、劳宫、合谷；病变在下肢取足三里、太溪、昆仑。

【操作】　施泻法，留针 15min，每天 1 次，5 次为 1 个疗程。

【主治】　日光皮炎。

【处方来源】　徐宜厚，王保方．皮肤病针灸治疗学．北京：中国普及出版社，1994．

二、调理方

青蒿茶

【组成】　鲜青蒿 60g。

【制法用法】 洗净，捣烂取汁，加冷开水适量，分多次饮。

【说明】 青蒿清热解暑，可用于暑热阴伤的日光皮炎。

○ 第二节 痱 ○

痱是高温潮湿环境中出汗过多引起的水疱及丘疱疹性皮肤病。主要发生于夏季炎热之时，多发于头面、颈、胸、背、皮肤皱褶处等部位。儿童易发病，肥胖、长期卧床、体质虚弱者也易患本病。临床上，痱分为以下三个临床类型。①白痱：汗管堵塞部位最为浅表，汗液不能排出，逸入角质层下。皮损为针尖至针头大浅表性半透明小水疱，疱壁薄而易破，疱液清，疱周围无红晕。多于1～2日内吸收。多见于长期卧床、过度衰弱、伴高热大量出汗的患者，好发于颈、胸、腰、腹等部位。②红痱：最为常见，损害为多数针帽大小的丘疹或丘疱疹，周围有轻度红晕，常成批发生在躯干部，尤其皮肤皱折处，如腋窝、乳下、婴幼儿头面、臀部等，自觉轻度烧灼及刺痒。③脓痱：痱子顶端有针头大浅表性脓疱，主要发生在皮肤皱襞处，脓疱细菌培养常为非致病性球菌。

中医称"痱子"，又称"痱毒"、"热痱"。本病病因为夏日暑热，湿邪壅滞；病机为暑湿蕴蒸，汗泄不畅，经搔抓染毒，毒邪侵肤而成痱毒。治以清暑利湿解毒为原则。

一、治疗方

（一）内治处方

1. 痱子方

【组方】 六一散（包，主要成分是滑石粉）、藿香、佩兰、黄连各10g，金银花、连翘、车前子（包）各15g，竹叶6g，灯心草3g。

【方解】 藿香、佩兰芳香化湿，金银花、连翘清热祛暑，黄连、竹叶、灯心草清心利小便，滑石、车前子利水祛湿，甘草调和诸药。

【功效主治】 清暑利湿。主治红痱，症见皮肤发生广泛而密集的红色丘疹或丘疱疹，周围有红晕，自觉瘙痒灼热。伴身热心烦，口渴喜饮，小便不利，舌红，苔黄腻，脉濡数。

【制法用法】 每剂煎 2 次，滤去药渣，得药液约 500ml，分早晚 2 次服。

【处方来源】 黄慧芹，马一兵．常见皮肤病中医疗法．北京：金盾出版社，2009.

2. 清暑汤

【组方】 连翘 15g，金银花 15g，赤芍 12g，天花粉、滑石、车前子、泽泻各 9g，生甘草 3g。

【方解】 连翘、金银花解表清热；天花粉、赤芍清热滋阴凉血；滑石、车前子、泽泻祛暑清热利湿；生甘草解毒，并可调和诸药。

【功效主治】 清暑利湿解毒。主治红痱、脓痱。

【加减】 重者，加蒲公英、竹叶、绿豆等。

【制法用法】 每剂煎 2 次，滤去药渣，得药液约 500ml，分3 次服。

【处方来源】 清·王维德的《外科证治全生集》。

(二) 外治处方

1. 扑粉方

【组方】 滑石 6 份，甘草 1 份。

【功效主治】 清暑，利湿，解毒。主治痱子。

【制法用法】 共研为细末，外用，扑患处。

【处方来源】 金·刘完素的《伤寒标本心法类萃》。

2. 中药外洗方一

【组方】 藿香正气水。

【功效主治】 清热解暑化湿。

【制法用法】 取藿香正气水加等量水，稀释后外擦患处，每日2～3次。

【总结】 李广瑞经验：以藿香正气水和庆大霉素注射液按1∶1混合，外涂患处，效果好。

【处方来源】 民间验方。

3. 中药外洗方二

【组方】 鲜马齿苋500g，地肤子30g，豨莶草20g，明矾10g，冰片5g（后下）。

【功效主治】 清热解毒，祛湿止痒。主治痱子。

【制法用法】 马齿苋捣烂，备用。其余三味煎汤半盆后，放入备用马齿苋及冰片，待水温适度后，反复洗患处，每次洗15min，每日2次，药液凉后加温再用，每剂药用2日。

【总结】 采用此疗法治疗126例患者，全部痊愈。其中2～4日痊愈者109例，占86.51％；5～7日痊愈者17例，占13.49％。该方对痱子所引起的灼热刺痛、瘙痒效果明显，具有见效快、疗程短、简便廉验的特点。

【处方来源】 李宜君，王宝刚. 中药外洗治疗痱子126例. 中医外治杂志，2003，12（1）：52.

4. 中药外洗方三

【组方】 蒲公英、野菊花、金银花、苦参、地肤子各15g，黄柏10g，黄芩10g，大黄5g。

【功效主治】 清热解毒，燥湿止痒。主治痱子。

【制法用法】 加水煎至1/3脸盆后，待水温适宜后，反复洗患处，每次洗15min，每日2次。

【处方来源】 彭秀芳，王宜健. 中药外洗治疗痱毒36例. 实用中医药杂志，2009，25（2）：94.

5. 小儿痱子外洗方

【组方】 夏枯草250g（干品）。

【功效主治】 清热泻火消肿。主治小儿痱子。

【制法用法】 加水适量煎煮，沸后再煎 15min 左右，过滤取汁。如果全身痱子较多，可兑入温热水（38～40℃）中洗浴全身（洗澡水不宜太多），1 剂煎液可反复洗浴 3～5 次；如痱子面积小，可直接用所煎药汁每天多次搽涂局部。

【说明】 同时要保持患儿居处通风凉爽，皮肤保持清洁干燥。一般连洗 2～3 天，即能痊愈。

【处方来源】 验方。

6. 芒硝外洗

【组方】 芒硝 100～200g。

【功效主治】 清热泻火，软坚散结，收湿敛疮。主治痱子。

【制法用法】 用热水溶化后加入洗澡盆中，水量 10～20L，水温以不烫手为宜，冲洗皮肤，每天 1 次，每次 10min，一般 3 次即可治愈。

【处方来源】 李云龙 . 单味芒硝外洗治痱子 . 新中医，2001，33（5）：11.

（三）针灸处方

体针处方

【取穴】 取曲池、合谷、血海。

【操作】 用泻法，留针 15min，每天 1 次，7 次为 1 个疗程。

【主治】 涤暑清热。主治各型痱子。

【处方来源】 徐宜厚，王保方 . 皮肤病针灸治疗学 . 北京：中国普及出版社，1994.

二、调理方

痱子轻者可不予内服药治疗，只需外治或者用调理方治疗即可。

1. 绿豆荷叶汤

【组成】 绿豆 50g，鲜荷叶 1 张，冰糖适量。

【制法用法】 先将荷叶洗净切碎，水煎去渣，再入洗净的绿豆煮汤，加入冰糖溶化即成。每日 1 剂，连服 7 剂。

【说明】 清热解暑，除烦止痒。主治暑季口渴烦躁、痱子过多、全身发痒。

2. 金银花蒲公英赤小豆汤

【组成】 金银花、蒲公英、赤小豆各 15g，绿豆 50g，鲜荷叶 1 张，冰糖适量。

【制法用法】 先将金银花、蒲公英、荷叶水煎去渣，再入赤小豆、绿豆至熟烂，加入冰糖调服，每日 1 剂，3 次分服，连服 5 剂。

【说明】 清热解毒，化湿排脓。主治痱子。

3. 绿豆冬瓜茶

【组成】 绿豆 30g，冬瓜 100g。

【制法用法】 先将绿豆加水煮烂，再加入冬瓜煮成汤。代茶饮服。

【说明】 清热解毒，清凉解暑。主治小儿痱子。

○ 第三节 冻 疮 ○

冻疮是寒冷引起的局限性炎症损害。冻疮是冬天常见病，据有关资料统计，我国每年有 2 亿人受到冻疮的困扰，其中主要是儿童、妇女及老年人。一旦发生冻疮，在寒冷季节常较难快速治愈，要等天气转暖后才会逐渐愈合。欲减少冻疮的发生，关键在于入冬前就应开始预防。

本病多为素体阳气不足，外寒侵袭，寒凝血瘀而致。常以温经散寒、活血化瘀、消肿止痛为治疗大法。

治疗处方

（一）内治处方

1. 人参养荣汤

【组方】 当归、白芍、川芎各 12g，肉桂 10g，桂枝 10g，干姜 8g，党参 18g，黄芪 18g，大血藤 30g。

【功效主治】 益气养血。主治冻疮。

【制法用法】 煎水内服，每日 1 剂。由于人参较贵，现都用党参代替。

【处方来源】 验方。

2. 当归四逆汤

【组方】 当归 15g，桂枝 12g，赤芍 10g，细辛、通草、甘草各 6g，大枣 8 枚。

【功效主治】 温经散寒。主治冻疮。

【制法用法】 煎水内服，每日 1 剂。

【处方来源】 验方。

（二）外治处方

1. 外洗方

【组方】 桑枝 100g，桂枝 30g，甘草 30g，川芎 20g。

【功效主治】 温经散寒。主治冻疮。

【加减】 如创面有溃烂者，可再加鸦胆子 25g 或黄连 25g。

【制法用法】 水煎，等待温度适宜（温度为 35～40℃）后，温洗或浸泡，每天 2 次。

【处方来源】 验方。

2. 冻疮酊

【组方】 当归 60g，红花 30g，花椒 30g，肉桂 60g，细辛 15g，干姜 30g，樟脑 15g，95％乙醇 1000ml。

【功效主治】 温经散寒。主治冻疮。

【制法用法】 浸泡 7 天后，外搽患处。

【处方来源】 验方。

3. 辣椒酊

【组方】 鲜红辣椒 3～5 个，75％乙醇或高度白酒 250g。

【功效主治】 温经散寒。主治冻疮。

【制法用法】 浸泡 7 天，制成辣椒酊。外搽患处。

【处方来源】 验方。

（三）针灸处方

1. 毫针

【取穴】 主穴：阿是穴、周围经穴。阿是穴位置：病灶区。

【操作】 先将穴区充分消毒，在冻疮周围穴位浅刺，再从冻疮周围皮肤（约距冻疮边缘 0.2cm 的健康皮肤）开始，围绕冻疮用 28 号 1 寸毫针缓慢刺入皮内，急出针，不宜出血。然后，在冻疮边缘，每隔 0.2～0.5cm 刺 1 针，浅刺成一圈，再在距 0.25～0.5cm 的病灶上，复刺一圈，刺点要错开，勿平行。如此逐渐向冻疮中心围刺，刺点也逐渐减少，最后在中心用粗毫针点刺 1 针出血。隔日 1 次，不计疗程。

【主治】 冻疮。

【处方来源】 验方。

2. 艾灸方一

【取穴】 主穴：阿是穴。

【操作】 艾卷点燃后，以雀啄灸法，直接将燃着端接触阿是穴，以每秒钟快速点灸 2～3 次为宜，患处有轻度灼痛或灼热感，但不会留下瘢痕。每次 5～10min，每日或隔日 1 次，7 次为 1 个疗程。

【处方来源】 验方。

3. 艾灸方二

【取穴】 主穴：阿是穴。

【操作】 视冻疮大小，将生姜切成约 2mm 薄片，置于疮面上。再将艾绒作成小指腹大的艾炷，安放于姜片上施灸，当患者感到灼痛时，医者可略来回移动姜片（注意不可离开疮面）。每处灸 3～5 壮，每日 1 次，5 次为 1 个疗程。

【处方来源】 验方。

4. 刺血疗法

【取穴】 阿是穴。

【操作】 选取红、肿、胀、痛最显著的部位，常规消毒，用三棱针迅速点刺，放血 3～5 滴。每次根据症情，取 3～5 处放血，每日或隔日 1 次，6 次为 1 个疗程，一般只需治 1 个疗程。

【处方来源】 验方。

○ 第四节 手足皲裂 ○

皲裂是皮肤干燥开裂，多于寒冷、干燥季节，发生于手、足，又称"手足皲裂"。多见于掌面、十指尖、手侧、足侧、足跟等处，可见长短不一、深浅不等的裂隙，轻者仅为干燥、龟裂；重者裂口深达真皮，易出血，疼痛。

本病中医称为"手足皲裂"、"手足破裂"、"皲裂伤口"等，其病因是外感风寒，引起机体气机不调，血脉运行不畅，四肢末端经脉失养，渐枯渐槁变脆，反复摩擦或牵引，乃至皲裂而成。治宜滋养肌肤润燥。

一、治疗方

（一）内治处方

1. 养血润肤饮

【组方】 生地黄、熟地黄、天冬、麦冬、天花粉、当归各 10g，黄芪 12g，升麻 6g，黄芩 10g，桃仁 10g，红花 10g。

【功效主治】 养血润肤。主治手足皲裂。

【制法用法】 水煎服，每日 2 次。

【处方来源】 验方。

2. 治皲裂方

【组方】 猪肤（鲜）60g，百合 30g，黄芪 15g，山药 15g。

【功效主治】 益气润肺，生肌养皮。主治手足皲裂。

【制法用法】 水煎服，每日 2 次。

【处方来源】 广州中医药大学邓铁涛老中医经验方。

（二）外治疗法

1. 验方一

【组方】 甘油 60％，红花油 15％，青黛 4％，香水 1％，75％乙醇 20ml。

【功效主治】 活血润肤。主治手足皲裂。

【制法用法】 将各药混合调匀外搽，每日 3 次。

【处方来源】 验方。

2. 验方二

【组方】 白及 30g，大黄 10g，冰片 3g，蜂蜜少许。

【功效主治】 养血润肤。主治手足皲裂。

【制法用法】 共研为细粉，混合备用。同时加少许蜂蜜，调成糊状，外涂患处，每日 3 次。

【处方来源】 验方。

3. 皲裂汤

【组方】 红花 20g，金银花、地骨皮、苍术各 50g，桃仁 20g，牡丹皮 20g，苦参 30g，白术 30g，芦荟 20g。

【功效主治】 滋阴润燥，祛风活血，润肤生肌。主治手足皲裂。

【制法用法】 上药用水煎 20min，取药液 500ml，浸泡手足皮损处，每次 20min，每日早晚各 1 次。

【处方来源】 朱惠军. 皲裂汤治疗手足皲裂症 42 例. 中国中西医结合杂志，2001，21（9）：713.

4. 二白散

【组方】 白及粉 2.5g，白芷 2.5g，氧化锌软膏 20g，橄榄油适量。

【功效主治】 祛风、润肤、生肌。主治皮肤皲裂。

【制法用法】 调成酸奶样稠度的膏剂，敷于皮损处。轻者可以1日1次，一次用药30min，重者可每日2次，每次用药2h，更重者还可以封包。

【处方来源】 编著者经验方。

二、调理方

1. 食疗方一

【组成】 肥羊肉500g，当归30g，生姜15g。

【制法用法】 将肥羊肉、当归、生姜加调料烹制食用，连服2周。

2. 食疗方二

【组成】 龙眼肉、黑芝麻、冰糖各30g（炒熟，细研末），阿胶250g，黄酒适量。

【制法用法】 先将阿胶用黄酒浸软并烊化，加入龙眼肉、黑芝麻、冰糖，直至糖化完停火。每次服20g，每日2次。

第七章

瘙痒性皮肤病

○ 第一节　瘙痒症 ○

　　瘙痒症是一种仅有皮肤瘙痒而无原发性皮损的皮肤病。瘙痒症有泛发性和局限性之分。泛发性瘙痒症患者最初皮肤瘙痒仅限局限于一处，进而逐渐扩展至身体大部或全身，皮肤瘙痒常为阵发性尤以夜间为重，由于不断搔抓，出现抓痕、血痂、色素沉着及苔藓样变化等继发损害，感情冲动、环境温度变化及衣服摩擦等刺激，都可引起瘙痒发作或加重。另外，泛发性瘙痒症又有老年性皮肤瘙痒症、季节性皮肤瘙痒症等。局限性瘙痒症发生于身体的某一部位，常见的有肛门瘙痒症、阴囊瘙痒症、女阴瘙痒症、头部瘙痒症等。

　　多种内外因素均可引起泛发性瘙痒症，内因有个体皮肤性状、精神神经因素、系统性疾病、妊娠、药物和食物过敏等，外因包括环境因素、生活习惯等；某些因素可引起局限性瘙痒症，如感染、衣物刺激、药物刺激等。

　　皮肤瘙痒症中医称为"风瘙痒"、"痒风"等。多由湿热蕴于肌肤，或血虚肝旺、生风生燥、肌肤失养或肝胆湿热下注，或感染滴虫毒邪，或病久脾虚、肝肾不足，或冲任不调，兼因湿热内蕴所致。中医认为，急性瘙痒症多由于风、湿、热所致，故以清热祛风为治疗原则；慢性患者，除部分由风、湿、热引起外，多由血虚生风或血瘀气滞所致，故以养血祛风，或以养血祛风兼活血化淤为治则。

一、治疗方

（一）内治处方

1. 养血柔肝祛风饮

【组方】 熟地黄 30g，白芍 15g，何首乌 30g，炒酸枣仁 30g，首乌藤 20g，大血藤 20g，当归、防风、白鲜皮、蝉蜕、蒺藜各 10g。

【方解】 肝为风木之脏，体阴而用阳，主藏血，肝血虚少，不能濡润肌肤则皮肤干燥脱屑，血虚风动则瘙痒不止，由于肝为刚脏，以柔为用，故以熟地黄、白芍入肝以养血柔肝，当归、何首乌滋阴养血润燥，大血藤补血行血通络，酸枣仁、首乌藤养心安神，防风、白鲜皮、蝉蜕、蒺藜祛风止痒。

【功效主治】 养血柔肝，安神止痒。主治老年性皮肤瘙痒症，症见皮肤干燥脱屑，皮肤瘙痒，精神紧张或情绪波动时易于加重。

【制法用法】 每剂药煎 2 次，滤去药渣，得药液约 400ml，分早晚 2 次服。

【处方来源】 张接发．养血柔肝祛风法治疗老年性皮肤瘙痒症．河南中医学院学报，2009，24（2）：70.

2. 止痒合剂加减

【组方】 防风、当归、白芍、赤芍各 10g，何首乌藤 30g，苦参、党参、黄芪、生地黄、熟地黄、丹参、大血藤各 15g，麦冬 10g，蒺藜 30g，地肤子 15g，浮萍 10g。

【方解】 党参、黄芪益气固表，当归、白芍、赤芍、生地黄、熟地黄、麦冬、何首乌藤养血润肤，丹参、大血藤养血活血，防风、蒺藜、地肤子、苦参疏风除湿止痒，浮萍穿透表里疏散风邪。

【功效主治】 养血润肤。主治老年皮肤瘙痒症，症见全身瘙痒，皮肤干燥，阵发性瘙痒，夜间和秋冬季加重。

【制法用法】 每剂煎 2 次，滤去药渣，得药液约 400ml，分早晚 2 次服。

【处方来源】 李殿文，崔华，王萍．止痒合剂加减治疗老年性皮肤瘙痒症疗效观察．中国中西医结合皮肤性病学杂志，2008，7（3）：141.

3. 归参止痒方

【组方】 当归 20g，赤芍 12g，苦参 20g，白芍、白鲜皮、马齿苋各 15g，防风 9g，荆芥穗 9g，何首乌 15g，夜交藤 15g，甘草 9g。

【方解】 当归、赤芍、白芍养血柔肝，活血凉血润燥，共为君药；苦参、何首乌、夜交藤清热除湿、养血止痒，共为臣药；佐以白鲜皮、马齿苋、防风、荆芥穗除湿祛风止痒。

【功效主治】 养血柔肝，祛风止痒。主治老年皮肤瘙痒症，症见阵发性皮肤瘙痒，在睡前、情绪变化、进食辛辣食物及气候变化时发生，此起彼伏，程度不一。皮损特点：无原发性皮损，皮肤因痒而搔抓，继而出现抓痕、结痂、苔藓样变及色素沉着。

【制法用法】 每剂煎 2 次，滤去药渣，得药液约 300ml，分早晚 2 次服。

【处方来源】 兰东，张海燕，庞宝森．归参止痒方治疗血虚肝旺型老年皮肤瘙痒症及对干细胞因子和强腓肽的影响．中国中西医结合杂志，2009，29（7）：611-612.

4. 养血祛风汤

【组方】 生地黄、地黄、何首乌、当归、防风各 12g，五味子、白芍、丹参、白鲜皮、乌梢蛇各 15g，天冬、麦冬各 10g，生龙骨、生牡蛎、首乌藤各 20g。

【方解】 地黄、当归、白芍、丹参养血活血；五味子、天冬、麦冬滋阴润燥；龙骨、牡蛎、首乌藤平肝息风；白鲜皮、乌梢蛇、防风疏风除湿止痒。现代药理学研究表明，丹参、当归改善微循环，地黄、何首乌有性激素样作用，丹参、白芍、苦参有抗过敏、止痒作用。

【功效主治】 滋阴养血，平肝息风，疏风止痒。主治老年性皮肤瘙痒症。

【加减】 若皮肤遍布血痂，加牡丹皮榆凉血清热；若皮肤出现渗出、糜烂，加土茯苓、生薏苡仁健脾利湿；若瘙痒剧烈，夜不能寐，重用首乌藤，加酸枣仁、炒栀子养心安神、清心除烦。

【制法用法】 每剂煎 2 次，滤去药渣，得药液约 400ml，分早晚 2 次服。

【处方来源】 李德梅，李敬会，夏忠诚，等. 中药内服加熏洗治疗老年性皮肤瘙痒症疗效观察. 中国中医药信息杂志，2010，17（1）：55-56.

5. 当归六黄汤加减

【组方】 黄芪 20g，当归、生地黄、熟地黄、黄芩、丹参、白芍各 10g，黄连 6g，黄柏 6g，沙苑子 30g，白鲜皮 30g，蝉蜕 10g。

【方解】 当归、生地黄、熟地黄滋阴养血，其中当归还能益血和营；黄芩泻上焦火，黄连泻中焦火，黄柏泻下焦火，火热被清泄，阴液得固；黄芪益气固表，充实腠理；蝉蜕、沙苑子、白鲜皮祛风止痒；丹参活血通络。诸药配伍，阴津得充，血脉得润，风火自平，瘙痒为之缓解。

【功效主治】 养阴润燥，凉血祛风。主治糖尿病引起的皮肤瘙痒症。

【加减】 失眠者，加生龙骨、生牡蛎、珍珠母；大便溏泄者，加苍术、白术、薏苡仁；津亏便秘者，加枳实、瓜蒌。

【制法用法】 每剂煎 2 次，滤去药渣，得药液约 400ml，分早晚 2 次服。

【处方来源】 彭皓，胡爱民. 当归六黄汤加味治疗糖尿病性皮肤瘙痒症疗效观察．湖北中医药杂志，2009，31（9）：61.

6. 祛风止痒汤

【组方】 牡蛎 30g，珍珠母 30g，地黄、当归、益母草、首乌藤各 24g，牡丹皮 15g，防风 12g，荆芥 9g，蝉蜕 7g，甘草 9g。

【方解】 方中牡蛎、珍珠母平肝息风；地黄、当归滋补肝肾，畅通血脉；牡丹皮、益母草凉血化瘀；首乌藤宁心安神；防风、荆芥、蝉蜕祛风止痒；甘草缓和，解毒矫味。

【功效主治】 平肝息风，凉血止痒。主治皮肤瘙痒症，临床表现为病程较久，瘙痒与情绪有关，舌红苔薄，脉细数或弦数。

【加减】 若热重者，加黄柏；夹湿者，加泽泻。

【制法用法】 先将上药用水浸泡 30min，牡蛎、珍珠母另煎 1h，再合余药，共煎煮 30min，每剂煎 2 次，将 2 次煎出的药液混合。每日 1 剂，早、中、晚各温服 1 次。

【处方来源】 杜怀棠．中国当代名医验方大全．石家庄：河北科学技术出版社，1990.

7. 润燥祛风汤

【组方】 大胡麻、当归、白鲜皮各 9g，制何首乌 12g，地黄 12g，板蓝根 15g，荆芥 4.5g，防风 4.5g，苦参 9g，乌梢蛇 9g。

【方解】 当归、制何首乌、地黄、大胡麻养血滋阴润燥；板蓝根清热解毒；苦参清热利湿；荆芥、防风、白鲜皮、乌梢蛇祛风之痒。

【功效主治】 清热养血，滋阴润燥，祛风止痒。主治皮肤瘙痒症。

【制法用法】 水煎服。每日 1 剂，分 2 次服。

【处方来源】 徐福松．许履和外科医案医话集．南京：江苏科学技术出版社，1980.

8. 四皮汤

【组方】 地骨皮、桑白皮、白鲜皮、土茯苓各 30g，牡丹皮 15g，炙甘草 5g，粳米 1 撮。

【方解】 本方是由宋·钱乙的《小儿药证直诀》中治疗肺中实热、气急咳嗽的泻白散化裁而来。方中桑白皮泻肺中伏火，甘寒清热而不伤气阴；地骨皮甘淡性寒，泻肺中伏火，兼凉血退蒸；牡丹皮入血分而泻伏火；白鲜皮解毒止痒，清热燥湿；土茯苓甘淡性平，具有清热解毒利咽作用；甘草、粳米益气保肺。

【功效主治】 清肺泻热。主治慢性瘙痒性皮肤病。

【加减】 若皮疹渗水较多，可酌加地肤子15g、苦参15g，以利湿祛风止痒；若入夜痒甚，可加地黄30g、当归15g，以增强养血祛风之效；若大便秘结，可加何首乌20g、当归20g，以润肠通便；若久治不愈，可加僵蚕15g、蝉蜕10g，以增强搜风之力；若夏季发作较明显，可加金银花15g、薏苡仁30g，以增强清利暑湿之效。

【制法用法】 每日1剂，水煎，早晚分服。

【处方来源】 张鸣，金晓东．四皮汤治疗慢性瘙痒性皮肤病82例．国医论坛，2003，18（3）：30-31.

9. 老人止痒汤

【组方】 女贞子、墨旱莲、当归、熟地黄各15g，白芍、川芎、蒺藜、何首乌各10g，荆芥6g，防风6g，黄芪20g，白鲜皮12g，蝉蜕、乌梅、徐长卿、地肤子各10g，生甘草3g。

【功效主治】 滋阴活血，祛风止痒。主治老年性皮肤瘙痒症。

【制法用法】 水煎服。每日1剂，日服2次。

【处方来源】 编著者经验方。

10. 二虫当归饮

【组方】 地黄、何首乌、黄芪各20g，当归、白芍各15g，川芎、沙苑子、防风、荆芥、乌梢蛇各10g，全蝎、甘草各6g。

【功效主治】 养血润燥，祛风止痒。主治老年性皮肤瘙痒症。

【加减】 瘙痒剧烈，痒无定处，酌加白鲜皮、蝉蜕；顽固难愈，皮肤患处苔藓样变，酌加僵蚕、夏枯草、莪术；夜寐不安，失眠多梦，酌加珍珠母、酸枣仁、合欢皮；大便秘结，加火麻仁、肉苁蓉。

【制法用法】 水煎服。每日 1 剂，分 2 次服。

【处方来源】 编著者经验方。

亦可参见第五章第四节的二仙汤加味。

（二）外治处方

1. 加减苦参汤

【组方】 苦参 40g，黄柏、蛇床子、苍术、金银花藤各 15g，野菊花 30g，蒲公英 30g，川椒 10g，地肤子、白鲜皮、大血藤、石菖蒲各 15g。

【功效主治】 清热利湿，杀虫止痒。主治肛门皮肤瘙痒症，以肛门周围顽固性发痒为主要症状，时轻时重，间歇或持续性发痒，用手搔抓后，灼痛更加剧烈，有时刺痛，有时如虫咬虫爬，有时有烧灼、蚁走等感觉，夜间尤甚，体征见局部抓痕，常有出血、糜烂、裂口、渗液、结痂等继发损害，患处皮肤变厚，皱襞增大，久病后皮肤发生苔藓样变化，色素沉着或色素减退。

【制法用法】 水煎 1 次约 40min，取汁约 1500ml，先趁热熏蒸肛门 10min，待药液不烫时坐入其内浸渍 15min 左右，早晚各 1 次，每 2 日 1 剂，连用 1 周后休息 2 周，再按上述方法使用 1 周，如此反复使用 5 个月，每 3 周为 1 个疗程。

【处方来源】 黄德铨，徐玲，侯艳梅，等. 加减苦参汤合熊珍膏治疗肛门皮肤瘙痒症 130 例. 四川中医，2009，27（1）：100.

2. 中药熏洗方

【组方】 百部 15g，冰片 3g，当归、苦参、蛇床子、地肤子、浮萍各 30g。

【功效主治】 清热燥湿，解毒止痒。主治老年性皮肤瘙痒症。

【制法用法】 将诸药用无菌纱布包裹，浸泡 30min，然后放入汽疗仪的专用药锅内煎煮，当治疗舱温度达到 37℃ 时，令患者进入治疗舱进行熏蒸。熏洗温度控制在 40～42℃，时间 15～20min，隔日 1 次。其中年龄大于 80 岁者和既往有心肌梗死病史者，采用上述中药水煎取汁 3000ml，倒入浴缸进行熏洗。

【处方来源】 李德梅，李敬会，夏忠诚，等．中药内服加熏洗治疗老年性皮肤瘙痒症疗效观察．中国中医药信息杂志，2007，17（1）：55-56.

3. 验方

【组方】 生大黄、苍术各 100g，赤芍、荆芥各 50g。

【功效主治】 清热，燥湿，祛风。主治冬天皮肤瘙痒症。

【制法用法】 煎水洗患处，每晚洗 1 次。

【处方来源】 验方。

4. 痒疹合剂

【组方】 白芷、黄柏、地肤子、大黄、乌梅各 9g，辽细辛 3g，荆芥 6g，槐花 6g，皮硝 3g，陈艾 9g，花椒 6g，人中白 12g。

【功效主治】 清热燥湿，祛风止痒。主治女阴瘙痒。

【制法用法】 煎水熏洗，每日 2 次。

【处方来源】 四川郑庶候老中医经验方。

5. 楮桃叶水剂

【组方】 楮桃叶 500g，水 1000ml。

【功效主治】 止痒、润肤。主治皮瘙痒症、慢性荨麻疹等瘙痒性皮肤病。

【制法用法】 煮沸 30min 后，过滤备用。先以药液溻洗，以后加以浸泡。

【处方来源】 验方。

（三）针灸处方

1. 截根疗法

【取穴】 肛门瘙痒取长强、大肠俞、腰俞、关元俞、承山。

阴囊和女阴瘙痒取三阴交、肾俞、关元、长强。每次可选用2～3个穴位，交替选用。

【操作】 患者取俯卧位，选定穴位，按常规消毒皮肤，用0.5％普鲁卡因注射液0.1ml，于所选穴位注射一皮丘，取普通手术刀片，在该皮丘上切一横划口，长约0.5mm，深度以微出血（划破表皮）为度，然后用缝合皮肤的三角弯针，从划口刺入，挑起一些皮下白色纤维组织（皮内白而细的细丝样物），提起上下左右拉动数下，手腕用力抖动将其拉断，一般挑5～8次即可。术毕用75％乙醇消毒划口，盖无菌纱布，胶布固定。每次截根2～3个穴位，隔5～7日进行第2次治疗。

【主治】 肛门瘙痒症、阴囊和女阴瘙痒症。

【总结】 本法是针刺、砭法、穴位封闭三者的有机结合，治疗局限性瘙痒症具有较好疗效，且复发率低。

【处方来源】 广东省中医院禤国维老中医经验方。

2. 毫针

【取穴】 治疗泛发性瘙痒症可选如下两组穴位：①大椎、曲池、环跳、足三里、三阴交、血海、委中。②风池、神门、曲池、合谷、血海、足三里、三阴交、承山、委中。治疗阴部瘙痒病可选如下穴位：大肠俞、上髎、中髎、下髎、长强、会阴、关元、中极、曲骨、髀关、气冲、阴廉、血海、三阴交。肛门瘙痒可选二白、肾俞、大肠俞、脾俞、长强、承山、太溪。

【操作】 常规针灸手法。

【主治】 肛门瘙痒症、阴囊和女阴瘙痒症。

【处方来源】 验方。

3. 耳针

【取穴】 治疗阴部瘙痒症选穴为外生殖器、神门、内分泌、枕、肾上腺。其他瘙痒症选神门、肺、枕、内分泌、肾上腺、上中下背、下肢。

【操作】 局部消毒干燥后，用0.5寸毫针快速刺入，给予强刺激，留针 20min，每日 1 次。亦可用耳穴埋针或埋豆（王不留行子等）治疗。具体方法是取神门、肝两个耳穴，少数选加脾、肺、脑干、内分泌等穴，先以耳穴探测仪或火柴头试穴位压痛点，后埋针或埋豆，再以胶布贴封。一般 5～7 日 1 次，两耳交替进行。

【主治】　肛门瘙痒症、阴囊和女阴瘙痒症。

【总结】　平时患者可用手指轻压埋针或埋豆穴位，止痒效果较好。若是埋针应注意防止感染，避免洗头或沐浴时水浸入埋针处。

【处方来源】　验方。

二、调理方

1. 桃仁高粱粥

【组成】　高粱米 1000g，桃仁 100g（也可按 10：1 搭配）。

【制法用法】　煮粥，一天 2 次食用。

【说明】　用于老年性皮肤瘙痒症。从中医角度讲，桃仁活血化瘀、通畅血脉，既可促进皮肤血液循环，利于对养肤之品的吸收，又因其本身富含脂肪油而有润肤之效；高粱具有补气健脾、和胃消积的作用，可以改善老年人的消化功能。二者合用，可共同发挥补气健脾、活血化瘀、通畅血脉、润肤止痒的效能。半个月后症状可减轻，1～2 个月可以痊愈。

2. 金银花枇杷饮

【组成】　金银花 10g，枇杷 4 个。

【制法用法】　将枇杷洗净，切开去核，捣烂，加金银花，以沸水冲泡，频频饮服。

【说明】　用于皮肤瘙痒症，症见皮肤瘙痒难忍，搔破后呈条状血痕，遇热尤甚，伴心烦口干，舌尖红，苔薄黄，脉弦数。

3. 泥鳅大枣汤

【组成】　泥鳅 30g，大枣 15g，盐适量。

【制法用法】　将泥鳅洗净，与大枣共煎汤，加盐调饮，每日

1 次，连服 10～15 次。

【说明】 用于皮肤瘙痒症，症见皮肤干燥，遍布抓痕，经常搔抓处可呈苔藓样改变，伴面色无华，头晕眼花，舌质淡，苔薄白，脉弦细。

● 第二节　慢性单纯性苔藓 ●

慢性单纯性苔藓又名神经性皮炎，是一种常见的以皮肤苔藓样变和皮肤瘙痒为特征的慢性神经功能障碍性皮肤病。本病病因尚不明确，可能与神经精神因素，如情绪焦虑紧张、胃肠道功能障碍、内分泌失调、饮食（如饮酒）及进食辛辣食物海鲜等；局部刺激，如硬质衣领摩擦等诸多内外因素有关。本病多见于青年和成年人，好发部位为颈项、上眼睑、肘窝、腰骶部、腕部、踝部等处。根据皮肤受累程度的大小，本病可分为两型：皮损不甚广泛或仅限于上述部位时，称为局限性神经性皮炎，此型临床较为常见；如皮损分布广泛，除在局限性神经性皮炎中所述及的部位外，眼睑、头皮、躯干、四肢之局部或大部受累时则称为泛发性神经性皮炎。

本病与祖国医学文献中记载的"牛皮癣"、"摄领疮"等相类似。中医认为，本病多因情志不遂，郁闷不舒，心火上炎，以致气血运行失调，凝滞于皮肤，日久耗血伤阴，血虚化燥生风；或因脾蕴湿热，复感风邪，蕴阻于肌肤而发病。本病总以祛风止痒为基本治则。

中医辨证分型一般分为以下三型。①风湿蕴阻型：皮损成片，呈淡褐色，粗糙肥厚，阵发性剧痒，夜间尤甚，舌苔薄白或白腻，脉濡缓。②肝郁化火型：皮疹色红，症见心烦易怒或精神抑郁，失眠多梦，眩晕，心悸，口苦咽干，舌边尖红，舌苔薄白，脉弦滑。③血虚风燥型：皮肤色淡或灰白，肥厚粗糙，常伴有心悸怔忡、气短乏力等，舌质淡，脉沉细。

一、治疗方

（一）内治处方

1. 疏风清热饮

【组方】 荆芥、防风、羌活、独活各 6g，浮萍 9g，金银花 15g，连翘 12g，蒲公英 12g，白鲜皮 15g，牛蒡子、苦参、地肤子、当归、川芎、沙苑子、蝉蜕各 9g，生甘草 6g。

【功效主治】 疏风，化湿，清热。主治神经性皮炎，证属风湿热蕴肤者，症见皮色淡红，扁平丘疹，日久丘疹融合成片，皮肤干燥脱屑，瘙痒较甚，入夜尤甚。

【加减】 痒甚者，加乌梢蛇 9g。

【制法用法】 每剂煎 2 次，滤去药渣，得药液约 400ml，分早晚 2 次服。

【处方来源】 编著者经验方。

2. 润肤饮

【组方】 白芍 12g，当归、玄参、麦冬、五味子各 9g，丹参 15g，牡丹皮 6g，黑芝麻、沙苑子、蝉蜕、乌梢蛇各 9g，僵蚕 6g。

【功效主治】 养血润燥。主治神经性皮炎，症见日久皮损肥厚，瘙痒无度。

【制法用法】 每剂煎 2 次，滤去药渣，得药液约 400ml，分早晚 2 次服。

【处方来源】 编著者经验方。

3. 丹栀逍遥散加减

【组方】 牡丹皮 12g，栀子 12g，白芍 20g，当归 15g，柴胡 10g，薄荷 6g，大血藤 30g，陈皮 9g，沙苑子 15g，白鲜皮 30g，甘草 6g。

【方解】 丹栀逍遥散疏肝清热养血；以大血藤配白芍、当归养血润肤；沙苑子、白鲜皮二药疏风平肝止痒；甘草调和诸药。

【功效主治】 养血柔肝，清热祛风。主治神经性皮炎，症见颈项部多角形扁平丘疹，瘙痒，精神紧张或情绪波动时易于加重。

【加减】 偏血虚者，加重白芍、当归用量，并可随症加入首乌藤等；肝郁甚者，加郁金、香附等；脾虚明显者，加山药、党参等；郁热重者，加黄芩、大黄；舌苔腻者，加苍术祛湿；便溏者，减牡丹皮、栀子、薄荷，加防风、白术、砂仁等。

【制法用法】 每剂煎 2 次，滤去药渣，得药液约 400ml，分早晚 2 次服。

【处方来源】 代淑芳，张步鑫，王延乾. 刘爱民教授运用丹栀逍遥散治疗皮肤病验案 5 则. 中国中西医皮肤性病学杂志，2009，8（5）：297-298.

4. 九味止痒汤

【组方】 沙苑子 30g，白芍 20g，乌梢蛇 6g，当归、羌活、茯苓、蝉蜕、柴胡各 10g，合欢皮 30g。

【方解】 大剂量沙苑子疏肝祛风止痒，为君药。辅以白芍养血柔肝，茯苓健脾安神，为臣药。佐以合欢皮，既有安神止痒作用，又能以皮达皮，引药达表之功。加羌活引药入足太阳膀胱经，使药力直达病所，具有祛风止痒作用，配柴胡疏肝解郁，当归养血活血。皮肤粗糙顽厚，必借乌梢蛇之类搜剔窜透，方能使浊去凝开，经通络畅，邪去正复，加蝉蜕更助其力。

【功效主治】 调理肝脾，理气祛风止痒。主治神经性皮炎，症见皮肤瘙痒，散在扁平或融合成片的丘疹，皮损色红，口苦咽干，心烦易怒，夜寐不安，舌质红，苔薄黄，脉弦数或滑数。

【加减】 便秘者，加大黄 6g。

【制法用法】 每剂煎 2 次，滤去药渣，得药液约 400ml，分早晚 2 次服。

【处方来源】 赵连皓，薛永进，韩世荣. 九味止痒汤治疗神经性皮炎 88 例. 陕西中医，2005，26（6）：525-526.

5. 消风养血汤

【组方】 地黄 15g，当归 12g，防风 9g，赤芍、苦参、乌梢蛇各 10g，全蝎 6g，薏苡仁 30g，威灵仙 12g，甘草 9g。

【方解】 防风、苦参祛风解表胜湿；地黄、当归、赤芍活血养血，使风邪速解，即"血行风自灭"之意；乌梢蛇、全蝎、威灵仙祛风湿通络止痒；薏苡仁健脾利湿；甘草调和诸药。

【功效主治】 养血清热祛风。主治慢性单纯性苔藓。

【加减】 痒甚者，加地肤子 18g；心烦失眠者，加酸枣仁 15g、首乌藤 30g；苔藓肥厚者，加桃仁 9g。

【制法用法】 每剂煎 2 次，滤去药渣，得药液约 400ml，分早晚 2 次服。

【处方来源】 刘俊峰，马晓红，张玉锁. 消风养血汤治疗神经性皮炎 35 例. 陕西中医学院学报，2006，29（4）：37-38.

6. 赵氏全蝎加减方

【组方】 全蝎 6g，皂角刺 12g，猪牙皂 6g，蒺藜、炒槐花、威灵仙各 18g，苦参 6g，白鲜皮 15g，黄柏 15g。

【方解】 本方是赵炳南老中医的经验方，治疗多种顽固性、以瘙痒为主的皮肤病，功在息风止痒、除湿解毒。方中全蝎能息内外表里之风，皂角刺消肿托毒、治风杀虫，猪牙皂能涤清胃肠湿滞、消风止痒散毒。故三者同伍，对于顽固蕴久深在之湿毒作痒最为相宜。白鲜皮燥湿止痒，协同苦参、蒺藜、威灵仙辅助全蝎祛除深在之风毒蕴湿而治顽固性瘙痒；佐以黄柏、炒槐花行气清胃肠之结热，清除湿热蕴积之根源。

【功效主治】 息风止痒，除湿解毒。主治神经性皮炎，症见皮肤肥厚瘙痒，舌苔白腻。

【加减】 皮肤肥厚、角化过度者，加大血藤 18g、当归 15g、白芍 15g；心烦失眠者，加莲子心 6g；病情较久，血虚、血热现象明显者，加地黄 15g、牡丹皮 12g、白茅根 30g、紫草根 30g。

【制法用法】 每剂煎 2 次，滤去药渣，得药液约 400ml，分早晚 2 次服。

【处方来源】 焦丹红．全虫方加减治疗泛发性神经性皮炎探讨．中国误诊学杂志，2009，9（9）：2078-2079.

亦可参见第五章第四节的二仙汤加味。

（二）外治处方

1. 雄黄解毒散

【组方】 雄黄 30g，寒水石 30g，生白矾 120g，百部酊适量。

【功效主治】 清热燥湿，解毒止痒。主治神经性皮炎。

【制法用法】 共碾粗末，取 30g，入百部酊中震荡摇匀后使用。

【处方来源】 赵炳南，张志礼．简明中医皮肤病学．北京：中国展望出版社，1983.

2. 止痒酊

【组方】 大黄 15g，土槿皮、苦参、白鲜皮各 12g，百部 10g，花椒 6g，明矾 5g，雄黄 5g，冰片 4g，75％乙醇 500ml。

【功效主治】 清热燥湿，解毒止痒。主治神经性皮炎。

【制法用法】 以上中药共研粉末，浸入 75％乙醇中，密封保存，7 天后即可使用。每日外用 1 次，7 天为 1 个疗程。

【处方来源】 佟雪梅，许金华．综合外治疗法治疗神经性皮炎 120 例．中医外治疗法杂志，2009，18（2）：52.

还可用三黄洗剂，参见药物性皮炎外治处方的相关内容。

（三）针灸处方

1. 火针配合刺络拔罐法

【取穴】 阿是穴。

【操作】 ①火针：患者取舒适位，充分暴露患处，常规消毒后，选择中细盘龙火针，操作者右手毛笔式持针，左手持酒精灯，烧针时将针身倾斜 45°置于火焰上，以针身烧红至发白为度，迅速垂直刺入皮损区皮肤 1～2mm 深，留针 2s 左右即出针，每针相距 1cm 左右，由皮损边缘逐渐向中心点刺，皮损增厚明显处可稍密集性点刺，针数多少视皮损大小而定。注意事项：施术前，应首先解除患者恐惧心理，使其配合治疗；点刺时，不宜过深，达表皮即可；烧针时，针尖一定要烧至发红发白，进针要稳、准、快，以减少患者痛苦，提高疗效；施术后，保护好创面，2～3 天不得沾水。②刺络拔罐：局部皮损火针点刺后，立即用闪火罐法闪罐 3～4 次后留罐 5～10min，使之吸出少量瘀血，取罐后用消毒棉球擦净血迹，常规消毒局部，用梅花针沿背部膀胱经循经叩刺 2～3 遍后叩刺肺俞、肝俞、脾俞，使局部皮肤潮红、微渗血为度，选择大号或中号玻璃火罐，用闪火法迅速拔按在刺络部位，5～10min 后起罐，取罐后用消毒棉球擦净血迹，叩刺时的力度和留罐时间根据患者证型而定，实证重叩，留罐时间可稍长些；虚证轻叩，留罐时间不宜过长。疗程：每 4 天 1 次，3 次为 1 个疗程，一般治疗 1～2 个疗程。

【主治】 局限性神经性皮炎。

【处方来源】 张颜，周建伟，黄蜀，等 . 火针配合刺络拔罐针刺治疗神经性皮炎临床观察 . 中国针灸，2007，27（4）：252-254.

2. 贴棉灸

【取穴】 阿是穴（皮损处）。

【操作】 先将皮损部位常规消毒，用皮肤针叩刺至皮损处潮红或微出血，擦去血污。以优质脱脂棉少许，摊开状如蝉翼的薄片（不能有空洞），相当于皮损部位大小，覆盖于皮损部位之上，用火柴点燃，令火一闪而过，迅速燃完，则为 1 次，视患者体质、皮损情况灸 3～5 次。每 2 日治疗 1 次，1 个月为 1 个疗程，每周观察 1 次，1 个疗程期间观察 4 次。

【主治】 局限性神经性皮炎。

【总结】 治疗 143 例，痊愈 100 例，显效 26 例，有效 14 例，无效 3 例。

【处方来源】 杨运宽，刁灿阳，王展，等．杨氏贴棉灸治疗神经性皮炎 143 例临床观察．中医杂志，2007，48（11）：1000-1001.

3. 叩刺拔罐法

【取穴】 选择皮损局部治疗。

【操作】 患者根据病变部位选择体位，暴露患部皮肤，常规消毒皮损区，用梅花针均匀叩刺患处，根据皮损病变部位、患病时间的长短、患者体质的强弱，采用轻、中两种手法叩刺，叩刺速度要均匀，以叩刺部位皮肤潮红、轻微出血为宜，再用闪火拔罐法，并留罐 5～8min，起罐后用无菌干棉球擦拭干净，外用止痒酊（见本节外用处方 2）。

【主治】 局限性神经性皮炎。

【总结】 共治 120 例，痊愈 70 例，显效 35 例，有效 13 例，无效 2 例。

【处方来源】 佟雪梅，许金华．综合外治疗法治疗神经性皮炎 120 例．中医外治疗法杂志，2009，18（2）：52.

4. 艾灸

【取穴】 阿是穴。

【操作】 将艾绒捏成火柴头大小之炷形若干粒，皮损局部涂以大蒜汁，置艾炷于药汁皮肤上，每炷间距 1.5cm，点燃艾炷让其烧尽后，扫去艾灰，覆盖消毒敷料即可。每 10 天 1 次，至皮损正常为止。

【主治】 神经性皮炎。

【总结】 用此方治疗神经性皮炎 120 例，临床痊愈率为 89％，以局限性疗效较好，一般 1～3 次可收效。

【处方来源】 验方。

5. 围刺

【取穴】 阿是穴。

【操作】 用1.5寸28号毫针，在阿是穴即皮损区周围沿皮向中心进针，深度0.5~1寸，每次10~30针不等，按皮损区大小而定。最后在皮损区中心直刺1~3针，深度为0.3~0.5寸，均不留针。每周2次，10次为1个疗程。

【主治】 神经性皮炎。

【处方来源】 验方。

6. 耳针

【取穴】 主穴：a. 肺、肾上腺、神门、内分泌；b. 耳背静脉、膈、阿是穴。配穴：肝、脑干。阿是穴位置：皮损的耳郭相应部位。

【操作】 主穴任选1组，配穴仅与第1组穴配合。第1组穴操作：先以毫针刺一侧耳，获胀痛等得气感后，留针1~2h，留针期间可间断用针；去针后，在另一侧耳贴敷王不留行或磁珠，症状重者可用埋针法，取穴与耳针相同。耳针与贴敷可隔日1次，两耳交替进行，如为埋针则停止耳针，3~7日1换。第2组：消毒三棱针点刺出血，每次选2穴。刺血时，以左手固定耳郭，将针速刺入约2mm深，挤出血数滴，然后消毒，隔日1次。上述均7次为1个疗程。

【主治】 神经性皮炎。

【处方来源】 验方。

二、调理方

1. 杞枣饮

【组成】 枸杞子、大枣、酸枣适量。

【制法用法】 水煎，代茶饮。也可用枸杞子、大枣、粳米煮粥服食。

2. 二花饮

【组成】 杭菊花、玫瑰花适量。

【制法用法】 沸水冲泡，代茶饮。

3. 花生赤小豆枣蒜汤

【组成】 带衣花生仁 90g，赤小豆、大枣各 60g，大蒜 30g。

【制法用法】 以上诸物加水共煮汤。早晚分服。

【说明】 益气养血，除湿解毒。

4. 鱼腥豆带汤

【组成】 绿豆 30g，海带 20g，鱼腥草 15g。

【制法用法】 以上三味加水煎汤，去鱼腥草，加白糖适量调味。饮汤食豆和海带。每日 1 次，连服 7 日。

【说明】 清热解毒。

5. 鸡血藤膏

【组方】 鸡血藤 500g，冰糖 500g。

【制法用法】 将鸡血藤水煎 3～4 次，过滤取汁。微火浓缩药汁，再加冰糖制成稠膏即可，可常服。

【说明】 鸡血藤能养血活血、冰糖润燥，此膏对用血虚风燥、病久不愈者非常有效。

○ 第三节　痒　疹 ○

痒疹是一组急性或慢性炎症性皮肤病的总称。本病原因不明，好发于四肢伸侧，皮肤损害多是孤立的丘疹或结节，愈后留有色素沉着，局部皮损处有剧烈瘙痒。病程慢性，有时数月或数年不愈。痒疹有不同的命名，没有一致的分类方法。由于临床表现不同，痒疹分称为小儿痒疹、寻常痒疹、结节性痒疹、妊娠痒疹和夏季痒疹等。根据病程的长短可以分为急性痒疹和慢性痒疹。本节主要讨论成人寻常痒疹。

本病在中医文献中称"风痒"、"血风疮"、"痒风"和"风痒疹"等，认为多由风热血热蕴于肌肤，不得疏泄；或由血虚肝旺致生风生燥，肌肤失养所致。当以疏风清热凉血、养血平肝润燥为治法。

一、治疗方

（一）内治处方

1. 痒疹宁汤

【组方】 蒲公英、紫花地丁、防风、金银花、荆芥、乌梅、地黄、紫草、赤芍各 10g，蝉蜕、甘草各 6g。

【方解】 蒲公英、紫花地丁、金银花清热解毒；防风、荆芥和蝉蜕解表祛风止痒；地黄、乌梅、紫草、赤芍凉血活血；甘草调和诸药。

【功效主治】 疏风清热凉血，养血平肝润燥。主治痒疹。

【加减】 血热重者，重用地黄、赤芍；病久血虚者，去蒲公英、紫花地丁，加当归、熟地黄、丹参；气虚者，加党参、白术、黄芪；瘙痒特甚者，加虎杖、地肤子、苦参；夜不能寐者，加五味子、灯心草。

【制法用法】 以上为成人剂量，儿童酌减。每日 1 剂，水煎，2 次分服，并兼用一般止痒软膏，每 3 剂复诊 1 次，7 次为 1 个疗程。

【处方来源】 史轲，邢金侠. 痒疹宁汤治疗痒疹 68 例. 陕西中医，2004，25（7）：630-631.

2. 凉血消风汤

【组方】 生何首乌、地黄各 30g，赤芍 15g，牡丹皮、荆芥、防风、苦参、木通、酸枣仁各 10g，白鲜皮、沙苑子、地肤子各 20g，大风子 3g，甘草 5g，食盐少许。

【方解】 何首乌、地黄凉血清热，又滋阴养血；牡丹皮、赤芍则活血化瘀；荆芥、防风、沙苑子、白鲜皮、苦参、地肤子祛风清热，除湿止痒；木通利尿清心除烦；酸枣仁宁心安神镇静；更佐大风子攻毒杀虫，祛风燥湿，则止痒之力更著；甘草解毒，缓急和药。

【功效主治】 凉血活血，祛风止痒，佐以清热除湿，养血安神。主治痒疹。

【制法用法】 每日1剂，水煎3次，取液混合，早、中、晚分服。药渣则再加适量冷水煎煮取液，待其温度适宜时入少许食盐，洗浴患处。10剂为1个疗程。

【处方来源】 吴宽超，张菁华.凉血消风汤治疗痒疹40例.四川中医，1999，17（5）：42.

3. 不痒痒合剂

【组方】 荆芥、防风、苍术、山楂、神曲各10g，金银花、连翘、黄芩、赤芍各20g，蝉蜕、苦参、甘草各5g。

【方解】 方中荆芥、防风、金银花、连翘祛风胜湿止痒；黄芩、蝉蜕、苦参、苍术清热燥湿止痒；赤芍清热凉血，祛瘀止痛；山楂、神曲消食健胃；甘草调和诸药。

【功效主治】 活血清热，祛风除湿止痒。主治小儿痒疹。

【制法用法】 水煎服，每日1剂。

【处方来源】 吴绍毓.不痒痒合剂治疗小儿痒疹58例.湖北中医杂志，1997，19（02）：44.

4. 清热活血汤（痒疹方）

【组方】 地黄30g，金银花15g，土茯苓30g，荆芥、防风、红花、赤芍、三棱、莪术各10g，蒺藜30g。

【方解】 地黄养阴清热，土茯苓清利湿热，金银花清热解毒，荆芥、防风祛风胜湿。地黄、红花、赤芍、三棱、莪术均为活血化瘀药物。蒺藜祛血中之风。

【功效主治】 清热解毒，活血化瘀，祛风止痒。主治各种痒疹（孕妇忌用）、结节性痒疹、钱币状湿疹、扁平苔藓、银屑病与皮肤淀粉样变等。

【处方来源】 边天羽，俞锡纯.中西医结合皮肤病学.天津：天津科学技术出版社，1987.

（二）外治处方

1. 痒疹洗方

【组方】 地肤子、大风子、蛇床子、黄柏、苦参、透骨草各 30g。

【功效主治】 清热除湿，祛风止痒。主治痒疹。

【制法用法】 水煎外洗。

【处方来源】 编著者经验方。

2. 成人痒疹洗方

【组方】 苍耳子、地肤子、威灵仙、艾叶、吴茱萸各 15g。

【功效主治】 祛风止痒。主治成人痒疹。

【制法用法】 上药水煎漏洗。

【处方来源】 陈卫. 头面皮肤病诊疗选方大全. 北京：科学技术文献出版社，1992.

(三) 针灸处方

1. 耳针疗法

【取穴】 肺、心穴及探测出的敏感点（变阻点）。

【操作】 将诊疗器工作，选择拨至探测档，耳部用 75% 乙醇消毒后，用探棒在耳部慢慢滑动寻找变阻点。找到变阻点后，将工作选择拨至治疗档，采用疏密波电冲击 10min，强度由小逐渐增大，以患者能耐受为度。然后电冲击肺、心穴各 5min 即毕。两耳交替诊治，6 次为 1 个疗程，1 个疗程后休息 1 天，再行下 1 个疗程。需要说明的是，除肺、心穴外，每次治疗的变阻点都需重新探定，而每次可探测出数个变阻点，选择一个反应较大的作为治疗点。

【主治】 痒疹。

【处方来源】 山西太钢胜利桥医院崔大威医师经验方。

2. 毫针

【取穴】 合谷、曲池、血海、足三里、三阴交。配穴：头面部配风池、风门，上肢配外关、中渚，躯干配大椎、肺俞、膈俞，下肢配风市、阴陵泉。

【操作】 施平补平泻法，留针 20min，每日 1 次，7～10 次为 1 个疗程。

【主治】 痒疹。

【处方来源】 马绍尧.现代中医皮肤性病学.上海：上海中医药大学出版社，2001.

二、调理方

淡豆豉

【组成】 普通痒疹只用 1 味淡豆豉，1 岁以内用 5～10g，2 岁用 10～15g，3 岁用 15～20g，白糖适量。

【制法用法】 煮沸 20min 后加白糖服用。

【加减】 体质偏虚者，加炙甘草；热盛痒重者，加栀子。剂量均是淡豆豉的一半。

【说明】 主治小儿痒疹，大多能在 1 天内止痒。淡豆豉是发酵的大豆，在制作过程中加入青蒿和桑叶，使大豆具有了药用效果。发酵的大豆能入肾经，桑叶、青蒿又赋予它上升发散的特质，带动肾水上交于心，制约心火，好比引水灭火，火消则瘙痒自止。

○ 第四节　结节性痒疹 ○

结节性痒疹是一种以结节为主要皮损，伴有剧烈瘙痒的慢性炎症性皮肤病，好发于四肢伸侧和手足背部，病因至今未明，可能与蚊、蠓、臭虫等昆虫叮咬及局部刺激有关。

皮损初起为水肿性红色丘疹，迅速呈黄豆至蚕豆大小半球状结节，角化明显，呈疣状外观，多孤立，伴有剧痒，病程慢性且顽固。

本病与中医文献记载的"马疥"、"顽湿聚结"相似，属顽症痼疾，缠绵难愈。其病机为先天禀赋不耐，脏腑失调，风湿热邪蕴伏肌腠之间，气血凝滞，痰湿结聚，气滞血瘀所致。治疗宜清热利湿祛风、活血化瘀、软坚散结。

一、治疗方

（一）内治处方

1. 全蝎疏风汤

【组方】　全蝎（焙、研末）3g，僵蚕10g，蜈蚣（焙、研末）1条，丹参15g，红花0.5g，地肤子、黄柏、三棱各10g，土茯苓30g，生牡蛎（先煎）30g，甘草5g。

【方解】　方中全蝎、蜈蚣均归肝经，息风解毒通络，与僵蚕同用能祛风止痒，有较强的解毒消肿之功；丹参、红花活血通经、凉血散瘀，配合三棱破血行气，有助于消除痈肿；黄柏、土茯苓有清热解毒、祛除湿热之功；地肤子清热止痒，可去皮肤中积热；生牡蛎入肾经，能软坚散结，与清热活血药合用适用于痰火郁结之证；甘草缓和药性、调和诸药，同时有良好的解毒功效。诸药合用，共奏清热利湿、祛风散结之功。

【功效主治】　除湿解毒，疏风止痒，活血化瘀。主治结节性痒疹。

【制法用法】　每剂煎2次，滤去药渣，得药液约500ml，分早晚2次服。

【处方来源】　许进，杨菲，张博雅. 中西医结合治疗结节性痒疹68例. 河北中医，2009，31（3）：408.

2. 止痒汤

【组方】　牡丹皮10g，地黄15g，赤芍、丹参、黑豆衣、防风各15g，白鲜皮20g，茯苓15g，茵陈15g，钩藤10g，甘草5g。

【方解】　方中地黄、茵陈、茯苓清热利湿；丹参、牡丹皮、赤芍活血化瘀散结；黑豆衣养血祛风止痒；白鲜皮、防风、钩藤疏风利湿止痒；甘草调和诸药。

【功效主治】　清热利湿祛风，活血化瘀，软坚散结。主治结节性痒疹。

【加减】　伴失眠多梦者，可加合欢皮 10g、酸枣仁 15～30g；痒甚者，加全蝎 10g、乌梢蛇 10g；结节坚实者，加皂角刺 15g。

【制法用法】　每日 1 剂，水煎取汁 400ml，分 2 次早晚服用。

【处方来源】　潘慧宜，廖传德．自拟止痒汤配合西药治疗结节性痒疹 32 例观察．中医药临床杂志，2008，20（2）：159-160．

3. 张氏全蝎加减方

【组方】　全蝎 6g，乌梢蛇、威灵仙、漏芦、黄连、当归各 10g，白鲜皮 30g，苦参 15g，夏枯草 30g，地黄 15g，甘草 6g。

【方解】　全蝎、乌梢蛇为主药，用两药的毒性之偏，以毒攻毒，直捣病所。同时，两药又能外达皮肤，内通经络，善于走窜，循表至里，疏风之力极强，使顽结之湿毒得以散开，以达祛风止痒、通络散结之效，故为君药。威灵仙能通行十二经，有散风祛湿、疏风通络之功；漏芦清热祛湿通络。以上四药均有通络之效，以散结。黄连清湿热、泻心火；白鲜皮、苦参祛湿止痒，苦寒之味可制全蝎、乌梢蛇的燥性，配伍地黄养阴凉血活血；夏枯草软坚散结；当归调和气血；甘草和中。

【功效主治】　祛风止痒，除湿解毒。主治结节性痒疹。

【加减】　风盛者，加蒺藜；湿盛者，加地肤子、泽泻、厚朴等；老年皮肤干燥者，加大血藤、丹参，以养血润肤；苔藓化明显者，加桃仁、红花等活血化瘀之品；结节明显者，加土贝母、三棱、莪术等软坚散结之药。

【制法用法】　水煎服，每日 1 剂，分早、晚 2 次分服。4 周为 1 个疗程。

【处方来源】　张小薇．全虫方加减治疗结节性痒疹的疗效观察．北京中医，2007，26（7）：428-429．

4. 重镇活血搜风汤

【组方】　三棱、莪术、桃仁、红花、乌梢蛇、秦艽、漏芦、蚤休、昆布各 10g，夏枯草 15g，磁石 20g，赭石 20g，生龙骨 20g，生牡蛎 20g，珍珠母 20g，生石决明 20g。

【功效主治】 安神止痒，活血搜风。主治结节性痒疹。

【制法用法】 水煎服，每日1剂，分早、晚2次分服。4周为1个疗程。

【处方来源】 沈冬，姚福军，刘瓦利，等．重镇安神止痒法对结节性痒疹患者瘙痒程度改善的观察．中国临床医生，2009，37（1）：47-48.

5. 祛风散结汤

【组方】 乌梢蛇、地龙、僵蚕、威灵仙、当归、川芎、红花、赤芍、丹参、白芥子各10g，昆布20g，生甘草6g。

【方解】 方中乌梢蛇、僵蚕祛风止痒；威灵仙通行十二经，善能祛风，且能软化骨刺，借以散结节；用地龙以息风通络；用昆布、白芥子化痰软坚；用当归、川芎、红花、赤芍、丹参活血化瘀，以消除阻于经络之瘀血；用甘草调和诸药，且兼顾脾胃，调和中气。诸药合用，使顽风祛、痰瘀除，经络舒畅，气血调和，心神安宁，皮肤濡润有源，结节得以消退。

【功效主治】 祛风止痒，活血化瘀，软坚散结。主治结节性痒疹。

【加减】 瘙痒甚者，加白鲜皮15g、徐长卿10g；夜寐不安者，加远志10g、牡蛎30g；结节坚硬者，加三棱、莪术各12g；皮损发于下肢者，加川牛膝15g。

【制法用法】 每日1剂，水煎服，分早晚2次服，20天为1个疗程。

【处方来源】 陈慧．祛风散结汤治疗结节性痒疹52例临床观察．中华现代中西医杂志，2003，（1）10：926-927.

6. 清热除湿消结汤

【组方】 蒲公英、金银花、地黄各12g，紫花地丁、白鲜皮、荆芥、蝉蜕、紫草、赤芍各9g，甘草6g。

【功效主治】 清热除湿解毒，祛风止痒。主治结节性痒疹。

【制法用法】 水煎服，每日1剂。一般服药3～5剂即可见效，14剂左右可获痊愈。

【处方来源】 陈修源.结节性痒疹自选方.家庭中医药，2007，14（5）：56.

（二）外治处方

1. 热敷方

【组方】 黄柏、苍术、连翘各20g，生大黄15g，白鲜皮30g。

【功效主治】 清热化湿止痒。主治结节性痒疹。

【加减】 头目部者，加菊花；面部，加白芷；上肢重者，加桂枝；胸胁部者，加柴胡；会阴部重者，加龙胆；渗出多者，加地榆；继发感染者，加黄连。

【制法用法】 上药加水5000ml煎取汁，待温后用两条毛巾浸药交替湿敷患处，每次20～40min，每日早晚2次，每剂药轻者用1日，重者用2日，1周为1个疗程。

【处方来源】 肖曼莉.中药外洗治疗瘙痒性皮肤病800例.现代中医外治杂志，2002，14（1）：21-23.

2. 汽疗方

【组方】 蛇床子15g，大风子15g，苦参、牛蒡子、防风、赤芍、牡丹皮、皂角刺各10g，白鲜皮15g。

【功效主治】 祛风，清热，除湿。主治结节性痒疹。

【制法用法】 煎药，熏蒸。

【处方来源】 刘兰，雷雯霓，昊波.中西医结合治疗结节性痒疹46例观察.实用中医药杂志，2009，12：25.

3. 去结药水

【组方】 黑故子15g，鸦胆子、黄连各9g，龙脑、雄黄各6g，轻粉3g，75％乙醇100ml。

【功效主治】 解毒，腐蚀，止痒。主治结节性痒疹。

【制法用法】 将前6味（鸦胆子去壳用核仁）捣碎，置器皿中，加入75％乙醇，密封浸泡7天后即可取用。用棉签蘸药液涂于结节表面，一日涂数次。勿涂至正常皮肤。

【处方来源】 验方。

4. 蛇床子酊

【组方】 蛇床子 25g，75％乙醇 100ml。

【功效主治】 燥湿杀虫止痒。主治结节性痒疹。

【制法用法】 浸 3 天后外搽。

【处方来源】 验方。

5. 红冰樟脑酊

【组方】 红花、冰片、樟脑各 10g，50％乙醇或白酒 500g。

【功效主治】 化瘀祛风，杀虫止痒。主治结节性痒疹。

【制法用法】 用 50％乙醇或白酒密封浸泡，每日振荡数次，1 周后，过滤去渣备用。每日搽 3～4 次。

【处方来源】 验方。

6. 离子导入法

【组方】 蛇床子、苦参各 30g，黄柏、半夏、沙苑子、白芥子各 15g，川芎、皂角刺、三棱、莪术各 10g，穿山甲珠 8g。

【功效主治】 除湿解毒，祛风止痒，活血化瘀，软坚散结。主治结节性痒疹。

【制法用法】 头煎加水 400ml，煮沸 30min，二煎加水 350ml，煮沸 20min，将两次滤出的药液混合，再浓缩至 200ml，装瓶备用。使用北京无线电仪器厂产 ZBY-Ⅱ型骨质增生治疗仪。将其 8 根正负极导线末端各连接 0.1cm 厚、直径 3.5cm 大小的铅板。用 10 层厚纱布垫浸透药液，放在结节上，其上放正极铅板；用同样的纱布垫浸透生理盐水放在结节附近正常皮肤上，其上放负极铅板；分别用绷带或胶布固定，通电，电流大小以病人能耐受为宜，每个结节治疗 30min。1 个肢体可同时做 2 个结节，1 次可同时做 4 个结节，每天将所有结节分别治疗 1 次，7 日为 1 个疗程，休息 3 日再开始下 1 个疗程。

【处方来源】 张玉怀，王健民. 中药离子导入法治疗结节性痒疹 27 例．中医外治杂志，1999，8（2）：16．

7. 止痒汤

【组方】 牡丹皮 10g，地黄、赤芍、丹参、黑豆衣、防风 15g，白鲜皮 20g，茯苓 15g，茵陈 15g，钩藤 10g，甘草 5g，苦参 20g，浮萍 20g，百部 20g，白矾 10g。

【功效主治】 清热利湿祛风，活血化瘀，软坚散结。主治结节性痒疹。

【制法用法】 煎取 1000ml，温洗患处，每天 1 次。

【处方来源】 潘慧宜，廖传德．自拟止痒汤配合西药治疗结节性痒疹 32 例观察．中医药临床杂志，2008，20（2）：159-160．

二、调理方

参考瘙痒症。

第八章

红斑及红斑鳞屑性皮肤病

○ 第一节 多形红斑 ○

多形红斑是一种急性自限性炎症性皮肤病，常伴发黏膜损害，皮疹呈多形性，典型损害为靶形或虹膜状损害。本病的原因复杂，现代医学认为可能是与细菌、病毒、真菌、原虫、某些药物（如磺胺类、巴比妥类、水杨酸盐类及生物制品等）、某些内脏系统性疾病（如结缔组织病、恶性淋巴瘤、骨髓瘤等）以及月经、妊娠、放射线、寒冷等有关。本病多发于春秋季节，女性多于男性，10～30岁年龄组发病率最高。

病程常具有自限性，易复发，皮疹为多形性，可有红斑、丘疹、风团、水疱、糜烂或出血等，典型损害为水肿性红斑，稍隆起，境界清楚，皮损呈远心性向外扩展，红斑中央略凹陷，颜色较边缘加深，或红斑中央发生水疱，形成特殊的虹膜样损害。本病根据皮损形态可分为红斑-丘疹型、水疱-大疱型及重症型三型。皮损好发于手背、手掌、指缘、颜面、耳郭及足踝部，多对称分布，口腔黏膜、外阴黏膜亦可累及。患者自觉轻度瘙痒，或出现烧灼疼痛感，严重者常起病急骤，皮损广泛，分布于全身各处，口腔、鼻、眼、外阴及呼吸道、消化道黏膜广泛受累，出现大片糜烂、坏死，伴有高热、头痛，甚至发生支气管肺炎、消化道出血及内脏损害等。病程2～3周，常反复发作。重症患者病程较长，3～6周，严重者可发生毒血症性衰竭。有时还可合并细菌感染，而死于肺炎或败血症。

多形红斑与中医记载的"雁疮"、"猫眼疮"相类似。多因血热或脾虚湿盛，复感风热或风寒之邪，以致营卫不和、气血凝滞、郁于肌肤；或因饮食失节、食入禁忌而诱发。中医认为"风寒"、"湿热"和"火毒"是多形红斑发病的主要因素，因而以温经散寒、健脾除湿、清热凉血为主要治则。

一、治疗方

（一）内治处方

1. 当归四逆汤加味

【组方】 桂枝 10g，白芍 9g，大枣、细辛、木通各 6g，当归 10g，黄芪 20g，附子 6g（先煎半小时）。

【方解】 方中桂枝、细辛、附子温经散寒通血脉；当归、白芍补血和营扶正气；更加黄芪、大枣补气升阳，正气足，肌表固，邪由无侵。众药合用，则阳气振，客寒除，经脉通，手足温，斑疹消。

【功效主治】 温经散寒，益气活血通脉。主治寒冷性多形红斑，症见斑片状浮肿，色泽紫红或暗红，发于手足或面颊，形如冻疮，指（趾）肿胀，四肢不温，遇寒加重，得热则减，可伴畏寒，小便清长，舌质淡，苔薄白，脉沉紧。

【加减】 瘀血重者，加桃仁 10g、红花 10g、丹参 15g；发生于上肢者，加姜黄 6g；发生于下肢者，加木瓜 6g；寒象重者，加干姜 6g。

【制法用法】 制附子应先煎半小时，然后和其他药物共煎。每日 1 剂，水煎 2 次，滤去药渣，得药液约 300ml，分早晚 2 次服。小儿每次服 50ml，每日 2 次。20 天为 1 个疗程。

【总结】 168 例患者，治愈 144 例，占 85.7%；好转 20 例，占 11.9%；无效 4 例，占 2.4%。总有效率为 97.6%。

【处方来源】 张秋枫.当归四逆汤加味治疗寒冷性多形红斑168 例.安徽中医临床杂志，1999，11（4）：222-223.

2. 加味阳和汤

【组方】 熟地黄 30g，桂枝 5g，麻黄 5g，鹿角胶 9g，白芥子 6g，白芍 9g，姜炭、甘草、细辛各 3g，当归、荆芥、防风各 10g。

【方解】 熟地黄、当归、鹿角胶养血和营，使肌肤得以濡润；姜炭、细辛破阴和阳、温经通脉，使阳气得以布达四末；桂枝散寒解肌，白芍敛阴和营，二者合用一散一收，调和营卫，解表散邪；麻黄与白芥子合用，既可通阳散寒、宣通气血，又可制熟地黄、鹿角胶之腻，于补养之中又有温通之义；麻黄与桂枝合用辛温解表，疏风散寒，以祛外邪；荆芥、防风疏风散邪止痒；甘草调和诸药。

【功效主治】 温阳补血，调和营卫，散寒祛邪，疏风止痒。主治寒冷性多形红斑，症见每届寒冷季节，面及手足即出现红斑、水疱，瘙痒剧烈，次年春暖时方自愈，面、耳、手背、足背及掌趾部可见多数浮肿性红斑、丘疹，部分皮损中央出现水疱或血疱，呈典型的红膜样外观，手足冰凉，舌质淡，苔白，脉细。

【加减】 瘙痒剧烈者，加乌梢蛇 15g、白鲜皮 15g；以水疱为主者，加滑石 30g、土茯苓 30g；伴冻疮者，加红花 10g。

【制法用法】 每日 1 剂，每剂煎 2 次，滤去药渣，得药液约500ml，分早晚 2 次服，第 3 煎适当多加水外洗患处 20min。1 周为 1 个疗程，连用 2 个疗程。

【总结】 为巩固疗效，继用 1 周后停药，效果更佳。经 3 个疗程治疗后，118 例患者中，基本治愈 47 例，占 39.8%；显效51 例，占 43.2%；有效 12 例，占 10.2%；无效 8 例，占 6.8%；总有效率为 93.2%。

【处方来源】 徐保来.加味阳和汤治疗寒冷性多形红斑 36例.国医论坛，2005，20（2）：36.

3. 刘氏龙胆泻肝汤加减方

【组方】 龙胆、柴胡、黄芩各 9g，车前子 12g，地黄 30g，当归 10g，薏苡仁 20g，金银花、连翘、板蓝根、徐长卿各 15g，白鲜皮 20g，甘草 9g。

【方解】 龙胆泻肝汤是治疗湿热证的良方，在此基础上，加板蓝根、金银花、连翘清热解毒，白鲜皮既清热解毒又除湿祛风，徐长卿祛风解毒止痛，薏苡仁清热除湿。

【功效主治】 清热利湿解毒。主治湿热型多形红斑，症见红斑水肿，颜色鲜红，形如铜钱，红斑中心出现水疱，或见口腔糜烂、外阴湿烂，痒痛相兼，可伴有发热头重，体倦乏力，纳呆恶心，小便黄赤，大便黏滞不爽或便秘，舌质红，苔黄腻，脉弦滑。

【制法用法】 每日 1 剂，水煎 2 次混合，取汁 500ml，分 2～3 次服用，5 剂为 1 个疗程。

【处方来源】 刘慧文，谭新云. 龙胆泻肝汤加减治疗多形红斑 36 例. 山东中医杂志，2006，25（10）：680.

4. 消斑汤

【组方】 红花 3g，地黄 15g，水牛角 20g，大黄 5g，柴胡、当归尾、玄参、苍术、薏苡仁、山药、茯苓、蝉蜕各 10g，黄芪 15g，板蓝根 15g，甘草 3g。

【方解】 方中地黄、当归尾、水牛角、红花、柴胡凉血散血；黄芪、山药、茯苓、苍术、薏苡仁健脾燥湿，补中益气；玄参、板蓝根、蝉蜕、甘草清热解毒。

【功效主治】 凉血散血，清热解毒，健脾益气。主治多形红斑，症见双脚背及小腿外侧多个深红色丘疹，有的形似猫眼，对称，质较硬，反复发作多年，发作时常伴有低热、咽痛，可伴有发热头重，体倦乏力，纳呆恶心，小便黄赤，大便黏滞不爽或便秘，舌质红，苔黄腻，脉弦滑。

【制法用法】 每日 1 剂，每剂煎 2 次，滤去药渣，得药液约

500ml，分早晚2次服。7天为1个疗程，服后将药渣煎液外洗。

【处方来源】 刘斌湘．消斑汤治疗多形红斑60例．湖南中医杂志，2005，21（3）：82．

5. 通络活血汤

【组方】 生黄芪15g，当归12g，川芎、土鳖虫、莪术、泽泻、茯苓各9g，木瓜6g，水蛭6g，萆薢15g，牡丹皮12g，白术9g，川牛膝9g，丹参12g，桂枝9g。

【方解】 方中黄芪、白术、当归补气养血，健脾化湿，调节免疫；桂枝温经散寒通脉；莪术、土鳖虫、水蛭、木瓜祛瘀通络散结；茯苓、泽泻、萆薢利湿舒筋通络；川芎、丹参、牡丹皮、川牛膝养血活血化瘀。

【功效主治】 补气养血，通络逐瘀。主治久病不愈寒冷型多形红斑，症见皮疹呈多形性，可见红斑、丘疹、水疱，其中有彩虹状红斑，对称发生于四肢远端及面部等暴露部位为主，严重者可见于黏膜，皮损处有刺痒或刺痛感，温度偏低，伴口淡不渴，尿清便溏，舌淡苔润，脉沉迟。

【制法用法】 每日1剂，煎液2次，每次100ml，混合后分2次服，2周为1个疗程，第3次煎液湿敷患处1周。

【处方来源】 牛明珍．自拟通络活血汤治疗多形红斑48例临床观察．中国实验方剂学杂志，2009，15（4）：91．

6. 祛寒化瘀汤

【组方】 当归、芍药、玄参各12g，桂枝、红花、熟附片各9g，干姜6g，炙甘草6g，大枣7枚。

【方解】 方中桂枝温经散寒通络；附子、干姜、炙甘草温煦卫阳，祛寒胜湿；当归、红花活血祛瘀；芍药、大枣调和营卫；玄参清热凉血、泻火解毒、滋阴，与附子、干姜、桂枝等温药为伍，可制其刚燥之弊。

【功效主治】 温卫阳，祛寒湿，化瘀阻。主治寒冷性多形红斑，症见斑色暗红或紫红如冻疮，局部皮肤微痒，发于肢端、耳边等，舌质淡，苔薄白，脉沉。

【制法用法】 每日 1 剂，每剂水煎第 1、第 2 煎早晚 2 次服用，第 3 煎温洗患处，每日 2 次，每次 10min。以 12 天为 1 个疗程。

【处方来源】 周珏平．祛寒化瘀汤治疗寒冷性多形红斑．湖北中医杂志，2003，25（2）：26.

7. 桂枝汤加味

【组方】 桂枝、赤芍、当归、羌活、广防己各 10g，红花 6g，制川乌、甘草、干姜各 6g，吴茱萸 10g。

【方解】 桂枝赤芍、甘草具有解肌发表、疏风散寒、调和营卫之效，加入川乌、吴茱萸、干姜、广防己、羌活、红花、当归、赤芍后更兼温经通络、活血化瘀之功。

【功效主治】 解肌发表，调和营卫，温经通络，活血化瘀。主治寒冷性多形红斑，症见头痛发热，汗出恶风，斑片水肿，色泽紫红或暗红，发于手足或面颊，形如冻疮，指（趾）肿胀，四肢不温，遇寒加重，得热则减，可伴畏寒，小便清长，舌质淡，苔白不渴，脉浮缓或浮弱。

【制法用法】 每剂煎 2 次，每次煎 30min，每日 1 剂，日服 2 次，早晚分服。

【总结】 共治疗 60 例，其中痊愈 40 例，好转 16 例，无效 4 例，总有效率为 93.3%。配合局部外涂复方炉甘石洗剂，有糜烂渗出时用青黛散以植物油调敷患处，每天 1～2 次，效果更佳。

【处方来源】 吴宏斌．桂枝汤加味治疗轻型多形红斑 60 例观察．实用中医药杂志，2007，23（11）：699.

8. 萆薢渗湿汤

【组方】 萆薢、茯苓、地黄各 15g，黄芩 10g，金银花 30g，泽泻 15g，木通 10g，白茅根 30g，荆芥、防风、蝉蜕各 10g，甘草 3g。

【方解】 方中萆薢、茯苓、木通、泽泻利湿热；荆芥、防风、蝉蜕祛风清热止痒；地黄、白茅根清热凉血；金银花、黄芩泻火解毒；甘草调和诸药。

【功效主治】 清利湿热，疏风祛斑。主治多形红斑，症见皮损位于四肢及颜面、耳等部位，斑疹鲜红，中心有水疱损害、明显瘙痒与灼热不适感，患者口舌糜烂，可伴有轻度发热，咽痛，口渴，关节痛，心烦，大便干结，舌红苔黄或黄腻，脉多滑数。

【加减】 面颈部者，加菊花 6g、荆芥 6g；上肢者，加升麻6g；下肢者，加牛膝 6g；热盛者，加石膏 30g；便秘者，加大黄 6g。

【制法用法】 每剂煎 2 次，每次煎 30min，每日 1 剂，日服2 次，早晚分服。10 天为 1 个疗程。

【总结】 ①共治疗 66 例，其中临床治愈 51 例，显效 13 例，无效 2 例，总有效率为 96.97％。②中药关木通中含有的马兜铃酸能损伤肾小管及间质，会使近端肾小管刷状缘脱落、坏死，患者出现肾性糖尿和蛋白尿，同时有远端肾小管酸中毒及低渗尿，中药管理部门已禁止使用关木通。故此处应用川木通或通草替代。

【处方来源】 叶飞，汪黔蜀．辨证分型治疗多形性红斑 66例疗效观察．云南中医中药杂志，2003，24（4）：7.

9. 普济消毒饮合犀角地黄汤加减

【组方】 水牛角 30g，玄参、地黄、牡丹皮、黄芩各 10g，黄连 15g，金银花 30g，连翘 10g，柴胡 6g，桔梗 6g，僵蚕 10g，薄荷 6g，板蓝根 15g，升麻 6g，甘草 6g。

【方解】 水牛角清热凉血；柴胡、薄荷、升麻、僵蚕解表祛风止痒；金银花、连翘、板蓝根、黄芩、黄连清热解毒泻火；配地黄、牡丹皮、玄参凉血解毒。

【功效主治】 清营凉血，利湿解毒。主治多形红斑，症见发病常突然，除全身皮疹外，口腔、阴部、黏膜亦可有损害，有红斑、大疱、糜烂、结痂等；同时伴有发热、头痛、全身乏力、关节疼痛、咽痛、胸痛、咳嗽等症状，舌红苔黄，脉数。

【加减】 高热不退者，加生石膏 60g；小便不利者，加茵陈 30g、白茅根 30g。

【制法用法】 每剂煎 2 次，每次煎 30min，每日 1 剂，日服 2 次，早晚分服。10 天为 1 个疗程。

【处方来源】 叶飞，汪黔蜀．辨证分型治疗多形性红斑 66 例疗效观察．云南中医中药杂志，2003，24（4）：7.

10. 大血藤除湿汤

【组方】 大血藤 15g，紫草 10g，白茅根 30g，赤芍 30g，地黄 15g，牡丹皮 10g，板蓝根 30g，连翘、丹参、玄参、桑枝、姜黄各 10g。

【功效主治】 清热凉血，解毒除湿。主治多形红斑，症见皮损以水疱、肿胀为主，甚至糜烂，分布全身，常累及黏膜，舌红苔黄，脉滑或数。

【制法用法】 每剂煎 2 次，每次煎 30min，每日 1 剂，日服 2 次，早晚分服。

【处方来源】 甘肃省中医院王文春老中医经验方。

11. 金芪方

【组方】 黄芪 12g，金雀根 30g，茜草 30g，地黄 30g。

【功效主治】 益气，活血，祛风。主治寒冷性多形红斑。

【制法用法】 研粉，混匀制成糖衣片。每日 30 片，分 3 次服。

【处方来源】 上海市华山医院方丽教授经验方。

12. 益气活血温阳汤

【组方】 当归、赤芍、丹参、桂枝、党参各 9g，黄芪 15g，附子 6g，陈皮 6g。

【功效主治】 益气活血，温阳祛风。主治寒冷性多形红斑。

【加减】 寒冷显著者，加干姜 6g、炙甘草 6g；血瘀症显著者，加桃仁 9g、红花 9g。

【制法用法】 每剂煎 2 次，每次煎 30min，每日 1 剂，日服 2 次，早晚分服。

【处方来源】 上海市瑞金医院卞宗沛经验方。

13. 地肤子方

【组方】 地肤子 30g，槐花 12g，白菊花 9g，款冬花 9g，首乌藤 9g。

【功效主治】 清热利湿，解毒。主治多形红斑。

【制法用法】 水煎服，每日 1 剂。

【处方来源】 江苏南通医学院附属医院皮肤科经验方。

（二）外治处方

1. 二甘汤

【组方】 甘遂 9g，甘草 9g。

【功效主治】 消肿散结。主治多形红斑。

【制法用法】 上方水煎，先熏后洗患处各 10～15min，每日 1 次，连续 2 周为 1 个疗程。

【处方来源】 汝丽娟．二甘汤治寒冷型多形红斑 52 例．浙江中医杂志，1984，（3）：117.

2. 外洗方

【组方】 当归、芍药、玄参各 12g，桂枝、红花、熟附片各 9g，干姜 6g，炙甘草 6g，大枣 7 枚。

【功效主治】 温卫阳，祛寒湿，化瘀阻。主治寒冷性多形红斑。

【制法用法】 水煎，趁热熏蒸并泡洗患处，每日 2 次，每次 10min。

【处方来源】 周珏平．祛寒化瘀汤治疗寒冷性多形红斑．湖北中医杂志，2003，25（2）：26.

3. 外敷方

【组方】 马齿苋 30g，黄柏 30g，地黄榆 30g。

【功效主治】 清热燥湿，解毒敛疮。治疗湿热性多形红斑。

【制法用法】 上方煎水，待凉后湿敷患处，每次 20min，每日 3～5 次。

【处方来源】 金启凤，周德瑛. 中医皮肤病学. 北京：中国医药科技出版社，1999.

还可用三黄洗剂，参见药物性皮炎外治处方的相关内容。

（三）针灸处方

1. 针刺处方

【取穴】 皮损局部、血海、足三里。风寒型酌加列缺、合谷；风热型加大椎、曲池、外关；湿甚者加阴陵泉。

【操作】 皮损部常规消毒后，取三棱针用攒刺法直刺皮损红斑点的中央，进针 1～2mm，行震颤手法使针刺周围产生热胀感数秒钟退针。其他穴位用毫针行泻法，得气后留针 30min。10min 捻针 1 次，隔日治疗 1 次，5 次为 1 个疗程。

【主治】 多形红斑。

【处方来源】 徐文亮，张载义. 针刺治疗多形红斑临床观察. 中国针灸，1987，7（5）：18.

2. 单纯灸处方

【取穴】 常用穴：足三里、合谷。

【操作】 用普通灸条悬灸患部 30min 至 1h，较大的丘疹或有小水疱处灼灸 1～2 次。可酌情悬灸足三里、合谷各 5min。每日 1～2 次。治疗期间不宜沾水，局部防寒保暖。

【主治】 多形红斑。

【总结】 丘疹消失，有水疱者破溃结痂，自觉症状消失后停止灸。治疗 2 日好转 4 例，治疗 5 日好转 6 例，治疗 7 日好转 2 例。全部有效。

【处方来源】 王学红，周丽. 单纯灸治疗多形红斑 12 例临床观察. 针灸临床杂志，2007，23（9）：50.

3. 穴位注射

【取穴】 足三里。

【操作】 采用山莨菪碱（654-2）注射液，足三里穴位注射，每次 10mg，每日 1 次，左右两侧交替封闭。疗程为 7 天。

【主治】 寒冷性多形红斑。

【处方来源】 汪循东，张福局．654-2 穴位注射治疗寒冷性多形红斑．上海中医药杂志，1988，（1）：24.

二、调理方

1. 当归羊肉汤

【组成】 羊肉 500g，当归 30g，黄芪 50g，葱、姜、料酒、精盐、味精各适量。

【制法用法】 羊肉洗净切块，当归、黄芪纱布包扎，同入沙锅中，加适量葱、姜、料酒、精盐及清水，武火煮沸后，改文火慢炖至羊肉熟烂，加少量味精即可，食肉饮汤。

【说明】 用于寒冷性多形红斑。此为食补名方，能益气生血、补肾生髓，适宜气血亏虚患者及大病、久病之后身体虚弱者，产妇进补也可选用本方。

2. 调味公鸡

【组成】 仔公鸡 1 只（约 1kg），高良姜、草果各 10g，橘皮、胡椒各 5g。

【制法用法】 仔公鸡洗净切块；高良姜、草果、橘皮、胡椒捣碎，入纱布袋，同入沙锅，注水 600ml，炖熟。分 2 次热食肉喝汤。

【说明】 用于寒冷性多形红斑，症见畏寒恶风，四肢不温，腹痛便溏，手足出现红斑、血斑、水疱，皮疹紫暗色，分布对称，成批散在，不融合。自觉灼热疼痛、瘙痒。

3. 玉米饼

【组成】 玄参、白茅根各 20g，槐花 100g，玉米粉 1000g，白糖适量。

【制法用法】 玄参、白茅根加水煎 2 次，每次用水 300ml，煎半小时，取汁混合，再加槐花、玉米粉及白糖，拌匀，放瓷盘中摊平，蒸熟，切块，早晚作主食。

【说明】 用于久患多形红斑，症见遇热加重，伴咽喉痛，大便秘结，小便短赤。

○ 第二节　银屑病 ○

银屑病是一种常见的慢性复发性炎症性皮肤病，特征性损害为红斑覆有多层银白色鳞屑，好发于四肢伸侧、头皮和背部。其病因与发病机制尚未阐明，主要与遗传因素、感染、紧张、应激、药物等环境因素，以及免疫因素等有关。银屑病多发于青壮年。

本病根据临床特征可分为以下四种类型。①寻常型银屑病：皮损好发于四肢伸侧，其次为躯干和头部等处，为红色、棕红色的斑丘疹或斑块，数量、大小不定，形态可为点滴状、银币状、地图状、环状、蛎壳状等，皮疹边缘清楚，表面覆有多层银白色鳞屑，轻轻刮去鳞屑可见半透明的薄膜，称为"薄膜现象"；再轻刮则可见多个小的出血点，称为"露滴现象"。病情处于进行期可出现同形反应。若累及指（趾）甲，可出现甲板顶针样的小凹陷点，或甲增厚、沟纹、分离等；累及头皮可出现头发簇状如倒竖毛笔状，但头发不脱落。病程慢性经过，多为冬重夏轻，或冬发夏愈。②脓疱型银屑病：分为泛发性脓疱型银屑病和掌跖脓疱型银屑病两种，为在红斑基础上出现表浅细小的无菌性脓疱。③红皮病型银屑病：表现为全身皮肤弥漫性潮红、浸润、脱屑，常因寻常型银屑病处理不当而成。④关节型银屑病：除有寻常型的皮损外，还出现关节症状，表现为关节疼痛肿胀，活动受限。

银屑病在中医文献中有许多记载，如"白疕"、"松皮癣"

等。本病乃因素体肌肤燥热，复为外邪所袭，致局部气血运行失畅，或风寒所伤，营卫失调，郁久化燥，肌肤失养，或七情所伤、气机受阻，气血壅滞成瘀，或热蕴日久化火而成本病。临床多分为血热、血瘀、血燥等型。①血热型：新生皮疹不断出现，如点滴状或斑块状，表面覆盖白色鳞屑，剥去鳞屑基底有点状出血，常伴有口干舌燥、心烦易怒。部分患者瘙痒明显，多数患者不痒，并有便干、尿赤等症状，舌质红，苔薄黄。治宜清热凉血解毒。②血燥型：皮肤多呈斑块状或蛎壳状，表面鳞屑附着较紧，强行剥离后，基底出血不明显，新生皮疹较少，病程时间较血热型长，舌质淡红，苔少，脉沉细。治宜滋阴养血，祛风润燥。③血瘀型：皮肤肥厚，颜色暗红，病程较长，经久不愈，舌质暗红，有瘀斑或瘀点，脉细。治宜活血化瘀。

一、治疗方

（一）内治处方

1. 苦必春消银方

【组方】　苦参 10g，萆薢 15g，椿根皮 15g。

【方解】　苦必春消银方是黄尧洲教授经过多年临床筛选治疗银屑病的验方，以清热解毒除湿为组方原则。方中萆薢可利湿去浊、祛风通痹，临床常用于湿热疮毒、风湿痹痛、淋病白浊等。现代医学证明其有抗菌作用，还可以促进单核巨噬细胞系统吞噬功能的作用及能明显增强绵羊红细胞所致的小鼠迟发型超敏反应。苦参是临床常用清热燥湿药，是治疗湿热所致皮肤病常用药，现代研究其有确切的止痒和抗过敏作用，因其清热燥湿之力甚强，既可内服又可外用。椿根皮有清热燥湿、涩肠、止血、止泻、杀虫等功效，清·赵其光《本草求原》："椿根气平，色赤而香，能燥湿泻热，涩能收阴实肠，治湿热为病，燥痰湿，去疳虫。"诸药合用，共奏清热解毒除湿之效，使热毒得解，湿邪得导，血脉流畅，邪无所依，病遂告愈。

【功效主治】 清热解毒除湿。主治银屑病。

【制法用法】 水煎服，每日1剂，每日2次。同时用本方另煎外洗，每日2次。

【总结】 苦必春消银方疗效肯定，长期服用安全性高，药源丰富，价格低廉，既可以缓解患者的症状，又可以减轻患者的经济负担。

【处方来源】 中国中医科学院西苑医院黄尧洲主任医师经验方。

2. 祛银方

【组方】 荆芥、防风、羌活、独活、生地黄各15g，威灵仙20g，土茯苓40g，槐花、白茅根、紫草、乌梅各30g，蜈蚣2条。

【方解】 方中生地黄、白茅根清热凉血、透邪消斑；羌活、独活疏风胜湿、通络止痛；土茯苓、槐花除湿清热、解毒消斑；荆芥、防风、威灵仙祛风胜湿通络；蜈蚣解毒通络止痛；紫草凉血活血、解毒透疹；乌梅去死肌。

【功效主治】 清热解毒，活血祛风，利湿消斑。主治血热型银屑病，症见皮疹发生及发展迅速，皮损色鲜红，多为点滴状，鳞屑不能掩盖红斑，伴剧痒，口干舌燥，心烦易怒，大便干燥，小便黄，舌质红，苔白或黄，脉弦滑或数。

【加减】 血热甚，皮损鲜红者，加牡丹皮；风盛痒甚、鳞屑较多者，加乌梢蛇、僵蚕；风湿阻络、关节痹痛者，加秦艽、白鲜皮；血燥伤阴、皮损干燥呈大斑块者，加丹参、女贞子。

【制法用法】 每日1剂，水煎，早晚分服。4周为1个疗程，治疗1~3个疗程。

【总结】 所有患者在服药过程中，未发现明显不良反应，血、尿、粪常规及肝肾功能，均未发现任何异常。

【处方来源】 李黎.自拟祛银方治疗银屑病50例.中国中

3. 速效消银散

【组方】 土茯苓 30g，牡丹皮、紫草、黄芩、地黄、玄参、红花、水牛角粉、黄芪、当归、白鲜皮、金银花、半枝莲、白花蛇舌草、何首乌各 10g，蜈蚣 3 条，乌梢蛇 10g。

【方解】 方中土茯苓、半枝莲、黄芩、白花蛇舌草清热凉血解毒；地黄、玄参、水牛角粉滋阴凉血；蜈蚣、乌梢蛇、白鲜皮祛风止痒，攻毒散结；当归、牡丹皮、红花、何首乌活血养血，化瘀通络，促使鳞屑脱落；金银花气轻甘凉宣散走皮，又善清热养肺，它与黄芪配伍，一甘一苦、一润一燥、一养一泻，增强皮肤调节功能，甘温可纠正地黄及其他凉血药的阴寒，二药合用有补而不腻的特点，是凉血润燥解毒的理想佐药；紫草凉血活血，透疹解毒；甘草可调和诸药。诸药相伍，血热除、血燥解、血瘀通、疗效好，可用于血热、血燥、血瘀型患者。

【功效主治】 清热凉血，活血通络，养血润燥。主治各型银屑病。

【加减】 血热型，加大金银花、紫草、白花蛇舌草、半枝莲用量各至 20～25g；血燥型，加大地黄、牡丹皮、玄参、水牛角粉用量各至 20～25g；血瘀型，加大当归、红花、何首乌、黄芪用量各至 20～25g。

【制法用法】 水煎服，每日 1 剂，早晚分服。

【总结】 共治疗 368 例患者，治愈 296 例，好转 56 例，无效 16 例，总有效率为 95.7%。

【处方来源】 沈庆毅. 自拟速效消银散治疗银屑病 368 例. 云南中医中药杂志，2008，29（11）：39.

4. 槐地消银汤

【组方】 生槐花 30g，地黄 30g，白茅根 20g，赤芍 20g，紫草、丹参、茜草各 15g，蓼大青叶 30g，玄参、大血藤、土茯苓各 20g，板蓝根 30g。

【方解】 方中生槐花苦微寒，入肝、大肠经，凉血之功在大肠，而大肠与肺相表里，能疏皮肤风热，泄肺金之气；板蓝根、蓼大青叶、玄参、土茯苓可清热解毒；地黄、白茅根、紫草、赤芍、茜草凉血活血；丹参、大血藤可养血润肤。

【功效主治】 清热解毒，凉血活血。主治寻常型银屑病。

【加减】 因咽炎、扁桃体炎诱发者，加山豆根、牛蒡子、金银花；病变以身体上部为主者，可加红花、凌霄花；病变以身体下部为主者，可加川牛膝、天花粉；瘙痒甚者，加白鲜皮、蒺藜；大便燥结者，加大黄、栀子；皮疹鲜红热盛者，加龙胆、黄芩、牡丹皮；皮损浸润较深者，加薏苡仁、茵陈；皮疹深红，加三棱、莪术。

【制法用法】 水煎服，每日1剂，早晚分2次温服，21天为1个疗程，治疗2～3个疗程。

【处方来源】 曹庆生.自拟槐地消银汤治疗急性寻常型银屑病56例.光明中医，2009，24（1）：87.

5. 灵犀地黄汤

【组方】 羚羊角粉（冲服）2g，犀角（水牛角代）20g，地黄20g，牡丹皮、赤芍、白茅根各15g，紫草10g，蓼大青叶、板蓝根、丹参、土茯苓、苦参、白鲜皮各10g，白花蛇舌草30g，半枝莲30g。

【方解】 水牛角、地黄、牡丹皮、赤芍、紫草、白茅根主入血分，具有清热凉血消斑之功，同时地黄兼有养阴生津润燥，防清凉苦寒之品化燥伤阴之效；配合羚羊角粉、蓼大青叶、板蓝根、白花蛇舌草、半枝莲清热解毒；丹参凉血活血；土茯苓、苦参和白鲜皮解毒、祛湿止痒。

【功效主治】 清热凉血，活血解毒。主治血热型银屑病，症见新生皮疹不断出现，状如点滴状或斑块状，表面覆盖白色鳞屑，剥去鳞屑，基底有点状出血，常伴有口干舌燥，心烦易怒。部分患者瘙痒明显，多数患者不痒，并有便干、尿赤等症状，舌质红，苔薄黄。

【制法用法】 每日1剂，每剂2煎，早晚各服1次，30天为1个疗程。

【处方来源】 康文娣. 自拟灵犀地黄汤治疗血热型银屑病78例疗效观察. 辽宁中医杂志，2009，36（6）：964.

6. 凉血润燥汤

【组方】 生地黄、熟地黄、紫草、当归、牡丹皮各15g，川芎10g，赤芍10g，白鲜皮15g，白花蛇舌草15g，金银花10g。

【方解】 方中生地黄、熟地黄滋阴凉血、填精为主药；辅以当归补血养阴、和营养血；牡丹皮、赤芍、紫草清热凉血；使以川芎活血化滞、补中存通、补而不滞，使营血恢复而周流无阻；白鲜皮、白花蛇舌草、金银花清热解毒、除湿止痒。诸药合参，共收清热凉血、养阴润燥之效。

【功效主治】 清热凉血，养阴润燥。主治寻常型银屑病，症见皮损持续数年不退，颜色淡红，常呈地图状、环状，表面鳞屑细碎、干燥，冬季甚至干裂、出血，自觉干痒或干痛，常伴口咽干燥，舌质淡红少津，苔薄白而干，脉弦细。

【加减】 血热型，加白茅根15g、沙苑子15g、生槐花10g；血瘀型，加桃仁10g、红花10g、贝母10g；血虚型，加玄参10g、麦冬10g、大血藤10g。

【制法用法】 每日1剂，水煎服，每日2次，早晚分服。

【处方来源】 周海啸，巫峡，舒友廉，等. 凉血润燥汤联合窄谱中波紫外线治疗寻常型银屑病疗效评估. 中国中医药信息杂志，2009，16（4）：62.

7. 桃红四物汤加减

【组方】 益母草30g，连翘20g，当归20g，桃仁、红花、白术、茯苓、莪术、皂角刺、蜂房各10g，川芎6g，全蝎6g。

【方解】 桃仁、红花、益母草、当归、莪术、川芎活血化瘀；白术、茯苓健脾利湿；连翘清热解毒；全蝎、皂角刺、蜂房通络解毒。

【功效主治】 活血化瘀，养血补血。主治血瘀型银屑病，症见皮损为暗红色丘疹、斑丘疹，有的覆有蛎壳状银白色、灰白色鳞屑，刮去鳞屑可见一层薄膜，除去薄膜可见点状出血，有的鳞屑肥厚粗糙，遍布全身或局限于头皮、四肢等部位，大部分弥漫分布，少数聚合成片，个别有抓痕及糜烂面。同时伴随症状有痒或剧痒，面色晦暗，口唇暗紫，舌紫暗或有瘀点，脉弦细或涩。

【制法用法】 每日1剂，水煎2次，取汁500ml，早晚分服。

【处方来源】 陈励. 桃红四物汤加减治疗银屑病40例临床观察. 光明中医，2009，24（6）：1078.

8. 王氏犀角地黄汤加味

【组方】 水牛角30g，地黄20g，金银花30g，麦冬、黄芩、牡丹皮各15g，赤芍20g，生石膏50g，知母15g，白茅根30g，玄参15g，连翘20g，甘草10g。

【方解】 方中水牛角、地黄、牡丹皮、赤芍、白茅根清热凉血，金银花、连翘、黄芩清热解毒，生石膏、知母清热生津润燥，麦冬、玄参滋阴润燥，甘草调和诸药。

【功效主治】 清热凉血解毒，疏风养血，滋阴润燥。主治红皮病型银屑病，症见周身皮肤泛发红色斑块，炎症浸润明显，表面覆有大量麸皮样银白色鳞屑，皮肤干燥皲裂，瘙痒疼痛，脱屑较多，其间伴有小片正常皮岛，发热，饮食少，尿黄，便干，睡眠欠佳，舌质红绛，苔黄燥，脉滑数。

【加减】 发热期间可给予羚羊角5g、玳瑁5g，煎汁400ml代茶饮；必要时口服安宫牛黄丸。

【制法用法】 每日1剂，水煎2次，取汁500ml，早晚分服。

【处方来源】 王世勇，刘瑛琦. 中医综合疗法治疗红皮病型银屑病1例. 光明中医，2009，24（6）：1096.

9. 祛风消屑方

【组方】 地黄20g，赤芍15g，玄参、丹参、大血藤各30g，白鲜皮 20g，土茯苓 20g，荆芥、防风、僵蚕、蝉蜕、黑芝麻各 10g，当归 15g，蒺藜 12g。

【功效主治】 疏热清热，养阴活血。主治银屑病，尤以头部、上半身为重者。

【制法用法】 每日 1 剂，水煎 2 次，取汁 500ml，早晚分服。

【处方来源】 编著者经验方。

10. 银屑病方

【组方】 地黄 30g，玄参 30g，赤芍 15g，牡丹皮 20g，桃仁、红花、莪术、白花蛇舌草、全蝎、威灵仙各 10g，皂角刺 12g，薏苡仁 15g，蒺藜 12g，僵蚕 10g，土茯苓 15g，半边莲 10g，半枝莲 10g，丹参 15g。

【功效主治】 凉血解毒，活血通络。主治顽固性银屑病。

【制法用法】 每日 1 剂，水煎 2 次，取汁 500ml，早晚分服。

【处方来源】 编著者经验方。

11. 凉血活血方

【组方】 地黄、紫草、玄参各 30g，牡丹皮、赤芍、丹参各 15g，鸡血藤 30g，白鲜皮 15g，生甘草 6g。

【方解】 方中地黄、牡丹皮、赤芍、紫草、玄参清热凉血；丹参、鸡血藤活血化瘀；白鲜皮止痒；甘草调和诸药。

【功效主治】 清热解毒，凉血祛瘀。主治寻常型银屑病进期，证属血热型者，症见皮肤多出现红斑丘疹，被覆多层银白色鳞屑，形态不一，有点滴状、钱币状、地图状等，刮屑试验阳性，并可出现刺激部位诱发新皮疹的"同形反应"，伴有不同程度的瘙痒，舌质红，舌苔薄黄或黄，脉弦或数。

【加减】 痒甚，加防风 9g、乌梢蛇 9g；若苔白腻，皮损浸润较深者，此为夹湿，可选加土茯苓 30～60g；大便燥结者，加生大黄 6～9g（后下），或番泻叶 6g；伴咽痛者，加连翘 15g、牛蒡子 12g；皮疹进展迅速者，加用羚羊粉 0.3g（冲）。

【制法用法】 每日 1 剂，每剂煎 2 次，滤去药渣，分早晚 2

次服。

【处方来源】 编著者经验方。

12. 养血活血润燥方

【组方】 当归、丹参、大血藤、黄精各 30g，莪术 6g，玄参 15g，地黄 15g。

【方解】 当归、丹参、大血藤、莪术养血活血；黄精、玄参、地黄滋阴润燥。

【功效主治】 滋阴养血润燥。主治银屑病静止期，患者病情相对稳定，病程较长，皮肤干燥，皮疹色变淡，很少有新生皮疹出现，原有皮损部分消退，部分呈钱币或大片融合，有明显浸润，表面鳞屑少，附着较紧，全身症状多不明显，舌质淡暗，苔少，脉缓或细涩。

【加减】 痒甚者，加乌梢蛇、僵蚕、蜂房、全蝎等。

【制法用法】 每日 1 剂，每剂煎 2 次，滤去药渣，分早晚 2 次服。

【处方来源】 编著者经验方。

13. 防风通圣散加味

【组方】 荆芥、防风、连翘、当归、白芍、栀子各 10g，麻黄、薄荷、川芎、大黄（酒制）、芒硝各 6g，石膏 10g，黄芩 10g，桔梗 6g，甘草 6g，滑石、白术、蝉蜕、土茯苓、麦冬、乌梢蛇各 10g。

【方解】 方中以防风、麻黄、荆芥、薄荷疏风解表，使风邪从汗而解；以大黄、芒硝泻热通便，使里热积滞从大便而解；配滑石、栀子清湿利尿，引邪热从小便排出；用黄芩、石膏、连翘清泻肺胃积热；再以当归、川芎、白芍养血活血；土茯苓、白术祛湿；麦冬养阴；乌梢蛇止痒；甘草和中，调和药性，清下而不伤里。

【功效主治】 解表通里，散风清热。主治银屑病，伴大便秘结、小便短赤等表里俱实者。

【加减】 痒甚，加全蝎 6g。

【制法用法】 每日 1 剂，每剂煎 2 次，滤去药渣，分早晚 2 次服。

【处方来源】 编著者经验方。

14. 助阳止痒汤加减

【组方】 生黄芪 30g，桃仁、红花、赤芍、皂角刺各 6g，穿山甲 3g（炮制研冲）、夏枯草 9g，紫草 9g，生甘草 6g。

【功效主治】 益气化瘀。主治银屑病，证属气虚血瘀，临床表现为皮损肥厚、脱屑、瘙痒。

【制法用法】 水煎服，每日 1 剂。

【处方来源】 编著者经验方。

（二）外治处方

1. 黄连膏

【组方】 当归 15g，地黄 30g，黄连、黄柏、姜黄各 9g，香油 360g，蜂蜡 120g。

【功效主治】 清火解毒。主治银屑病进行期。

【制法用法】 用香油 360g 将药炸枯，捞去滓，下蜂蜡 120g 溶化尽，用纱布将油滤净，倾入瓷碗内，以柳枝不时搅之，候凝为度。涂搽患处，早晚各 1 次。

【处方来源】 瞿幸.中医药治疗银屑病经验谈.中国民间疗法，2008，12：3.

2. 中药酊

【组方】 生杜仲 30g，百部 30g，紫荆皮 30g，白酒 240g。

【功效主治】 祛风止痒。主治银屑病。

【制法用法】 用 65°左右的白酒浸泡 1 周。用脱脂棉蘸药酊、浸涂患处，每日早晚各 1 次。

【处方来源】 山西大同门纯德老中医经验方。

3. 中药外洗方

【组方】 蛇床子 150g，地肤子 100g，苦参 60g，红花 30g，

紫草、明矾、土茯苓各 50g，冰片 3g。

【功效主治】 清热燥湿，止痒通络。主治寻常型银屑病。

【制法用法】 药物装进药袋加水 5L，浸泡 30min 后文火煮沸 30min，取出药袋。药浴时倒入 100L 温水，然后加入药液，患者将颈以下浸泡于药液中，头部用毛巾浸药液外敷。水温控制在 37～40℃。每次药浴 30min，1 日 1 次。

【处方来源】 孙丽萍，刘邦民. 加减四物汤治疗银屑病的临床观察. 四川中医，2009，27（5）：101.

4. 药浴 1 号方

【组方】 生大黄、黄柏、苦参、虎杖各 100g，野菊花、蛇床子、蒲公英、白芷、千里光各 60g，石菖蒲、红花、薄荷、芒硝（皮硝）、白矾各 30g。

【功效主治】 清热凉血，祛风止痒。主治寻常型银屑病血热型（相当于进展期）。

【制法用法】 将前 12 味药物入蒸汽锅中，加水 180～200L，以蒸汽冲沸 20min，滤渣后倒入浴缸中，再入芒硝、白矾，溶化后待温，做全身药浴，每次 20min，每日 2 次，连续 4 周为 1 个疗程。

【处方来源】 湖南省中医院王建湘主任医师经验方。

5. 药浴 2 号方

【组方】 大地黄、全当归、大血藤各 100g，刺五加皮、地骨皮、七叶一枝花、徐长卿、蒺藜、杭白菊、威灵仙、楮桃叶、侧柏叶、丹参各 60g，花椒 30g。

【功效主治】 养血祛风，解毒收敛。主治寻常型银屑病血虚型（相当于静止期或退行期）。

【制法用法】 将全部药物入蒸汽锅中，加水 180～200L，以蒸汽冲沸 20min，滤渣后倒入浴缸中，待温后做全身药浴，每次 20min，每日 2 次，连续 4 周为 1 个疗程。

【处方来源】 湖南省中医院王建湘主任医师经验方。

6. 中药湿敷或封包

【组方】 黄柏、黄芩、防风、蒲公英、板蓝根、蛇床子、连翘、甘草各 10g。

【功效主治】 清热解毒。主治寻常型银屑病红斑严重者。

【制法用法】 加水 3000ml，水沸腾后煎 40min，煎至 1000ml 后，湿敷或封包。

【处方来源】 史月君，李波，宋顺鹏.内外治结合治疗寻常型银屑病 449 例.中医外治杂志，2008，17（6）：16.

7. 顽癣膏

【组方】 苦参、珍珠、轻粉、五倍子、黄柏、松香、百草霜、香油。

【功效主治】 祛风燥湿，润燥止痒。主治寻常型银屑病。

【制法用法】 上药共为细粉（珍珠另研后入豆腐煨），用香油调匀为糊状即可。

【处方来源】 编著者经验方。

【总结】 本方对银屑病、神经性皮炎、慢性湿疹、阴囊湿疹、股癣、痤疮后期疗效甚好。目前主张少用轻粉等汞剂，但对顽固性者，可在医师的指导下短期应用。

（三）针灸处方

1. 毫针处方

【取穴】 常用穴：三阴交、血海、膈俞、心俞。备用穴：①春季取厉兑、商阳；②夏季取内庭、大椎、曲池；③秋季取解溪、阳溪；④冬季取足三里、合谷、肝俞、肾俞。

【操作】 春刺井，夏刺荥，秋刺经，冬刺合，且春夏采用浅刺泻法，冬季采用深刺补法。

【主治】 寻常型银屑病。

【处方来源】 王元，黄秀君，东贵荣.四时针刺与银屑病的相关研究.针灸临床杂志，2005，21（3）：46.

2. 针刺拔罐处方

【取穴】 常用穴：大椎、肺俞、曲池、合谷、血海、三阴交。备用穴：分 2 组。①头面部加风池、迎香；②下肢加足三里、丰隆。

【操作】 每天 1 次，10 次为 1 个疗程，皮损好转后改为隔日 1 次，或加用三棱针点刺，然后在穴位上拔罐，取大椎、陶道、肝俞、脾俞，每日选 1～2 穴，留罐 5～10min，隔天 1 次，10 次为 1 个疗程。

【主治】 寻常型银屑病。

【处方来源】 王君伟，刘瓦利．寻常型银屑病的中医外治法．中国临床医生，2009，37（8）：572．

3. 毫针加艾灸

【取穴】 肺俞（双）、膈俞（双）、肝俞（双）、肾俞（双）。

【操作】 采用毫针针刺，肺俞行泻法，膈俞、肝俞均行平补平泻法，肾俞行补法，并留针 15min。选取肾俞及较明显皮损处行艾条灸治，每处 2～3min，以局部感温热为宜。每周治疗 2 次，5 次为 1 个疗程，共 4 个疗程。

【主治】 寻常型银屑病。

【处方来源】 梁静涛，宋旭明，廖方正．针刺背俞穴辅以局部灸法治疗银屑病的疗效观察．四川中医，2007，25（5）：105．

二、调理方

1. 槐花清蒸鱼

【组成】 槐花 15g，葱白 7 根，紫皮蒜 20g，鲫鱼或鲤鱼 500g，姜片、盐、料酒、味精、香油各适量。

【制法用法】 将鱼洗净、去鳞，保留鱼翅，去鳃及内脏，鱼体躯干部斜切 3～5 刀，放入沙锅，加葱、姜、盐、蒜、料酒和适量清水，在温火上蒸 20min，然后纳入干净的槐花，加味精、香油少许后再蒸 5min 即可食用。每周服用 2～3 次，忌烟、酒、肥甘厚味、辛辣刺激之品。

【说明】 用于银屑病患者。此食疗方功能重在清热利湿，对表现为红色丘疹上覆盖多层银白色鳞屑、口渴、便秘、苔黄腻的寻常型银屑病且湿热盛者，有较好疗效。

2. 生槐花粥

【组成】 生槐花 30g，土茯苓 30g，粳米 60g，红糖适量。

【制法用法】 将生槐花、土茯苓放入锅内，加入适量的水烧开半小时，去渣取出药液，再加入粳米煮成粥，放入适量红糖调匀便可食用。每天如此进食 1 次，10 天为 1 个疗程。

【说明】 可用于血热、血燥型银屑病患者。这种粥具有清热凉血、祛风止痒等作用。

3. 车前子薏苡仁粥

【组成】 车前子 15g，蚕沙 9g，薏苡仁 30g，白糖适量。

【制法用法】 将车前子和蚕沙分别装入棉布袋内，扎紧袋口放入锅内，加入适量的水烧开半小时，取出布袋，在汁液中加入薏苡仁煮成粥，再加入适量白糖调匀即可食用。每天进食 1 次，10 天为 1 个疗程。

【说明】 用于寻常型银屑病患者，具有清热解毒、祛风利湿之功效。

4. 桂枝薏苡仁粥

【组成】 桂枝 9g，牛膝 9g，杜仲 18g，薏苡仁 30g，白糖适量。

【制法用法】 将桂枝、牛膝、杜仲放入锅内，加入适量的水烧开半小时，去渣取出药液，加入薏苡仁煮成粥，再加白糖适量调匀，便可食用。每天食用 1 次，10 天为 1 个疗程。

【说明】 用于寻常型银屑病患者，具有清热解毒、活血通络、祛风利湿之功效。

5. 当归仙茅羊肉汤

【组成】 菟丝子 15g，当归 9g，仙茅 18g，羊肉 60g，调味品适量。

【制法用法】 将菟丝子用纱布袋装好扎紧袋口，同当归、仙茅一起放入锅中，加适量水烧开半小时，去渣取药液，于汁中加入切碎的羊肉煮成汤，再加入适当调味品便可用之。每天吃1次，7～10天为1个疗程。

【说明】 用于血燥型银屑病患者，具有祛风燥湿之功效。

◉ 第三节　单纯糠疹 ◉

单纯糠疹又称白色糠疹，是一种以发生于颜面部位的浅表性干燥鳞屑性色素减退为特征的一种慢性皮肤病。多发于儿童和青少年，也可见于成年人。发病季节以春季多见，也见于夏初及冬季。该病相当常见，症状较轻。皮损好发于颜面，尤其是双颊及额部，亦可见于颈部，躯干及四肢。阳光暴晒、皮肤干燥或营养不良可诱发本病的发生。损害可自然消退，遗留轻度色素减退。病程缓慢，数月以至1年。本病多见于儿童或青少年。春季发生较多，亦可见于初夏及冬季。

虽然中医称本病为"桃花癣"，但认为系风热郁肺，随阴气上升而成，或由饮食不节，虫邪内生，脾失健运所致。

一、治疗方

（一）内治处方

1. 黄连上清方

【组方】 黄芩12g，黄连12g，栀子、连翘、菊花、荆芥各9g，大黄5g。

【功效主治】 疏风清热泻火。主治单纯糠疹。

【制法用法】 水煎服，每日1剂。

【处方来源】 江苏省中医院管汾教授经验方。

2. 疏风清热饮加减

【组方】 荆芥、防风、苦参、皂角刺各 9g，蝉蜕、甘草各 6g，地黄 15g，金银花、菊花、黄芩各 12g。

【功效主治】 清疏上焦风热。主治单纯糠疹，临床可见皮疹色泽微红，有瘙痒及细小鳞屑，重者可有微度肿胀，口渴欲饮，舌红，脉数。

【制法用法】 水煎，每日 1 剂，分 2 次服。

【处方来源】 验方。

3. 香砂六君子加减

【组方】 党参、白术、茯苓、槟榔、使君子、半夏各 10g，炙甘草、陈皮、木香、砂仁各 3g。

【功效主治】 健脾和胃驱虫。主治单纯糠疹，临床可见皮疹淡白，边缘欠清，面色萎黄，无主观感觉，常伴脐周腹痛，食纳不佳。

【制法用法】 水煎，每日 1 剂，分 2 次服。

【处方来源】 验方。

4. 中药丸剂

【组方】 威灵仙、猪苓、栀子仁、黄芩、黄连、连翘、当归尾、泽泻各 30g，紫草、茜草根、茯苓各 45g，白鲜皮 60g，牡丹皮 30g，地黄 60g。

【功效主治】 清热凉血，除湿利水，祛风止痒。适用于单纯糠疹。

【制法用法】 上药共研细末，水泛为丸如绿豆大。每服 3～6g，每日服 2 次，温开水送下。

【处方来源】 验方。

（二）外治处方

1. 自配硼丹蜜膏

【组方】 硼砂 15g，牡丹皮 15g，黄精 12g，花椒 6g，丁香

6g，轻粉 2g，蜂蜜适量。

【功效主治】 杀虫止痒。主治单纯糠疹。

【制法用法】 将上药共研细末，过 7 号筛，加蜂蜜适量调成稀膏状，入瓶密封 3 日后使用。治疗前先用温水洗净面部，干后用硼丹蜜膏外涂患处，并反复用手在糠疹部位搓动按摩 1～2min，促使药物均匀分布与吸收，每日 3～4 次，15 日为 1 个疗程，一般 1 个疗程即可治愈。

【处方来源】 王富宽. 自配硼丹蜜膏治疗面部单纯糠疹. 中医外治杂志，2005，14（4）：47.

2. 验方一

【组方】 土槿皮 100g，千金子 0.5g，斑蝥 3 只，白酒 500ml。

【制法用法】 杀虫止痒。主治单纯糠疹。

【制法用法】 装大口瓶内，密封泡 7 天后外搽。

【总结】 斑蝥有发泡作用，应严格在医生的指导下应用。

【处方来源】 验方。

3. 验方二

【组方】 苦参 310g，百部、野菊花、凤眼草各 90g，樟脑 125g，75％乙醇适量。

【功效主治】 燥湿解毒，杀虫止痒。适用于单纯糠疹。

【制法用法】 将前 4 味药装入大口瓶内，加入 75％乙醇泡 7 天后去渣，加樟脑溶化。外涂患处，每日 1～2 次。

【组方】 验方。

二、调理方

1. 乌梅冰糖汁

【组成】 乌梅 250g，冰糖 250g。

【制法用法】 乌梅加水烧烂熟后收汁，含服。

【说明】 本方具有清热杀虫的功效，适用于白色糠疹伴有蛔虫症者。

2. 香蕉

【组成】 香蕉。

【制法用法】 每日晨起空腹食用1~2只。

【说明】 本方具有润肠通便的功效，适用于白色糠疹伴大便干结难下者。

◎ 第四节 玫瑰糠疹 ◎

玫瑰糠疹是一种常见的自限性炎症性皮肤病。好发于躯干和四肢近端，皮损为大小不等、数量不定的玫瑰色斑片，其上有糠状鳞屑。玫瑰糠疹的病程一般为4~6周，也有2~3个月的。初起损害是在躯干或四肢某处出现直径为1~3cm的玫瑰色淡红斑，有细薄的鳞屑，被称为母斑，数量为1~3个。之后在躯干部陆续出现比较小的红斑，多时可蔓延到颈部及四肢近端，一般不发生在颜面部及小腿。皮疹分批出现，所以在病人身上可以同时看到玫瑰色、黄红色、黄褐色、淡褐色的皮疹。这些皮疹大多数为椭圆形，其长轴与皮肤纹理相一致。可伴有不同程度的瘙痒。自愈或痊愈后一般不复发。

玫瑰糠疹，中医称为"风热疮"。中医认为，其病因是内有血热，复感风邪，热毒凝结，郁于肌肤，闭塞腠理而发病；汗出当风，汗衣湿透肌肤所致。中医治疗以清热、凉血、消风止痒为主。服药期间，应注意避免搔抓患处，忌食辛辣油腻饮食及腥发动风之物。

一、治疗方

（一）内治处方

1. 朱氏皮炎汤

【组方】 地黄30g，生石膏30g，牡丹皮、赤芍、知母、金银花、连翘、竹叶、生甘草各6g。

【方解】 本方由犀角地黄汤、白虎汤加减而成。方中地黄、牡丹皮、赤芍清营卫、散瘀化斑；知母、生石膏清肺胃与肌肤之热，泻火除烦而不伤胃气；金银花、连翘辛散表邪，清热解毒而不伤阴；竹叶清热透散、除烦热利尿；生甘草解毒和中。

【功效主治】 清营凉血，泄热化毒。主治玫瑰糠疹，症见肌肤赤肿，自觉发痒，痒感轻重不等。个别患者有低热、头痛、全身不适、咽喉痛、关节痛或淋巴结肿大等全身症状。

【加减】 若热重，舌苔黄厚者，加黄芩10g、马尾连10g，加强清热除湿解毒之功；湿重、皮损渗出者，加茯苓10g、泽泻10g；阴部有皮损者，可以导赤散意加木通6g；如浮肿者，同时行水消肿，加冬瓜皮30g、茯苓30g。

【制法用法】 水煎服，每日1剂。

【处方来源】 杨京慧，于振兰，杨洪军，等. 朱氏皮炎汤治疗药物性皮炎56例临床观察. 中国麻风皮肤病杂志，2005，21（4）：297-298.

2. 消疹汤

【组方】 蝉蜕、荆芥穗、赤芍、黄芩、金银花、苦参、白鲜皮、地肤子、野菊花各10g，地黄、紫草各30g，生甘草6g。

【方解】 方中黄芩、金银花、野菊花、荆芥穗、蝉蜕透表、散热、祛风、解毒，为君药；辅以苦参、地肤子、白鲜皮加强消疹止痒之力；佐以赤芍、地黄、紫草凉血和血、化瘀消斑；使以生甘草泻火解毒，调和诸药。

【功效主治】 清热凉血，祛风止痒。主治玫瑰糠疹。

【制法用法】 每天1剂，水煎服。

【处方来源】 蒋关富. 自拟消疹汤治疗玫瑰糠疹63例. 浙江中西医结合杂志，2008，18（8）：524.

3. 祛玫解毒汤

【组方】 防风10g，连翘10g，地肤子15g，白鲜皮15g，蓼大青叶 10g，牡丹皮 10g，地黄 12g。

【方解】 防风祛风解表，胜湿止痛，止痉。连翘清热解毒，消肿散结，疏散风热，有"疮家圣药"之称。地肤子利小便，清湿热。白鲜皮清热燥湿，祛风止痒，解毒。蓼大青叶清热解毒，凉血止血。牡丹皮清热凉血，活血散瘀。地黄味甘苦、性寒而入血分，清热凉血。

【功效主治】 清热凉血，疏散风热，养血润燥。主治玫瑰糠疹，日久难愈者。

【加减】 风热壅肤者，加绿豆 9g、炒牛蒡子 12g；热郁血分者，加郁金 10g、栀子 10g；血虚风燥者，加当归 12g、玄参 12g。

【制法用法】 每天 1 剂，水煎服，小儿剂量减半，10 剂为 1 个疗程。

【处方来源】 瞿平元，蔡正良. 祛玫解毒汤治疗迁延性玫瑰糠疹 65 例疗效观察. 甘肃医药，2008，27（6）：60-61.

4. 多皮饮

【组方】 茯苓 15g，白扁豆 15g，大腹皮 10g，冬瓜皮 15g，牡丹皮 10g，地骨皮、桑白皮、白鲜皮各 15g，木槿皮 10g，干姜皮 10g，蝉蜕 3g，蛇蜕 5g，五加皮 10g。

【方解】 在五皮散的基础上"以皮治皮"，运用皮材类药治疗本病，如以茯苓、扁豆皮补益脾胃、渗湿利水，为君药；配以大腹皮、冬瓜皮清热利水、行气消肿，为臣；佐以牡丹皮、地骨皮、桑白皮凉血清热，以清阴分伏热。再加上白鲜皮、木槿皮祛风活血、杀虫止痒，干姜皮驱风散寒、温肺化饮；使以蝉蜕、蛇蜕疏风止痒而不伤阴。

【功效主治】 以健脾利湿、祛风活血。主治玫瑰糠疹。

【制法用法】 每日 1 剂，水煎服。

【处方来源】 钱方. 多皮饮治疗玫瑰糠疹 43 例疗效观察. 湖南中医杂志，2001，17（5）：24-25.

5. 紫草合剂

【组方】 紫草 30g，板蓝根 15g，金银花 15g，柴胡 12g，甘草 12g。

【功效主治】 清热凉血，疏散风热。主治玫瑰糠疹。

【制法用法】 每日 1 剂，水煎服。

【处方来源】 浙江省温岭市第二人民医院张学青医师经验方。

6. 玫瑰糠疹汤

【组方】 白茅根 30g，牡丹皮 10g，地黄、紫草根、防风各 15g，蝉蜕 10g，荆芥 10g，地肤子 15g，白鲜皮 15g，蒺藜 15g，苦参 10g，甘草 3g。

【功效主治】 清热凉血，消风止痒。主治玫瑰糠疹。

【制法用法】 将上药水煎内服，每日 1 剂，小儿减半使用。

【处方来源】 河南省中医院周国秀医师经验方。

7. 玫瑰祛风汤

【组方】 当归 10g，蝉蜕 15g，浮萍 15g，金银花 30g，白茅根 20g，紫草 20g，红花 10g，苦参 10g，甘草 6g。

【方解】 方中蝉蜕、浮萍辛凉解表；金银花、白茅根、紫草清热解毒；苦参清热燥湿；当归、红花活血补血；甘草调和药性。

【功效主治】 清热祛风。主治玫瑰糠疹。

【加减】 热盛小便黄，可加木通、滑石；痒重者，加地肤子、沙苑子。

【制法用法】 水煎服，每日 1 剂，分 2 次服。

【处方来源】 彭萌. 中国验方全书. 北京：科学技术文献出版社，2002.

（二）外治处方

1. 外洗方

【组方】 苦参、蛇床子，土茯苓各 30g，花椒 10g，明矾 15g。

【功效主治】 除湿止痒。主治玫瑰糠疹。

【制法用法】 煎水外洗，每天 1 次。

【处方来源】 验方。

2. 寒水石洗剂

【组方】 寒水石 60g，炉甘石粉 60g，青黛粉 20g，冰片 4g，甘油 40g。

【功效主治】 解毒止痒。主治玫瑰糠疹。

【制法用法】 蒸馏水加至 400ml，调匀外擦患处。

【处方来源】 验方。

3. 苦参汤

【组方】 苦参 30g，蛇床子 30g，浮萍 30g，白芷 15g，野菊花 15g，石菖蒲 9g，地肤子 30g。

【功效主治】 解毒除湿止痒。主治玫瑰糠疹。

【制法用法】 煎水外洗，每天 1 次。

【处方来源】 验方。

4. 玫瑰祛风散

【组方】 地黄 30g，土茯苓 30g，知母 10g，黄芩 9g，栀子 8g，紫草 12g，关附子 25g，马钱子 5g，荆芥穗 6g，透骨草 10g，蜈蚣 3 条，冰片 15g，醋、酒适量。

【方解】 方中地黄、土茯苓、知母、黄芩、栀子、紫草、冰片、关附子清热解毒；马钱子、荆芥穗、透骨草、蜈蚣疏风通络。

【功效主治】 清热解毒，疏风祛湿，调节阴阳。主治玫瑰糠疹。

【制法用法】 上药共研细末，加醋、酒（比例 3∶1），调稀擦患处，每日 6 次，7 日为 1 个疗程，1～3 个疗程可即愈。

【处方来源】 彭萌. 中国验方全书. 北京：科学技术文献出版社，2002.

（三）针灸处方

1. 毫针处方

【取穴】 合谷、曲池、大椎、肩井、血海、足三里。

【操作】 宜泻法，留针 10～15min。

【主治】 玫瑰糠疹。

【处方来源】 验方。

2. 点刺放血法

【取穴】 身柱、风门、肝俞、脾俞。

【操作】 每取 3～4 个穴（每次 1 侧）交替使用。用三棱针在所选穴位或穴位附近血络点刺 2～3 下，使之出血，针后或加拔罐 10～15min。每日 1 次，5 次为 1 个疗程。

【主治】 玫瑰糠疹。

【处方来源】 验方。

3. 耳针

【取穴】 肺、神门、皮质下。

【操作】 留针 30min，每日 1 次。7～10 次为 1 个疗程。

【主治】 玫瑰糠疹。

【处方来源】 马绍尧. 现代中医皮肤性病学. 上海：上海中医药大学出版社，2001.

二、调理方

参照银屑病。

◎ 第五节　扁平苔藓 ◎

扁平苔藓是一种以紫红色扁平丘疹为特征的皮肤及黏膜表浅性非感染性炎症性疾病，原因不明，病程慢性。典型皮损为紫红色、多角形扁平丘疹，初起较小如针帽或粟粒大，逐渐增大至 0.5～1.0cm，境界清楚，表面有蜡样光泽，以放大镜观察可见损害表面有灰白色或乳白色带有光泽小点及纵横交错的细线（称为 Wickham 纹，具有特征性），皮疹散在或局限性分布，急性发作者可遍布全身，并可见皮疹呈线状或串状排列的同形形象。扁平苔藓可有许多不同的特殊类型，如肥厚性扁平苔藓、线状扁平苔藓、色素性扁平苔藓、毛发扁平苔藓及大疱性扁平苔藓、光化性扁平苔藓、掌跖扁平苔藓等。其好发于四肢屈侧皮肤，亦常见黏膜及指趾甲病变，甲受累的特征性表现为甲胬肉样改变，且为不可复性。亦是口腔黏膜的常见病之一，它可以发生在口腔黏膜的任何部位，以颊部好发。自觉瘙痒或无明显症状。本病好发于成年，病程慢性，多数在数年内自然消退，愈后可有色素沉着。

中医称本病为"紫癜风"。本病外因多为"风"，"湿"，风胜则痒，湿胜则缠绵不愈。内因为体虚，肝肾阴虚则虚火上炎，致暗红或紫红片状扁平苔藓，阴血不足动风而致痒。正气不足无力祛邪，致使风湿凝滞，郁于肌肤，久而不去化毒成瘀成热发为本病。总的看来，本病当从风、湿、热、瘀、虚五方面辨证治疗。

一、治疗方

（一）内治处方

1. 清肝方

【组方】　柴胡、苍术、白芍、白术、黄芩、牛膝、丹参各 6g，首乌藤、茯苓、当归、薏苡仁、地黄各 10g，栀子、炙甘草、薄荷、龙胆各 3g。

【方解】　柴胡疏肝解郁；当归、白芍养血柔肝，当归还有活血之功；白术、茯苓健脾去湿；薄荷助柴胡疏肝解表；炙甘草益气补中，并缓肝之急；加龙胆清热燥湿、泻肝火；黄芩清热燥湿；牛膝活血化瘀、补肝肾；丹参活血祛瘀；首乌藤养心安神；苍术、薏苡仁化湿健脾；地黄清热凉血、养阴生津；栀子清热利湿、凉血解毒。

【功效主治】 清热解毒，疏肝解郁，养阴安神，活血化瘀，健脾利湿。主治扁平苔藓。症见口腔黏膜反复糜烂，疼痛不适，尤以进辛辣食物为甚，口干发麻，常伴有情绪不安，紧张易怒，失眠多梦，纳呆，两胁发胀，舌质暗，舌尖红，苔薄白，脉弦细。

【制法用法】 每剂煎 2 次，滤去药渣，得药液约 500ml，分早晚 2 次服。

【处方来源】 朱卫民，张磊. 中西医结合治疗口腔黏膜扁平苔藓 22 例. 湖北中医杂志，1996，18（5）：23-24.

2. 银冬珍方

【组方】 金银花 10g，厚朴花 5g，葫芦茶、山药、麦冬各 15g，甘草 5g，珍珠末 1 支等。

【方解】 本方取金银花清热解毒，以治表邪，花性轻宣，利于治疗上焦疾病，为君药；葫芦茶、山药、厚朴花等以健脾养阴化浊，共为臣药；珍珠末养血生肌，保护口腔黏膜，为佐药；辅以麦冬滋阴祛燥，甘草解毒兼和诸药且有健脾作用，为使药。

【功效主治】 滋阴清热，利湿活血。主治口腔扁平苔藓，临床表现为口腔黏膜充血糜烂，色淡，疼痛轻，倦怠乏力，纳呆泛恶，四肢困重，口干黏腻不欲饮，大便溏薄，舌淡胖，苔白厚腻，脉滑细。

【制法用法】 用清水约 650g（约 3 碗），文火煎为约 200g（约 1 碗），每天 1 剂，分 3 次含服，连服半个月为 1 个疗程。

【处方来源】 廖军辉，赵瑞红，刘和强，等. 银冬珍方治疗口腔扁平苔藓短期疗效观察. 实用医学杂志，2009，25（13）：2181-2182.

3. 一贯煎合桃红四物汤加减

【组方】 地黄 25g，玄参、麦冬、当归、枸杞子、丹参各 15g，赤芍、天花粉、川芎各 12g，石斛 15g，桃仁 12g，红花 12g。

【方解】 方中地黄、玄参、麦冬、石斛、天花粉滋养胃阴，当归、川芎、丹参、赤芍、桃仁、红花活血养血，枸杞子滋养肾阴。

【功效主治】 滋养脾胃，活血化瘀。主治口腔扁平苔藓。

【制法用法】 每日1剂，分2次服。

【处方来源】 高振，罗晓婷.口腔扁平苔藓中医治疗现状.赣南医学院学报，2001，21（2）：198-200.

4. 乌蛇驱风汤

【组方】 乌梢蛇10g，蝉蜕6g，荆芥、防风、白芷、羌活各10g，黄连8g，黄芩、金银花、连翘各10g，生甘草6g。

【方解】 本方组成有以下3个特点：一是用虫类药搜剔隐伏之邪，乌梢蛇甘平无毒，善行走窜，《开宝本草》❶谓其"治诸风顽疾，皮肤不仁，风瘙隐疹，疥癣"；蝉蜕甘寒灵动透发，《本草纲目》谓其"治皮肤风热，痘疹作痒"，两药配伍，相辅相成，以搜剔隐伏之邪；二是重用风药疏风透邪，荆芥、防风、白芷、羌活辛能散透，辅助乌梢蛇、蝉蜕使久郁之邪复从肌表外驱；三是配用黄芩、黄连、金银花、连翘以清解郁热；甘草既能调和诸药，亦有清热解毒之功效。诸药相合，配伍默契，功效颇著。

【功效主治】 搜风剔邪，清热解毒。主治扁平苔藓，以及慢性荨麻疹、泛发性神经性皮炎、皮肤瘙痒症、结节性痒疹等顽固瘙痒性皮肤病。凡属风邪久羁，郁久化热之证，舌质红，苔黄而腻者均可使用本方。

【制法用法】 每日1剂，每剂煎2次，2次药液混合后分次服。另外，可用第3煎药汁，外用擦洗患部，每日1～2次，每次擦洗20min，可提高疗效。

【总结】 屡用屡验，效果颇佳。一般连服3个月左右可愈。

【处方来源】 中国中医科学院广安门医院朱仁康老中医经验方。

---

❶ 开宝七年（公元974年），宋太祖再次诏命刘翰、马志等人重新修订《开宝新详定本草》。最后由园林学士李昉、知制诰王祐、扈蒙等重加校勘，成书后全书合目录共21卷，命名为《开宝重定之本草》，又简称《开宝本草》。

5. 祛风通络饮

【组方】 生石膏、地黄各 15g，荆芥、苦参、蝉蜕各 6g，当归、防风、地肤子各 10g，生薏苡仁、丹参各 12g，丝瓜络 4.5g，苍耳子、乌梢蛇各 3g。

【功效主治】 疏风清热，祛湿通络。主治扁平苔藓。

【制法用法】 水煎服，每日 1 剂。

【处方来源】 验方。

6. 顾氏验方一

【组方】 牛蒡子 9g，桑叶 9g，菊花 9g，净蝉蜕 3g，僵蚕 9g，白鲜皮 9g，地肤子 9g，车前草 9g，土茯苓 30g，苦参片 9g，生甘草 3g。

【功效主治】 祛风清热，利湿止痒。主治全身性泛发性扁平苔藓。

【制法用法】 每日 1 剂，水煎服。

【处方来源】 上海中医药大学龙华医院顾伯华老中医经验方。

7. 顾氏验方二

【组方】 地黄 18g，当归 9g，白芍 9g，制何首乌 12g，肥玉竹 9g，红花 9g，莪术 9g，小胡麻 9g，炙僵蚕 9g，乌梢蛇 3g（研粉分吞）。

【功效主治】 养营活血，祛风润燥。主治局限性扁平苔藓。

【制法用法】 每日 1 剂，水煎服。

【处方来源】 上海中医药大学龙华医院顾伯华老中医经验方。

8. 顾氏验方三

【组方】 地黄 15g，玄参 9g，天冬 9g，麦冬 9g，知母 9g，黄柏 9g，生栀子 9g，白花蛇舌草 30g，丹参 12g，赤芍 9g，桃仁泥 9g，天花粉 12g，炙穿山甲 6g。

【功效主治】 养阴清热，活血化瘀。主治黏膜扁平苔藓。

【制法用法】 每日 1 剂，水煎服。

【处方来源】 上海中医药大学龙华医院顾伯华老中医经验方。

9. 顾氏验方四

【组方】 地黄 15g，黄柏 9g，知母 9g，山药 12g，山茱萸 9g，泽泻 9g，龙胆 6g，土茯苓 30g，猪苓 12g，生甘草 3g。

【功效主治】 滋补肾阴，清利湿热。主治阴部扁平苔藓。

【制法用法】 每日 1 剂，水煎服。

【处方来源】 上海中医药大学龙华医院顾伯华老中医经验方。

10. 疏肝健脾方

【组方】 牡丹皮 10g，栀子 10g，赤芍 10g，白芍 10g，当归 20g，茯苓 10g，白术 10g，生黄芪 15g，薏苡仁 30g，陈皮 5g，黄芩 10g。

【功效主治】 疏肝健脾。主治口腔扁平苔藓（糜烂型）。

【加减】 局部糜烂，加地肤子 30g、白鲜皮 10g；伴心烦喜怒，加香附 10g、郁金 10g；局部充血明显并伴手足心热，加地骨皮 15g、青蒿 15g。

【制法用法】 每日 1 剂，水煎服。1 个月为 1 个疗程。

【处方来源】 北京中医药大学东直门医院赵丽娟主任医师经验方。

11. 滋阴活血化瘀方

【组方】 地黄 15g，玄参 12g，麦冬 15g，当归 15g，枸杞子 15g，赤芍 12g，丹参 15g，天花粉 12g，川芎 12g，石斛 12g，桃仁 10g，红花 10g。

【功效主治】 滋阴，活血化瘀。主治口腔黏膜扁平苔藓。

【加减】 口干症重者，重用石斛、天花粉、地黄、玄参、麦冬；肾虚症状明显者，加女贞子、牛膝；局部充血，糜烂或溃疡者，重用桃仁、红花，必要时加石膏、知母以清胃火；睡眠差者，加夜交藤。

【制法用法】 每日 1 剂，水煎服。

【处方来源】 湖北中医药大学附属医院翁候年医师经验方。

（二）外治处方

1. 中药雾化

【组方】 丹参 30g，蒲黄 10g，红花 10g，甘草 5g。

【功效主治】 活血，化瘀，敛疮。主治口腔扁平苔藓。

【制法用法】 选用其制成成品，选用 CWS-2B 超声雾化器，每日 1 次，每次 15min，10 次为 1 个疗程，连续应用 3 个疗程。

【处方来源】 高振，罗晓婷. 口腔扁平苔藓中医治疗现状. 赣南医学院学报，2001，21（2）：198-200.

2. 百部膏

【组方】 百部 9g，白鲜皮 9g，大风子 9g，血竭 9g，当归 9g，木鳖子 9g，狼毒 9g，黄柏 12g，雄黄 5g，凡士林适量。

【功能主治】 散风除湿止痒。主治线状扁平苔藓。

【制法用法】 上药研为细末，用凡士林调成 20％软膏，每日涂擦 1 次。

【处方来源】 陕西省宜君县棋盘医院陈维民医师经验方。

3. 酊剂

【组方】 大风子 20g，乌梅 20g，鸦胆子 20g，生薏苡仁 20g，花椒 20g，槟榔 20g，紫草 20g，香附 25g，大黄 15g，丹参 20g，黄芩 25g，苍术 20g，白酒适量。

【功能主治】 消炎止痒。主治扁平苔藓。

【制法用法】 加白酒浸泡 60 天，过滤备用，日擦患处 4～5 次，4 周为 1 个疗程。

【处方来源】 辽宁中医药大学附属医院姜耀武主任医师经验方。

4. 金地玄含漱液

【组成】 金银花 15g，地黄 15g，玄参 15g。

【制法用法】 煎汤 1 大碗，待冷却后用于漱口。每日 3 次，含 5min 后唾弃。

【说明】 具有清热解毒的功效，主治糜烂型口腔扁平苔藓。

（三）针灸处方

1. 耳针处方

【取穴】 口、舌、神门、心、交感、肝、脾、内分泌、胃、大肠、小肠。

【操作】 针刺 5 个疗程。选 1.65cm 长不锈钢耳针，取耳穴两侧交替用，手法以速进针、轻捻转、强刺激为主，每隔 5min 行针 1 次，留针 30min，每日 1 次，5 次为 1 个疗程，出针后用酒精棉球压孔穴 1～2min 预防出血。

【主治】 口腔黏膜扁平苔藓。以糜烂为主，范围广，面积大，波及两颊部、上下龈及口唇，呈慢性炎性反应，常伴心烦、易怒、头昏目眩、口苦舌干、疲倦乏力。

【处方来源】 张松梅.耳针治疗扁平苔藓 50 例报告.华西口腔医学杂志，1994，12（3）：219.

2. 梅花针加灸疗

【取穴】 阿是穴。

【操作】 用梅花针重叩局部出血，然后用温和灸 20min，以患者能耐受为宜，每日 1 次。

【主治】 顽固性扁平苔藓。

【处方来源】 验方。

3. 体针

【取穴】 主穴：侠溪、中渚（双侧）。配穴：脾胃湿热，加足三里、内庭；气血两亏，加曲池、足三里；肝气郁结，加阳陵泉、行间；肾虚湿热下注，加阴谷、三阴交。

【操作】 实证用泻法，虚证用补法。

【主治】 扁平苔癣。

【处方来源】 验方。

二、调理方

山药粳米粥

【组成】 新鲜山药 200g,粳米 100g。

【制法用法】 新鲜山药洗净切片;粳米 100g,淘净煮粥,入山药片同煮至粥成,每次食用 1 小碗。

【说明】 具有健脾补肺消斑的功效,主治口腔扁平苔藓伴久病体虚者。

第九章

结缔组织病

◎ 第一节 红斑狼疮 ◎

红斑狼疮是一种自身免疫性疾病。红斑狼疮可分为系统性红斑狼疮、盘状红斑狼疮、亚急性皮肤型红斑狼疮，后者是一种介于前两者的皮肤病变。

盘状红斑狼疮主要侵犯皮肤，是红斑狼疮中病情最轻的类型，少数可有轻度内脏损害，约5％的患者可转变为系统性红斑狼疮。皮肤损害初起为一片或数片鲜红色斑，绿豆至黄豆大，表面有黏着性鳞屑，以后逐渐扩大，呈圆形或不规则形，边缘色素明显加深，略高于中心。中央色淡，可萎缩、低洼，整个皮损呈盘状（故名盘状红斑狼疮）。盘状皮损在日光暴晒或劳累后加重。头皮上的损害可引起永久性脱发。系统性红斑狼疮能累及身体多系统、多器官，在患者的血液和器官中能找到多种自身抗体。治疗不当易反复发作，每次复发都有可能加重病情。

红斑狼疮中医称为"红蝴蝶"、"鬼脸疮"等。其病因常为禀赋不足，肾阴亏损，虚火内生，不能耐受日光热度，两热相搏，壅阻肌肤而发，内蕴脏腑而成。

一、治疗方

（一）内治处方

1. 叶氏狼疮方

【组方】 白花蛇舌草 25g，紫草 10g，半枝莲 20g，全蝎 2g

（或蜈蚣 2 条），丹参 15g，益母草 15g。

【方解】 方中以大剂量白花蛇舌草配合紫草、半枝莲以解毒清热、凉血；以全蝎或蜈蚣通络祛邪；两组药物联用以截断病因，均为方中主药。辅以丹参、益母草活血化瘀。

【功效主治】 清热解毒，化瘀通络。主治狼疮肾炎。

【制法用法】 水煎服，每日 1 剂。

【处方来源】 中山大学附属第一医院叶任高教授经验方。

2. 狼疮方

【组方】 秦艽 30g，苦参 15g，大血藤 30g，当归 15g，生黄芪 60g，防风 30g，黄连 12g，乌梢蛇 20g，漏芦 12g，丹参 15g，党参 20g，山茱萸 12g，黄柏 10g，生甘草 10g，炙大黄 30g。

【方解】 方中秦艽、大血藤、丹参能活血通络，当归、生黄芪、党参可益气养血，苦参、黄连、漏芦、黄柏、大黄、生甘草可清热解毒泻火，防风、乌梢蛇可祛风通络，山茱萸可滋补肝肾。

【功效主治】 清热解毒，活血化瘀。主治红斑狼疮，症见全身乏力，肌肉关节酸痛，高热，皮肤发斑，出血，烦躁，舌红紫暗，苔黄白腻，脉细数无力。

【加减】 出现神志障碍症状者，加玳瑁；出血者，加白茅根、地黄、牡丹皮；小便淋漓者，加海金沙、车前子；阴虚者，加沙参、玄参、石斛、玉竹；头晕眼花者，加川芎、菊花、钩藤；失眠者，加莲子心；阴虚明显者，加黄精、冬虫夏草；心慌、心悸者，加紫石英；血瘀明显者，加三棱；血热红斑者，加鸡冠花、玫瑰花；腹胀者，加厚朴、香附；气虚毒热未清者，重用秦艽、乌梢蛇、黄芪；胸闷、气郁者，加厚朴、紫苏梗；关节疼痛者，加刘寄奴、伸筋草；腰背疼痛者，加菟丝子、川续断。

【制法用法】 水煎服，每日 1 剂，分 3 次服。

【处方来源】 朱强伟. 浅谈系统性红斑狼疮的中医辨证治疗. 中医药管理杂志，2006，14（4）：53-54.

3. 喻氏红斑狼疮方

【组方】 太子参 15g，生黄芪 30g，当归 10g，山茱萸 15g，白马骨 15g，檵木 20g，鬼箭羽 30g，半枝莲 15g，乌韭 15g，天仙藤 15g，何首乌藤 15g，蜂房 15g，益母草 20g，黄精 30g，菟丝子 15g。

【方解】 方中黄精、菟丝子补肾之精；当归、山茱萸肉补肝血、化肾精；太子参、黄芪补肺脾之气；半枝莲、蜂房、乌韭解毒化瘀，尤其是乌韭，又名小叶野鸡尾，为万能解毒药，最能消除红斑狼疮之瘀毒；白马骨、檵木、鬼箭羽、益母草、天仙藤、何首乌藤活血通络、化瘀解毒。红斑狼疮患者气阴两虚，因虚致瘀致滞，因瘀滞不通而产生邪毒，故应用上述活血化瘀药物而无破气逐瘀药伤气血之弊，且诸药又兼有通络解毒之长。本方调补肺、脾、肾，重点补肾的精气，使精气血化生不息及阴阳平衡调畅，加入解毒化瘀通络之品，共同调整免疫功能，清除抗原抗体复合物，改变红斑狼疮病态，恢复正常生态。

【功效主治】 益气养阴，活血通络，解毒化瘀。主治系统性红斑狼疮。

【加减】 ①急性发作期及慢性活动期以清热解毒为主，本方去太子参、生黄芪、当归、山茱萸、菟丝子等，加生石膏 30g、板蓝根 20g、十大功劳 20g、生玳瑁 20g、紫草 20g、赤芍 10g、牡丹皮 10g，着重清热凉血、解毒化瘀。②红斑狼疮合并肾功能损害，有蛋白尿、管型、尿中有红细胞等，本方加蝉蜕 15g、琥珀 6g、鸭跖草 20g、下山蜈蚣（草药）20g，去黄精、菟丝子、山茱萸。若肌酐、尿素氮升高，加萆薢 20g、石菖蒲 6g、土茯苓 30g 以分清别浊。③红斑狼疮合并肝功能受损，本方去黄精、菟丝子，加绣花针（草药）30g、茵陈 10g、地耳草（田基黄）15g。④若合并心肌损害，则加五味子 10g、麦冬 10g。

【制法用法】 每日 1 剂，水煎 3 次，每次煎 150～200ml，分别于三餐饭后服。

【总结】 本方对慢性系统红斑狼疮有良好疗效，服用本方可以较为顺利地撤减激素及免疫抑制药。对于急性发作期、慢性活动期红斑狼疮及合并多脏器损害者亦可应用本方加减化裁。应用本方治疗数百例红斑狼疮患者，大多数临床症状消失，可恢复正常工作和生活。

【处方来源】 江西中医药大学喻文球主任医师经验方。

4. 钟氏红斑狼疮方

【组方】 青蒿（后下）、秦艽各10g，甘草、牡丹皮各6g，玄参、地黄、鳖甲（先煎）、水牛角（先煎）各15g。

【功效主治】 清热解毒，入络搜邪。主治红斑狼疮。

【加减】 热盛、斑疹红赤者，加蓼大青叶、紫草；浮肿者，加玉米须；痹痛者，加乌梢蛇、络石藤；胃纳不佳者，加麦芽、鸡内金。

【制法用法】 水煎服，每日1剂。

【处方来源】 广州中医药大学第一附属医院钟嘉熙主任医师经验方。

5. 狼疮汤

【组方】 白花蛇舌草30g，水牛角粉16g（冲），雷公藤（去皮）15g，白鲜皮15g，紫草15g，地黄30～80g，牡丹皮10g，赤芍10g，蜂房10g，白芷10g，茯苓10g，锦灯笼15g，茜草根15g。

【方解】 白花蛇舌草、锦灯笼、蜂房、白鲜皮、雷公藤清解热毒，为君药；紫草、地黄、牡丹皮、赤芍、茜草根凉血化瘀，为臣药；茯苓淡渗化湿兼制地黄之滋润，为佐药；白芷走阳明经，为使药。

【功效主治】 解毒清热，凉血化瘀。主治红斑狼疮气营两燔，毒瘀痹络，邪实正未虚之早、中期服用。

【加减】 热甚者，可加生石膏；口干咽燥者，加玄参、麦冬；便秘者，加川大黄；口唇溃烂者，加黄连、栀子；小便不利者，加瞿麦、萹蓄；气虚者，可加生黄芪、西洋参。

【制法用法】 水煎服，每日1剂，分2次服。

【处方来源】 包头铁路医院齐文野主任医师经验方。

6. 消毒灵

【组方】 地黄20g，赤芍15g，牡丹皮15g，牛膝15g，苦参15g，蒲公英20g，紫花地丁20g，天花粉15g，当归15g，连翘15g，黄芩15g，甘草10g。

【功效主治】 清心火，凉血热，解热毒。主治红斑狼疮。

【制法用法】 先将上药用适量水浸泡30min，再放文火上煎煮30min，每剂煎2次，将两次煎出的药液混合。每日1剂，早晚各服1次。

【处方来源】 黑龙江中医药大学韩百灵主任医师经验方。

7. 地黄养阴清热方

【组方】 地黄30g，女贞子9g，黄精12g，川续断9g，玄参30g，黄柏9g，桔梗4.5g，杏仁9g，牡蛎30g，连翘3g，绿豆12g，黑豆12g。

【功效主治】 补肾，养阴，清热解毒。主治红斑狼疮。

【加减】 阴阳两虚者，加党参9g、知母5g、吴茱萸9g、杜仲12g、酸枣仁9g、大枣5枚；虚实夹杂者，加桂枝3g、知母3g、牡丹皮6g、栀子9g、黄芩4.5g、金银花9g。

【制法用法】 水煎服，每日1剂。

【处方来源】 上海医科大学附属中山医院秦万章经验方。

8. 倍芪虫蛇方

【组方】 ①生黄芪60～90g，大血藤24～30g，玄参15g，地黄24～30g，板蓝根30g，紫草30g，桑寄生24g，淫羊藿24～30g，丹参24～30g，生蒲黄9g，威灵仙15～24g，蜈蚣2条，全蝎9g，土鳖虫9g，乌梢蛇9g，琥珀末9g，甘草30g，鸡内金9g。水煎服。②半枝莲30g，白花蛇舌草30g，瞿麦根30g，石大年30g，苦荞头15～30g，白首乌15～24g，无花果30g，蛇头一颗草 30g。水煎服。

【功效主治】 清热解毒，活血化瘀，养阴益气，健脾除湿。主治红斑狼疮。

【制法用法】 上述两方可同时煎服。

【加减】 ①方如虫药不全，可选加白花蛇、蕲蛇、僵蚕、地龙等；②方中前 5 种可选用 2～3 种，如后 3 种缺，亦可从略。

【总结】 本方重用解毒、扶正之品，治疗红斑狼疮邪毒炽盛、阴虚阳亢之征候，可取得较好疗效。

【处方来源】 成都中医药大学王渭川老中医经验方。

9. 化斑解毒汤

【组方】 制首乌 12g，桑椹子 15g，紫草 10g，土茯苓 15g，虎杖 30g，生地黄 15g，牡丹皮 10g，水牛角 30g。

【方解】 何首乌、桑椹子滋养肝肾，补益营阴；生地黄、牡丹皮、水牛角、紫草、土茯苓、虎杖清营泻热、凉血解毒。

【功效主治】 清营解毒，补肾滋阴。主治系统型红斑狼疮的营阴热毒证，对以皮损为主者亦可选用。

【制法用法】 水煎服，每日 1 剂。

【处方来源】 汪履秋经验方。

10. 张氏狼疮方

【组方】 蒲公英 30g，紫草 15g，连翘 12g，银花 12g，七叶一枝花 15g，地丁草 5g，甘中黄 9g，生薏苡仁 30g，当归 10g，鹿衔草 15g，泽泻 12g，人造牛黄 1g。

【功效主治】 清热化湿，凉血解毒。主治红斑性狼疮之湿热瘀毒证，症见面红发斑，鼻准红紫，或见手背及其他部位出现斑疹。

【制法用法】 水煎服，每日 1 剂。

【加减】 如见斑色暗者，属阴毒，上方去人造牛黄、甘中黄、地丁草，而加炙麻黄、鹿角霜、鹿角胶、肉桂等；若见斑色红，或见肿块甚至有毒积化脓者，为阳毒热郁，可加败酱草、元参、青蒿等；若饮食有碍，肢体困乏，当去七叶一枝花，而加白术、黄芪。

【处方来源】 张绚邦经验方。

（二）外治处方

清凉膏

【组方】 当归 30g，紫草 6g，大黄面 4.5g，香油 480g，蜂蜡 120g。

【功效主治】 清热解毒，凉血止痛。主治红斑狼疮。亦治烫伤、烧伤等；多形红斑（血风疮）、牛皮癣（白疕）等炎症性干燥脱屑皮损。

【制法用法】 以香油浸泡当归、紫草 2～3 日后，用微火熬至焦黄，离火，将油滤净去滓，再入蜂蜡加火熔匀，待冷后加大黄面搅匀成膏，外敷患处，每日 1～2 次。

【处方来源】 范瑞强，禤国维. 中西医结合治疗皮肤病性病. 广州：广东人民出版社，1996.

（三）针灸处方

1. 毫针

【取穴】 百会、风池、大椎、曲池、合谷、肾俞、足三里、血海、太冲。

【方解】 祛风选用风池、合谷，清热选用大椎、曲池，益气选用肾俞、足三里，调血选用血海、太冲，百会为调节诸经之穴。

【操作】 进针得气后，以捻转结合提插，施平补平泻法，留针 30min，隔日 1 次。均以 6 个月为 1 个疗程，疗效不显者再续 1 个疗程，2 个疗程之间间隔不超过 14 天。

【主治】 红斑狼疮初期。

【处方来源】 王宏亮，汪英华. 祛风温阳通络法为主治疗系统性红斑狼疮 32 例. 上海中医药杂志，2000，34（5）：21-23.

2. 毫针加皮肤针

【取穴】 肝俞、肾俞、脾俞、曲池、足三里、三阴交、夹脊穴。

【方解】 系统性红斑狼疮是一种与自体免疫功能异常有关的疾病，背俞中肾俞为先天之本，脾俞为后天之本，肝俞调畅全身气机，以肝俞、脾俞、肾俞三穴配伍应用，可起到固本培元、调和气血的作用；皮肤针叩刺夹脊穴亦可改善内脏功能，调整人体免疫功能。

【操作】 以肝俞、肾俞、脾俞为主重手法刺激，配合曲池、足三里、三阴交平补平泻，以皮肤针叩刺夹脊穴，以出血为度。

【主治】 红斑狼疮属气血亏虚兼血瘀证。

【处方来源】 张利众，白小莉. 针刺治疗系统性红斑狼疮一例. 光明中医，2006，21（5）：68.

二、调理方

1. 海带荷叶扁豆粥

【组成】 水发海带 50g，鲜荷叶 3 张，白扁豆 50g。

【制法用法】 将扁豆洗净加水煮八成熟，放入切碎的海带和切碎的鲜荷叶，共同煮烂成粥。

【说明】 海带性咸寒，可清热利水；荷叶有清热解暑健脾的作用；扁豆味甘性平，有健脾和中、消暑化湿的功效。本食疗方适用于早期热毒炽盛型系统性红斑狼疮，有低热尿少、便干胃口不佳者。

2. 柴胡根丝瓜薏仁汤

【组成】 柴胡 30g，嫩丝瓜 1 条，薏苡仁 50g。

【制法用法】 将柴胡入锅，加水煎煮，去渣留汁；嫩丝瓜去皮切段；将薏苡仁用柴胡汁煮烂，加丝瓜煮 5min 即成。

【说明】 柴胡有清热凉血疏肝的作用，丝瓜性甘凉、凉血解毒，用于早期系统性红斑狼疮发热或感冒时。红斑狼疮患者的注意事项：在急性活动期应以卧床休息为主，但当药物已能充分控制症状时，应鼓励其活动，以后可根据情况适当参加社会活动和工作，儿童尽可能复学。应注意劳逸结合。最好是低脂肪膳食。

3. 黄芪党参大枣粥

【组成】　黄芪 60g，党参 30g，大枣 10 枚，糯米 100g。

【制法用法】　黄芪、党参同煮去渣取汁；糯米、大枣共同下锅煮粥后，兑入药液煮片刻，加入白糖适量，食用。

【说明】　黄芪性味甘平，入肺、脾经，有补气益中、固表止汗的作用；党参性味甘平，入肺、脾经，有补气益肺、养血生津的作用；大枣性味甘温，入肺、胃经，可健脾胃、调和百药、益气生津；糯米性味甘温，入脾、胃、肺经，补中益气，治口渴、尿多。本方具有益气养阴、滋补肝肾之功，用于红斑狼疮伴有心悸、胸闷气短、心烦不眠、四肢乏力、腰酸软、盗汗、脱发、咽干口燥、精神倦怠、面色苍白、舌红苔少、脉细弱等气阴两伤表现者。

◎ 第二节　皮肌炎 ◎

皮肌炎是一种以皮肤、肌肉损害为突出表现的自身免疫性结缔组织病。以受累皮肤（面颈部、眼周等部位）淡紫红色水肿性红斑、肌痛、肌无力等为主要临床特征，也可累及其他脏器。只侵犯肌肉而无皮肤损害者，称为多发性肌炎。皮肌炎可发生于任何年龄，发病高峰儿童在 5～15 岁，成人在 30～50 岁，女性略多于男性。发病可能与肿瘤、感染、药物、内分泌、代谢等因素有关。

皮肌炎属中医"肌痹"、"痿症"、"虚劳"等范畴。邪毒外侵或内生是皮肌炎、多发性肌炎的主要致病因素；瘀毒互结、痹损脉络是其主要病机；先天不足，脏气亏虚是其发病的内在根据，是疾病演变的根本，贯穿于整个发病过程。

一、治疗方

（一）内治处方

1. 清血解毒汤

【组方】 生石膏 60g，知母 30g，生甘草 15g，玄参 15g，金银花 30g，蓼大青叶 15g，地黄 30g，牡丹皮 15g，赤芍 15g，白花蛇舌草 60g，玳瑁 10g。同时服用五痹解毒胶囊（药物组成：水牛角、珍珠、地黄、牡丹皮等）。

【方解】 石膏和知母同用既可大清气分之热，又可滋阴保津；金银花、蓼大青叶、白花蛇舌草、玳瑁清热解毒；玄参、地黄、牡丹皮、赤芍活血凉血滋阴；配合五痹解毒胶囊加强清热解毒之功。

【功效主治】 清热解毒，散瘀通络，凉血消斑。主治皮肌炎急性进展期，症见高热烦躁，肌肉、关节疼痛无力，胸闷心悸，严重者可见神昏谵语、抽搐，皮肌炎有紫红色水肿性斑、面、颈和胸部红斑，舌红绛，苔黄厚，脉数等。常有感染、出血等并发症。

【加减】 高热不退者，加羚羊角、人工牛黄；红斑明显者，加鸡冠花、凌霄花、西红花；湿热偏盛者，加二妙散或四妙汤。

【制法用法】 每剂煎 2 次，滤去药渣，得药液约 500ml，分早晚 2 次服。

【处方来源】 李桂，钮含春，李晓云，等. 李学增治疗皮肌炎/多发性肌炎经验. 河北中医，2009，31（4）：485-486.

2. 活血解毒汤

【组方】 黄芪 30g，丹参 30g，大血藤 30g，鬼箭羽 30g，白花蛇舌草 30g，桂枝 10g，山茱萸 15g，杜仲 15g，秦艽 15g，重楼 30g。同时加服五痹胶囊（药物组成：土茯苓、威灵仙、薏苡仁、黄芪等）。

【方解】 方中黄芪、山茱萸、杜仲培元固本，丹参、大血藤、鬼箭羽、桂枝活血通阳散瘀，白花蛇舌草、重楼清热解毒，秦艽清热利湿，配合五痹胶囊益气培元、清热解毒。

【功效主治】 清热解毒，活血散瘀，益气培元。主治皮肌炎稳定缓进期。

【制法用法】 每剂煎 2 次，滤去药渣，得药液约 500ml，分早晚 2 次服。

【处方来源】 李桂，钮含春，李晓云，等. 李学增治疗皮肌炎/多发性肌炎经验. 河北中医，2009，31（4）：485-486.

3. 和血解毒汤

【组方】 首乌藤 15g，大血藤 15g，天仙藤 15g，钩藤 15g，当归 20g，丹参 20g，生黄芪 20g，太子参 15g，沙参 15g，赤芍 15g，白芍 15g，白花蛇舌草 30g。同时加服五痹扶正胶囊（药物组成：黄芪、山茱萸、大血藤、地黄等）。

【方解】 方中首乌藤、大血藤、天仙藤、钩藤、当归、丹参、赤芍活血通络，生黄芪、太子参、沙参、白芍益气养阴和血，白花蛇舌草清热解毒，配合五痹扶正胶囊宣痹扶正。

【功效主治】 益气养阴，调和阴阳，清解余毒。主治皮肌炎，病程较长，气血两伤，阴阳失调，呈现一派气阴未复、邪毒留恋之象，出现以肌肉萎缩、肌无力为主要表现的一系列症候。

【加减】 气血亏虚者，加八珍汤益气养血；肝肾阴虚者，加二至丸补益肝肾；脾肾阳虚者，加用淫羊藿、杜仲健脾益肾。

【制法用法】 每剂煎 2 次，滤去药渣，得药液约 500ml，分早晚 2 次服。

【处方来源】 李桂，钮含春，李晓云，等. 李学增治疗皮肌炎/多发性肌炎经验. 河北中医，2009，31（4）：485-486.

4. 小柴胡汤加减

【组方】 柴胡 20g，黄芩 15g，制半夏 15g，干姜 8g，党参 15g，炙甘草 8g，大枣 15g，赤芍、白芍各 15g，炒当归 10g。

【方解】 本方由小柴胡汤化裁而成，柴胡配黄芩，内清外透，以透为主，和解少阳；半夏配干姜和胃降逆；党参、炙甘草、大枣益气健脾；当归、赤芍、白芍养血滋阴柔肝。小柴胡汤上可及于头目，中可及于胸胁，下可及于血室，既可和解少阳，枢机得利，使三焦通畅，又可舒肝解郁，调畅气机，疏血散结。用于皮肌炎证属少阳气郁发热之证。

【功效主治】 疏肝解郁。主治皮肌炎，症见胸胁满闷，时低热，乏力汗出，频外感，舌质红，苔白，脉细弦。

【制法用法】 每剂煎2次，滤去药渣，得药液约500ml，分早晚2次服。

【处方来源】 薛蓓云. 小柴胡汤临证治验3则. 现代中西医结合杂志，2009，18（21）：2588.

5. 升麻鳖甲汤加减

【组方】 地黄30g，升麻20g，鳖甲5g，当归10g，牡丹皮10g，紫草20g，赤芍15g，仙鹤草30g，玄参10g，川黄连3g，金银花20g，竹叶10g。

【方解】 升麻透疠毒，鳖甲泄热守神，当归和调营血，加上地黄、牡丹皮、紫草、赤芍、玄参、川黄连、金银花、竹叶清热凉血、养阴透热。

【功效主治】 清热解毒，凉血化斑，滋阴养血。主治皮肌炎，临床表现为四肢及额部多发性散在红斑，局部有压痛，四肢无力，活动障碍，低热夜甚，四肢关节疼痛，口干咽痛，纳呆，尿黄，舌质红，苔薄黄，脉细数无力。

【制法用法】 每剂煎2次，滤去药渣，得药液约500ml，分早晚2次服。

【处方来源】 马济佩. 升麻鳖甲汤应用举隅. 北京中医，2001，20（1）：55-56.

6. 治皮肌炎方

【组方】 青蒿10g，鳖甲30g（先煎），地骨皮30g，知母

10g，牡丹皮 10g，红条紫草 10g。

【功效主治】 滋阴清热。用于皮肌炎、红斑狼疮。

【制法用法】 每剂煎 2 次，滤去药渣，得药液约 500ml，分早晚 2 次服。

【处方来源】 广州中医药大学邓铁涛老中医经验方。

7. 参芪沙参方

【组方】 地黄、沙参、麦冬各 15g，黄芪、络石藤各 20g，大血藤 30g，紫草、牡丹皮各 12g。

【功效主治】 扶正祛邪，邪益气养阴，调和阴阳。主治皮肌炎。

【加减】 发热、红斑显著者，加蓼大青叶、金银花、蒲公英；肌肉疼痛伴畏寒者，加附子、淫羊藿、羌活；病久者，加红花、丹参；合并癌症者，加白花蛇舌草、蜀羊泉。

【制法用法】 水煎服，每日 1 剂。

【处方来源】 上海中医药大学曙光医院夏少农老中医经验方。

8. 活血补气复方

【组方】 党参 15g，黄芪 15g，地黄 15g，大血藤 15g，紫草 9g，白芍 9g。

【功效主治】 活血补气。主治皮肌炎。

【制法用法】 每日 1 剂，煎汤内服。

【处方来源】 单一君. 中医中药治疗皮肌炎 50 例临床观察及其机理研究. 中医杂志，1985，1（1）：41-42.

9. 全蝎蜈蚣粉

【组方】 蜈蚣、全蝎各等份。

【功效主治】 解毒通络。主治皮肌炎。

【制法用法】 研细末冲服，每次 1.5g，每日 2～3 次。

【处方来源】 验方。

10. 益元清热祛湿汤

【组方】 黄芪 100g，当归 20g，金银花 100g，紫花地丁 50g，牡丹皮 20g，马勃 20g，玄参 25g，甘草 15g，板蓝根 20g，柴胡 15g，紫草 20g，鹿角霜 20g，黄柏 50g。

【方解】 皮肌炎多因正气不足，感受湿热之邪，湿热蕴于经络、肌肤、关节，使气血郁滞不通，属本虚标实之证。本方正是立足于此。方用黄芪扶正固本为要。金银花、紫花地丁、马勃清热解毒；紫草清热凉血解毒；苍术、黄柏除标实的湿邪；玄参滋阴清热；鹿角霜温阳，制黄柏、紫花地丁等的苦寒，防苦寒化燥伤阴；久病必瘀，故伍丹皮、当归化瘀通络。柴胡清热疏肝；板蓝根清热解毒凉血。诸药合用，既可益气扶正治本，又可清热解毒除湿治病标，对于阴阳交错、虚实错杂者有效。

【功效主治】 益气扶正，清热除湿。主治皮肌炎，湿热阻络之证。

【制法用法】 水煎服，每日 1 剂。

【处方来源】 齐连仲经验方。

（二）外治处方

1. 外洗方

【组方】 生侧柏叶 30g，钩藤 15g，当归、槐花各 10g。

【制法用法】 水煎后洗患处，每日 2 次。

【主治】 解毒活血。主治皮肌炎。

【处方来源】 验方。

2. 红花酒

【组方】 红花 60g，白酒 250ml。

【制法用法】 浸泡 1 周后，按摩患处。

【主治】 活血通络。主治皮肌炎。

【处方来源】 验方。

3. 热敷法

【组方】 食盐 500g，小茴香 120g。

【制法用法】 放锅内炒热，用布包敷痛处。每天 2～3 次。

【主治】 温经通络。主治皮肌炎肌肉及关节疼痛者。

【处方来源】 验方。

（三）耳针处方

1. 毫针方

【取穴】 ①肺热型：主穴取少商、列缺、尺泽。下肢配穴取环跳、阳陵泉、足三里、风市、绝骨、三阴交；上肢配穴取肩贞、曲池、四渎、阳池。②湿热型：主穴取足三里、解溪、髀关、华佗夹脊穴、秩边。上肢配穴取手三里、外关、合谷、八邪；下肢配穴取环跳、阳陵泉、阴陵泉、三阴交。③肝肾阴虚型：主穴取肾俞、肝俞、太溪、三阴交。

【操作】 湿热型、肺热型均用平补平泻法；肝肾阴虚型用补法。隔日 1 次，每次留针 30min。10 次为 1 个疗程。

【主治】 皮肌炎、多发性肌炎。

【处方来源】 验方。

2. 毫针加灸法

【取穴】 以阳明经为主，上肢：肩髃、曲池、合谷；下肢：髀关、足三里；肺热者加尺泽、肺俞；湿热者加阴陵泉、脾俞；肝肾阳虚者加肝俞、肾俞。

【操作】 针法：肺热及湿热者，单针不灸，用泻法；肝肾阴亏者用补法，配合灸法。

【主治】 皮肌炎、多发性肌炎。

【处方来源】 验方。

3. 穴位注射疗法

【取穴】 上肢穴：肩三针（抬肩举臂）；下肢穴：环跳、风市、伏兔配合曲池、血海、足三里。

【操作】 每穴注射泼尼松龙 0.1ml 加 1% 利多卡因 0.2ml，以后每穴注射 0.3ml 维生素 B_{12}。

【主治】 皮肌炎，对改善肌肉挛缩和运动功能障碍有明显的作用。

【处方来源】 验方。

4. 耳针

【取穴】 肝肾不足的滋补肝肾，取穴内分泌、神门、肝、肾、肾上腺；肺热津伤的清热养阴，取穴内分泌、神门、肾上腺、肺、肢体（上肢或下肢）；脾胃气虚的健脾益气，取穴脾、胃、神门、内分泌、肾上腺相应部位；湿热浸淫的清热利湿，取穴同脾胃气虚型。

【操作】 取半寸毫针针刺上述穴位，强刺激，久留针，可以留针 40～60min。

【主治】 单纯性多发性肌炎。

【处方来源】 侯春英，田永萍. 龙文君教授耳穴针刺治疗多发性肌炎经验拾萃. 甘肃中医学院学报，2004，21（3）：1.

二、调理方

河车粉

【组成】 紫河车粉1份，煮熟的猪（或牛）骨髓3份，白糖适量。

【制法用法】 将煮熟的猪或牛骨髓捣烂，和入适量紫河车粉、白糖调服。食欲尚佳者，也可用新鲜骨髓加入适量黄豆煮食。

【说明】 适用于皮肌炎病久腿软无力、肌肉萎缩者。

○ 第三节 硬皮病 ○

硬皮病是一种以皮肤和内脏组织胶原纤维进行性硬化为特征的结缔组织病。本病的病因不明，多认为与遗传、感染、自身免疫、结缔组织代谢及血管异常相关。各年龄均可发病，但以

20～50 岁为发病高峰；本病以女性多见，男女患病率之比约1：3。可分为局限性和系统性两型，前者局限于皮肤，后者常可侵及肺、心、肾、胃肠等器官，病程呈慢性经过。

根据皮肤表面情况，系统性硬皮病的病程可分为以下三期。①浮肿期：皮肤弥漫性轻度肿胀、紧张，皮纹消失，表面光滑，呈苍白、淡黄或黄褐色，自觉瘙痒和紧张感。②硬化期：皮肤肿胀消退，逐渐变硬，与皮下组织密切粘连，表面光滑，呈黄褐色，感觉迟钝或消失。③萎缩期：皮肤萎缩变薄如羊皮纸样，甚至皮下组织、肌肉也发生萎缩、硬化，紧贴于骨膜，易继发溃疡和坏疽。

硬皮病属于中医"皮痹"、"风痹"、"风湿痹"的范畴。本病多因素体卫气不足，风寒湿邪乘虚侵袭，郁于腠理，气血凝滞，络道闭塞所致；或肾阳亏虚，卫外失固，风寒之邪外侵于内，阻于肌肤、肌肉之间，痹塞不通，营卫失和，气滞血瘀，或寒邪由络深入，内侵脏腑，气血失和而成。中医认为"虚寒"和"血瘀"是硬皮病发病过程中不可分割的两大因素，因而活血化瘀、益肾壮阳为成为硬皮病的主要治则。

一、治疗方

（一）内治处方

1. 硬皮病 1 号

【组方】 当归 15g，玄参 24g，忍冬藤 30g，甘草 6g，白花蛇舌草 15g，赤芍 12g，丹参 15g。

【方解】 本方由四妙勇安汤化裁而成，方中忍冬藤、玄参、白花蛇舌草清热泻火解毒，赤芍、当归、丹参活血散瘀，甘草调和诸药。本方既能清热解毒，又能活血散瘀，用于硬皮病急性发作和浮肿期患者。

【功效主治】 清热解毒，活血化瘀。主治系统性硬皮病浮肿期。症见皮肤肥厚、紧张，呈实质性浮肿，正常皱纹消失，显淡黄色或黄褐色，或伴发热、关节酸痛等急性发作症状。

【制法用法】 每剂煎 2 次，滤去药渣，得药液约 500ml，分早晚 2 次服。

【总结】 由于硬皮病多因寒邪外侵肌肤，或阳虚寒邪内侵所致，所以清热解毒药应慎用，本方仅用于硬皮病急性发作和浮肿期，特别是伴有发热、关节疼痛的患者。一旦症状得以控制，就应减量或改用它法，以防寒之太过，反而不利于硬皮病的病情。

【处方来源】 编著者经验方。

2. 硬皮病 2 号

【组方】 麻黄 6g，制附子 24g（先煎 1h），当归 12g，大血藤 15g，川芎 9g，干姜 9g，白术 9g，吴茱萸 6g，丝瓜络 9g，醋鳖甲 24g，海藻 15g。

【方解】 附子辛热，其性走而不守，能通行十二经，可温补脾肾、散寒止痛；干姜温中散寒，守而不走，中医有"附子无姜不热"之说，两药相伍，共增温经散寒之效。吴茱萸归肝、脾、胃、肾经，可温中健脾暖肾、散肝经之寒邪；麻黄开腠理，散阴疽之寒滞；白术健脾益气，燥湿利水；当归、大血藤、川芎、丝瓜络、醋鳖甲、海藻活血化瘀、通络软坚。

【功效主治】 温肾健脾，散寒通络，活血软坚。用于系统性硬皮病硬化期和局限性硬皮病无明显萎缩症状者。症见皮肤硬化，有蜡样光泽，皮肤不易被手捏起，压之无皱纹，可伴色素加深或色素减退斑，知觉减退，毛发渐脱，或伴形寒肢冷，大便溏泻，小便清长。

【制法用法】 制附子应先煎 1h，然后和其他药物共煎。每剂煎 2 次，滤去药渣，得药液约 500ml，分早晚 2 次服。本方以 3 个月为 1 个疗程。

【总结】 ①配合外用硬皮病膏药（本病外治处方 2），效果更佳。②附子有毒，其毒性主要由乌头碱类生物碱引起。常见的中毒症状主要以神经系统、循环系统和消化系统的表现为主，常见恶心、呕吐、腹痛、腹泻、头昏眼花及口舌、四肢，甚至全身发麻、畏寒。严重者出现瞳孔散大，视物模糊，呼吸困难，手足抽搐、躁动，大小便失禁，体温及血压下降等。乌头碱对心脏毒性较大，心电图表现为一过性心率减慢，房性、室性期外收缩和心动过速，以及非阵发性室性心动过速和心室颤动等。附子经过炮制，乌头碱类生物碱含量大大降低，毒性也明显降低。临床上，附子须先煎，小剂量（9g 左右）先煎半小时，中等剂量（15g 左右）先煎 1h，大剂量（30g 以上）先煎 2h，头煎如此，二煎小火煮 40min 即可。本方必须在医生的指导下应用。

【处方来源】 编著者经验方。

3. 硬皮病 3 号

【组方】 独活、桑寄生、当归、白芍、川芎、茯苓、枸杞子各 12g，熟地黄 18g，党参 18g，龟甲胶 15g（烊化）。

【方解】 独活、桑寄生、枸杞子、龟甲胶补肝肾，强筋骨，祛风湿；当归、白芍、熟地黄、川芎养血和营，活血通络；党参、茯苓健脾益气。

【功效主治】 补益肝肾，益气养血，活血通络，祛风除湿。主治系统性硬皮病萎缩期和局限性硬皮病皮肤萎缩者。症见皮肤萎缩变薄，僵如皮革，紧贴于骨，形成木板样硬化。

【制法用法】 除龟甲胶外，其余中药共煎 2 次，得药液约 500ml。将龟甲胶烊化后，与煎好的药液兑服，分早晚 2 次服。本方以 3 个月为 1 个疗程。

【处方来源】 编著者经验方。

4. 温阳活血通痹汤

【组方】 当归 10g，黄芪 30g，熟地黄 15g，白芍 15g，鹿角胶（烊化）、桂枝、穿山甲（先煎）、浮萍各 10g，红花 6g，水蛭 6g。

【方解】 方中重用黄芪为主药，补气固表，益气而助生血。

辅以当归补血养血活血，乃当归补血汤之意，配以熟地黄、白芍、鹿角胶峻补气血；佐以穿山甲、红花、水蛭活血通络、软坚散结；桂枝温经散寒、活血通络，使补而不滞，滋而不腻；浮萍配桂枝以宣疏肌表，且质轻达表，引药直达病所。鹿角胶、穿山甲、水蛭乃血肉有情之品，其补血活血之力更宏。诸药合用以和营卫、开腠理、通经络，使气血得补，络脉疏通，肌肤得养而获效。

【功效主治】 温经散寒，益气补血，活血软坚。主治硬皮病，症见皮肤硬如皮革，变色萎缩，汗毛脱落，出汗障碍，活动受限，舌质淡苔白，脉沉细等。

【加减】 气虚甚者，黄芪用至 60g，以益气固本；病在上肢者，加姜黄 10g，以引经并加强活血之功；病在下肢者，加川牛膝 10g，以导药下行；病在腰胁部者，加续断 30g，以补肾强腰膝；病在头面部者，加白芷 10g，以导药上行；畏寒肢冷、阳气衰微者，加附子 10g，以温养心脾，且附子能通十二经，更切病机。

【制法用法】 用开水浸泡 0.5～1h，先将穿山甲煎煮 15min 后再与余药同煎，每剂煎 2 次，每次煎 30min，每日 1 剂，日服 2 次，早晚分服。

【总结】 运用温阳活血通痹汤内服，配合"热敷药"（见本病外治处方 1）外用治疗硬皮病 100 例，治愈 69 例，显效 17 例，好转 10 例，无效 4 例，总有效率 96%。

【处方来源】 韩世荣，王娟，刘晓莉．中药治疗硬皮病 100 例观察．实用中医药杂志，2001，17（8）：5.

5. 桃益参红汤

【组方】 丹参 15g，大血藤 15g，熟地黄 15g，泽兰、川郁金、益母草、苏木、川芎、桃仁、红花、赤芍、当归各 9g。

【功效主治】 活血化瘀。主治各型硬皮病。

【制法用法】 水煎服，每日 1 剂。

【总结】 123 例硬皮病患者经 3 个月以上的时间治疗，显效者 53 例，有效者 67 例，总有效率达 97.56%。

【处方来源】 复旦大学附属中山医院秦万章教授主任医师经验方。

6. 软化硬皮方

【组方】 党参 15～30g，黄芪 15～30g，桂枝 9g，熟地黄 30g，赤芍 9g，红花 9g，何首乌 30g，大血藤 30g，丹参 15g，陈皮 9g，香附 9g，鹿角胶 12g，甘草 6g。

【功效主治】 活血化瘀，调和营卫，补气养血，温补肾阳。主治全身性硬皮病。

【加减】 阳虚畏寒者，酌加附子、肉桂；脾虚便溏者，加五味子或白术；关节痛者，加秦艽、桑寄生、乌梢蛇；便秘者，加当归、桃仁；指端溃疡、疼痛者，加延胡索或乳香、没药；阳痿者，加淫羊藿；脉结代者，甘草改用炙甘草。

【制法用法】 水煎服，每日 1 剂。

【总结】 治疗 100 例全身性硬皮病，基本痊愈者 8 例，显效者 43 例，有效者 40 例，疗程最短者 3 个月，最长者 9 年，一般多为 1 年左右。

【处方来源】 天津医科大学总医院王德馨教授经验方。

7. 双蛇双参方

【组方】 黄芪、党参、当归、丹参各 15g，赤芍、川芎、大血藤、淫羊藿各 9g，红花 6g，桂枝 6g，肉桂 3g，甘草 6g。

【功效主治】 温阳通络，活血化瘀，调和营卫，扶正祛邪。主治系统性硬皮病。

【制法用法】 水煎服，每日 1 剂。

【加减】 心悸或脉结代者，加酸枣仁、茯神、远志；肺虚气急气短者，加沙参、麦冬、桔梗、川贝母；吞咽困难者，加旋覆花、赭石、陈皮、枳壳；肾阴虚者，加女贞子、墨旱莲、玄参；脾虚便溏者，加白术、山药、陈皮、茯苓；肢端溃疡者，加延胡索或乳香、没药。

【总结】 180 例系统性硬皮病患者经治疗，其中显效 36 例，好转 109 例，总有效率为 80.6%。

【处方来源】 上海市虹口区新港地段医院苏立德主任医师经验方。

8. 乌枝方

【组方】 制川乌 9g，制草乌 9g，桂枝 9g，羌活 4.5g，独活 4.5g，秦艽 6g，防风 6g，汉防己 9g，伸筋草 12g，连翘 12g，白芥子 1.5g，生黄芪 12g，全当归 9g，桑寄生 9g，川牛膝 9g，玄参 9g。

【功效主治】 祛邪化痰，补益肝肾。主治系统性硬皮病。

【加减】 雷诺现象者，去玄参，加附子、丹参、泽兰、漏芦；肌肉关节酸、麻、痛者，加泽兰、丹参、白薇、贯众；咳嗽者，加麻黄、前胡、桔梗；尿蛋白阳性者，加白术、黑料豆、玉米须、米仁根；肝脏损害者，加黄芩、香附、牡丹皮。

【制法用法】 水煎服，每日 1 剂。

【处方来源】 上海交通大学医学院附属瑞金医院丁济南老中医经验方。

9. 戟羊苁蓉方

【组方】 党参 15g，茯苓 15g，生黄芪 15g，炒薏苡仁 15g，白术（土炒）10g，肉苁蓉 10g，陈皮 10g，巴戟天 10g，淫羊藿 15g，丹参 12g，山药 20g，橘络 6g。

【功效主治】 温阳扶脾通痹。主治脾肾阳虚、寒湿痹塞型硬皮病。

【加减】 心悸气短者，加高丽参、冬虫夏草；肢端青紫冰冷者，加大血藤、姜黄；食少、呕吐、吞咽困难者，加半夏、刀豆子、竹茹、橘皮；肢体浮肿者，加汉防己、苍术皮、扁豆皮；皮肤硬化者，加桃仁、制川乌、制草乌、皂角刺、川芎、穿山甲；皮肤萎缩者，加龟甲胶、鹿角胶；溃疡日久不易收敛者，加白蔹、赤小豆。

【制法用法】 水煎服，每日1剂。

【处方来源】 武汉市中医医院徐宜厚主任医师经验方。

10. 治硬皮病方

【组方】 熟地黄24g，山药30g，茯苓15g，山茱萸12g，泽泻10g，牡丹皮10g，阿胶10g（烊化），百合30g，太子参30g。

【功效主治】 补肾健脾养肺，活血散结。主治硬皮病。

【加减】 心血不足者，加熟酸枣仁、大血藤；胃阴虚者，加石斛、金钗（中药）；痰湿壅肺者，加橘络、百部、紫菀、五爪龙；兼血瘀者，加丹参、牛膝；肾虚甚者，加鹿角胶、鳖甲等；气虚者，加黄芪；舌淡者，加少许桂枝。

【制法用法】 水煎服，每日1剂。

【处方来源】 广州中医药大学邓铁涛老中医经验方。

11. 软皮汤

【组方】 桂枝10g，地龙15g，制附子（先煎）10g，干姜6g，当归15g，丹参20g，大血藤30g，红花10g，仙茅10g，淫羊藿10g，甘草10g。

【方解】 本方用桂枝、制附子、干姜温阳散寒；当归、大血藤、地龙、丹参、红花补血养血，破血散结；仙茅、淫羊藿补肾壮阳。从现代医学角度分析，桂枝、制附子、干姜能提高机体抗寒能力，改善机体肾上腺皮质功能，增进血液循环。丹参、红花、地龙、大血藤均有不同程度的扩张血管作用，能增加血流量和降低血管阻力；其中地龙、红花作用较强，丹参较弱，故中医称前者为破血散结药，后者为养血活血药。仙茅、淫羊藿、甘草具有抗菌、消炎及增强免疫力等多种功能，故用于本病有良好的效果。

【功效主治】 温阳益气，活血化瘀，补肾壮阳。主治局限性或系统性硬皮病。

【制法用法】 每日1剂，水煎服。

【处方来源】 河南中医药大学第一附属医院康德泰主任医师

经验方。

（二）外治处方

1. 热敷方

【组方】 关附子、黄丹、羌活、独活、蛇床子、轻粉、天花粉、栀子、白矾、川乌、草乌、木通、甘松各 6g，白鲜皮 7.5g，狼毒、红花、地骨皮、透骨草、生半夏、木贼、艾叶各 9g，花椒 15g，猪牙皂 60g，料姜石 120g。

【功效主治】 温经散寒，祛风止痛，活血通脉，软坚散结。主治局限性硬皮病，寒凝络瘀之证。

【制法用法】 上方共为细末。病变在四肢末梢者，水煎，药液入盆中待温时浸泡患处。病变在头面、腰腹、四肢近端而不便浸泡者，将药粉用开水拌湿，入布袋中（布袋之大小视皮损的大小、形状而定），置于患处。布袋上加一热水袋。每天 1～2 次，每次 30～60min。每剂连用 3～7 天，1 个月为 1 个疗程。

【处方来源】 韩世荣，王娟，刘晓莉．中药治疗硬皮病 100 例观察．实用中医药杂志，2001，17（8）：5.

2. 硬皮病膏药

【组方】 红花、丁香、白芷、肉桂、红花、当归、桐油、东丹等。

【功效主治】 温经通络，活血化瘀。主治局限性硬皮病。

【制法用法】 将红花、丁香、白芷、肉桂、红花、当归等研细粉。将桐油、东丹放锅内和匀，置火上加热，待东丹灰黑，立即离火，待微冷加入上药粉即可。用时将膏药加温，取出热敷患部，冷后再换，每日 1 次，膏药可继续使用。

【处方来源】 编著者经验方。

3. 硬皮病洗方一

【组方】 桂枝、刘寄奴、川芎、苏木、红花、细辛、艾叶、五倍子、防风各 30g。

【功效主治】 温经散寒，活血通络，软坚散结。主治局限性硬皮病。

【制法用法】 水煎，浸泡或熏洗患肢及手足，每次 20～40min（保持药温）。每日 1～2 次，1 个月为 1 个疗程。

【处方来源】 编著者经验方。

4. 硬皮病洗方二

【组方】 川乌 9g，草乌 9g，炮姜 6g，大血藤 15g，川桂枝 9g，草红花、伸筋草、透骨草各 15g。

【功效主治】 温经散寒，活血通络。主治局限性硬皮病。

【制法用法】 水煎，浸泡或熏洗患肢及手足，每次 20～40min（保持药温）。每日 1 次。

【处方来源】 复旦大学附属中山医院秦万章教授经验方。

（三）针灸处方

1. 毫针处方

【取穴】 常用穴：分 3 组。①前额皮损者，取上星、阳白、头维；②上肢皮损者，取扶突、大椎；③腰背和下肢并受损者，取腰阳关、环跳、秩边。

备用穴：分 3 组。①血海、三阴交；②印堂、太阳；③承山、三阴交。

【操作】 根据病损部位选择用穴。常用穴与备用穴对应配用。以 26 号粗毫针进行针刺，待得气后，均采用烧山火手法，即三进两退，使病变部位产生温热感，留针 30min。留针期间用同样手法 2～3 次。每日 1 次，连续 10 次为 1 个疗程。疗程间隔 3～5 天。

【主治】 局限性硬皮病。

【总结】 ①临床发现，以前额部恢复最快，次为腰背及下肢，上肢受损者恢复较慢，但均能见效。其中最快治愈者仅针刺 4 次，最长者在 6 个疗程达到临床治愈，一般多在 4～5 个疗程治愈。②用粗针刺激且强调施以烧山火，故要求医者应掌握熟练的针刺手法。

【处方来源】 张永生，伊晓珍．针刺治疗局限性硬皮病30例临床观察．中国针灸，1995，15（5）：5-6.

2. 药饼灸处方

【取穴】 常用穴：分4组。①大椎、肾俞；②命门、脾俞；③气海、血海；④膈俞、肺俞。

【操作】 ①药饼制备：关附子、乳香、没药、丁香、细辛、小茴香、苍术、川乌、草乌各等量，先研成细末，加蜂蜜、葱水适量，调和捏成药饼。药饼直径2.5cm、厚0.6cm，上穿数小孔。②常用穴每次取1组，各组轮用。将药饼置于穴位之上，再用纯艾制成底面直径2cm的艾炷，安放于药饼上，点燃。灸完1壮，再接灸1壮，每穴共灸2壮。每周据病情灸2～4次。3个月为1个疗程。

【主治】 局限性硬皮病和系统性硬皮病。

【处方来源】 桂金水，虞蒙，陈恩萱，等．以艾灸为主治疗硬皮病的探索．上海针灸杂志，1982，2（1）：39.

3. 电针处方

【取穴】 常用穴：分三组。①腰阳关、秩边、扶突；②环跳、秩边、血海；③承山、三阴交、秩边。备用穴：血海、扶突、三阴交。

【操作】 常用穴每次取1组，3组轮用；备用穴酌加。针刺得气后留针15～20min。每日治疗1次，10次为1个疗程。每隔1个疗程，加脉冲电疗仪治疗1个疗程，用疏波或疏密波，电流量以患者感舒适为宜。

【主治】 肢端局限性硬皮病。

【处方来源】 张永生等．针刺治疗硬皮病3例疗效观察．中国针灸，1992，12（2）：44.

二、调理方

在药物治疗的同时，配合饮食调养，对于硬皮病的康复十分有益。硬皮病患者宜高蛋白、高维生素饮食，多食新鲜水果汁、蔬菜，忌食辛辣及刺激性食物。食管是系统性硬皮病的常见受累部位，患者进食时要细嚼慢咽，少食多餐，以细软易消化的食物为宜，进食后不要立即平卧，以免食物反流。以下食疗方可供临床选用。

1. 独活黑豆汤

【组成】 独活 9～12g，黑豆 60g，米酒适量。

【制法用法】 将黑豆泡软，与独活同置瓦锅中，加水约2000ml，文火煎至 500ml，去渣取汁，兑入米酒，1 日内分 2 次温服。

【说明】 用于风寒湿阻的患者。汤中独活辛苦微温，祛风除湿、散寒止痛，尤善祛肾经伏风；黑豆味甘性平，长于祛风、利水、活血、解毒、滋肾，以米酒为引，既收祛风除湿、活血通络、散寒除痹之效，又扶助正气，制约独活辛燥之性。

2. 活血通络狗肉汤

【组成】 制附子 20g，桂皮 30g，八角茴香 10g，生姜 150g，狗肉 1500g。

【制法用法】 将狗肉洗净切块，放入生姜、桂皮、八角茴香、附子及适量黄酒、精盐，加清水用文火炖 2h。

【说明】 ①用于脾肾阳虚，寒湿阻滞的硬皮病患者。②制附子有毒，须久煎所以，本汤煎炖不可少于 2h。

3. 虫草鸡汤

【组成】 冬虫夏草 15～20g，龙眼肉 10g，大枣 15g，鸡1 只。

【制法用法】 将鸡宰好洗净，除内脏；大枣去核后与冬虫夏草和龙眼肉一起放进瓦锅内，加水适量，文火煮约 3h，调味后食用。

【说明】 用于肺脾肾虚的硬皮病患者。汤中冬虫夏草入肺、肾经，滋肺补肾；大枣补脾和肾，益气生津；龙眼肉补心安神，养血益脾。本汤能补脾益肾、养肺、安神，适用于硬皮病肺脾肾虚者。

4. 参附回阳汤

【组成】 人参 10g，制附子（先煎）10g，龙骨 30g，牡蛎 30g，淡豆豉 50g。

【制法用法】 先将制附子（先煎）、龙骨、牡蛎加水煎煮，去渣取汁，加入豆豉煮至软烂。人参另煎，合并两液服用。

【说明】 用于脾肾阳虚、寒凝瘀阻者。汤中人参味甘、微苦，性温，入脾、肺经，大补元气、补脾健脾、益气生津；熟附子大辛大热，入心、脾、肾经，回阳补火、温中散寒；龙骨、牡蛎安神潜阳；淡豆豉解表除烦。

● 第四节 贝赫切特综合征（白塞病） ●

贝赫切特综合征是一种全身性慢性血管炎性皮肤病。临床上以口腔溃疡、生殖器溃疡、眼炎及皮肤损害为突出表现，又称为口-眼-生殖器综合征。该病常累及神经系统、消化道、肺、肾以及附睾等器官，病情呈反复发作和缓解的交替过程。

本病与祖国医学文献中记载的"狐惑"症相类似。如《金匮要略·百合狐惑阴阳毒病脉证并治》："状如伤寒，默默欲眠，目不得闭，卧起不安。蚀于喉为惑，蚀于阴为狐。不欲饮食，恶闻食臭，其面目乍赤、乍黑、乍白。蚀于上部则声嘎，甘草泻心汤主之；蚀于下部则咽干，苦参汤洗之。蚀于肛者，雄黄熏之。"中医认为，本病多因肝、脾、肾俱不足，湿热蕴毒，循经走窜而发。

一、治疗方

（一）内治处方

1. 甘草泻心汤加减

【组方】 黄芪 20g，黄芩 15g，黄柏 12g，黄连 10g，酒大黄 10g，丹参 20g，吴茱萸 6g，干姜 6g，生甘草、炙甘草各 15g。

【方解】 本方由甘草泻心汤加减而成，甘草泻心汤加入黄柏，合黄连解毒汤在内，直清三焦之火；酒大黄既能清热，又入血分，协同丹参活血散结。长期临床经验得知人参偏燥，久服伤阴，不宜长期使用，改为小量黄芪。上述药物苦寒太甚，加入吴茱萸反佐。病程缠绵，反复不愈，生甘草与炙甘草同用，生甘草泻火解毒，炙甘草益精补气。

【功效主治】 清热解毒，燥湿活血。主治贝赫切特综合征急性期，临床表现为口腔反复溃疡，外阴溃疡，经久不愈，低热，肢体酸痛，倦怠、乏力、纳呆，黄白带下，或有浮肿，尿黄，舌质红、苔黄，脉象弦滑。

【加减】 以外阴溃疡为主者，去黄芩、黄连，改为猪牙草（田基黄）、苦参清利下焦湿热；苦寒败胃、腹泻者，加荜澄茄或小茴香温胃散寒；贝赫切特综合征眼病者，加龙胆、野菊花清肝明目；久服伤阴，口眼干燥者，加石斛、麦冬。

【制法用法】 每剂煎 2 次，滤去药渣，得药液约 500ml，分早晚 2 次服。

【处方来源】 王占奎，张立亭，宋绍亮，等. 张鸣鹤治疗白塞病经验. 中医杂志，2006，47（4）：264-265.

2. 甘草赤苓解毒汤

【组方】 生甘草、赤小豆、土茯苓各 30g，党参、当归各 15g，黄芩、姜半夏、干姜各 10g，川黄连 6g，大枣 5 枚。

【方解】 生甘草具有广泛的清热解毒作用，对疗疮肿毒疗效尤为明显；赤小豆具有解毒排脓作用；土茯苓解毒除湿；姜半夏、党参、川黄连、黄芩、干姜、大枣乃《伤寒论》半夏泻心汤，不仅可用于伤寒误下而成痞者，对于湿热留恋、脾胃虚弱、升降失调者用之疗效颇为满意；而当归则具有活血止痛的作用，对于贝赫切特综合征溃疡所致疼痛效果明显。

【功效主治】　清热化湿，安中解毒。主治贝赫切特综合征。

【加减】　伴皮疹，为带脓头或不带脓头的毛囊炎，加蒲公英、败酱草各 15g；伴外阴溃疡者，加黄柏、苍术各 10g；伴眼炎者，加菊花 10g、枸杞子 12g。

【制法用法】　每剂煎 2 次，滤去药渣，得药液约 500ml，分早晚 2 次服。

【处方来源】　纪东世. 甘草赤苓解毒汤治疗白塞病 26 例. 陕西中医，2005，26（3）：251.

3. 加味当归六黄汤

【组方】　当归、生地黄、熟地黄、黄芩、玄参，天冬、麦冬、七叶一枝花各 15g，黄柏、黄连、赤芍各 10g，黄芪、金银花、蒲公英各 20g，西洋参（另煎兑服）6g

【方解】　方中当归、生地黄、熟地黄、黄芪、西洋参、玄参、天冬、麦冬补气滋阴养血；黄芩、黄连、黄柏、金银花、蒲公英、七叶一枝花清利湿热解毒；赤芍凉血活血。

【功效主治】　益气养朗补血，清热利湿解毒。主治贝赫切特综合征。

【加减】　发热、体温较高者，加生石膏 30g、羚羊角粉 2g（冲服）；有结节红斑者，加水牛角 30g、牡丹皮 10g；关节肿痛者，加海桐皮 20g、肿节风 18g；口腔溃疡严重者，加竹叶、连翘心各 10g；阴部溃疡明显者，加白鲜皮、土茯苓各 20g；眼症状突出者，加蝉蜕、密蒙花各 10g。

【制法用法】　水煎服，每日 1 剂。

【处方来源】　李德伟. 加味当归六黄汤治疗白塞病 36 例观

察. 实用中医药杂志，2001，17：(3)：3.

4. 金莲愈溃饮

【组方】 金莲花 12g，南沙参、北沙参各 15g，牡丹皮 9g，耳环石斛 12g，山茱萸 9g，枸杞子 9g，天花粉 15g，锦灯笼、黄芪、马蔺子各 9g 等。

【方解】 金莲花、锦灯笼、马蔺子清上焦之湿毒热；金莲花味苦性寒，无毒，明目益人，消炎解毒，消肿止痛，有收敛溃疡的作用；石斛味甘性微寒，养阴益胃，清热生津，马蔺子味甘性平，无毒，生津止渴，清热解毒；锦灯笼有清上焦热、解毒的功效。

【功效主治】 健脾益肾，清热解毒。主治贝赫切特综合征。

【加减】 身热不退，去锦灯笼、马蔺子，加地黄、地骨皮。

【制法用法】 每剂煎 2 次，滤去药渣，得药液约 500ml，分早晚 2 次服。

【处方来源】 王山峰，王高峰. 金莲愈溃饮治疗白塞病 7 例. 中国社区医师：综合版，2005，7 (3)：45.

5. 六参汤

【组方】 西洋参 6g（另煎兑服），沙参 15g，玄参 15g，丹参 15g，苦参 15g，珠儿参 10g。

【方解】 六参汤中的西洋参、珠儿参益气养阴；沙参、玄参甘寒滋阴；苦参清热解毒；病久必瘀，丹参活血散瘀。

【功效主治】 益气养阴，清热解毒。主治贝赫切特综合征。

【加减】 有结节红斑者，加水牛角 45g、牡丹皮 10g；关节疼痛者，加肿节风 10g、虎杖 20g；发热者，加石膏 30g、知母 15g；眼症状突出者，加青葙子 15g、决明子 10g；阴部溃疡严重者，加白鲜皮 20g、秦皮 15g；口腔溃疡明显者，加黄连 10g、竹叶 10g。

【制法用法】 每剂煎 2 次，滤去药渣，得药液约 500ml，分早晚 2 次服。

【处方来源】 王慎娥,刘书珍.六参汤治疗白塞病60例疗效观察.山东中医杂志,2005,24(9):535.

6. 柴牡七白煎

【组方】 柴胡9g,牡蛎、土茯苓各30g,忍冬藤24g,连翘、白薇、白薇、沙苑子、白鲜皮、僵蚕、白芷、关附子各9g。

【方解】 柴胡、牡蛎合用,以调整整体,宣畅气血,推陈出新;土茯苓、忍冬藤、连翘、白藤作为一个药组,通幽泄热,护阴解毒,有增强人体免疫力及抑制免疫机制亢进之双向调节作用,过与不及之偏均可纠正。现代医学认为免疫机制异常为本症大病因之一,本药组即为此而设。七白之中,白薇、白薇治血分之热;白鲜皮、沙苑子善治皮肤疮疡,祛风止痒;僵蚕可脱敏解毒;关附子、白芷可祛头面之风;七白合用,清明泄热,消炎防腐。

【功效主治】 宣扬气血,清阴泄热。主治贝赫切特综合征。

【加减】 体实多热、邪热盛者,加黄芩、黄柏、黄连、栀子、生大黄;咽痛者,加西青果、挂金灯、山豆根;面红目赤、迎风流泪者,加桑叶、杭白菊;肾虚耳鸣考,加磁石、细辛;齿痛者,加补骨脂、骨碎补;关节疼痛者,加桑枝、秦艽、大血藤;女性白带多者,加贯众、椿根皮、白果、白鸡冠;阴虚火旺者,加玄参、知母、地黄、石斛;腰酸肾阴不足者,加女贞子、墨旱莲、枸杞子、何首乌;纳呆者,加苍术、厚朴、鸡内金;口腔溃疡者,白残花(野蔷薇花)水煎漱口,该药可消炎敛疮、排腐生肌,单用水煎漱口,可令口腔清洁爽适,每以为治本病之辅;若体赋素虚者,党参、白术、天冬、麦冬、石斛等可随机损益。

【制法用法】 每剂煎2次,滤去药渣,得药液约500ml,分早晚2次服。

【处方来源】 上海陈苏生老中医经验方。

7. 清瘟败毒饮合桃红四物汤加减

【组方】 金银花、连翘、牡丹皮、板蓝根各 20g，熟大黄 10g，两头尖 12g，桃仁 12g，红花 10g，丹参 20g，吴茱萸 5g，干姜 6g，生甘草 10～15g，赤芍 20g，王不留行 15g，川芎 12g。

【方解】 方中重用生甘草，与金银花、连翘、板蓝根配伍，共奏清热解毒之效。熟大黄入血分，清泻中焦之热而活血；牡丹皮、赤芍凉血活血散结；桃仁、红花、丹参、王不留行、川芎等活血化瘀；吴茱萸、干姜反佐，防苦寒伤胃；两头尖辛热，祛风湿、消痈肿，《本草原始》载："主治风湿邪气，痈肿，金疮，四肢拘挛，骨节疼痛。"

【功效主治】 凉血活血散结。主治贝赫切特综合征，以结节性红斑为主的皮肤改变者。

【加减】 结节灼热、红肿者，加地黄榆、茜草凉血；结节缠绵难消者，加三棱、莪术破血逐瘀。

【制法用法】 水煎服，每日 1 剂。

【处方来源】 山东中医药大学附属医院张鸣鹤主任医师经验方。

（二）外治处方

1. 锡类散

【组方】 西瓜霜料 6g，生硼砂 6g，生寒水石 9g，青黛 18g，冰片 1.5g，珍珠（豆腐制）9g，硇砂（炙）6g，牛黄 2g。

【功效主治】 解毒化腐。主治贝赫切特综合征口腔溃疡。

【制法用法】 共为极细末，吹患处。

【处方来源】 北京中医医院. 赵炳南临床经验集. 北京：人民卫生出版社，1974.

2. 外洗方一

【组方】 土茯苓、苦参各 50g。

【功效主治】 清热利湿解毒。

【制法用法】　煎汤清洗外阴，每日2次。

【处方来源】　姜萍. 土茯苓内服外洗治疗贝赫切特综合征。中医杂志，2002，43（1）：12-13.

3. 外洗方二

【组方】　苦参60g，黄柏20g。

【功效主治】　清热利湿解毒。主治贝赫切特综合征。

【制法用法】　煎水，洗浴外阴。

【处方来源】　山东中医药大学附属医院张鸣鹤主任医师经验方。

4. 口腔溃疡漱口方

【组成】　金莲花、金银花、麦冬各10g。

【功效主治】　清热解毒养阴。主治贝赫切特综合征。

【制法用法】　煎水含漱。

【处方来源】　验方。

5. 外敷方

【组成】　干地龙10条，吴茱萸18g，面粉、醋各适量。

【功效主治】　引火下行。主治贝赫切特综合征。

【制法用法】　共研细末，和少许面粉，用醋调成糊状，敷两侧涌泉，包扎，每日2次。

【处方来源】　验方。

二、调理方

1. 萝卜鲜藕汁

【组成】　生萝卜200g，鲜莲藕200g。

【制法用法】　将萝卜和藕用水洗净，于洁净器皿中捣碎烂，用消毒纱布双层绞取汁。

【说明】　养阴清热。适用于白塞病，阴虚火旺，口腔溃疡者。

2. 玄参莲枣饮

【组成】 玄参、牡丹皮、炒酸枣仁、柏子仁、莲子心各10g，白糖少许。

【制法用法】 用水清洗上述药物，入沙锅中，加水小火煎煮，去渣加水再煎，滤取药液，将2次所得药液合并，加少许白糖，食用。

【说明】 养阴降火。适用于心火过旺，口腔溃疡，口干舌红，渴欲饮冷水，经常失眠。

3. 银耳莲子羹

【组成】 银耳、莲子，冰糖或白糖少许。

【制法用法】 用水将银耳、莲子洗干净放入锅中，加水煮至银耳熟烂，加冰糖或白糖溶化，食用。

【说明】 清热养阴。适用于阴虚火旺，口腔溃疡或口舌生疮者。

○ 第五节　干燥综合征 ○

干燥综合征是一种累及全身外分泌腺的慢性炎症性自身免疫性疾病，主要侵犯泪腺和唾液腺，表现为眼和口的干燥；但腺体外的系统，如呼吸道、消化道、泌尿道、神经、肌肉、关节等均可受损。任何年龄都可发病，以中年女性多见。分为原发性和继发性两种，前者指有干燥性角结膜炎和口腔干燥而不伴有其他结缔组织病；而继发于类风湿关节炎、系统性硬皮病、系统性红斑狼疮等其他自身免疫性疾病者为继发性干燥综合征。

本病在中医文献中无相似的病名记载，根据其临床表现，当属于中医"燥证"范畴。《内经》首次提出"燥胜则干"的论点，是对燥邪致病病理特点的总概括。中医认为，本病多因燥邪外袭，风寒热邪化燥伤阴，或素体阴虚，禀赋不足，或汗、吐、下后津液伤亡等，使阴津、气血不足，血瘀络痹所致。其病理机制多与肝、脾、肾三脏阴阳失调、阴虚阳盛关系最为密切。多以滋养肝肾、益气养阴润燥、养血活血、化瘀通络等法治之。

一、治疗方

（一）内治处方

1. 犀角地黄汤化裁

【组方】 犀角（水牛角代）30g，地黄 30g，芍药 12g，牡丹皮 9g，天花粉 15g，葛根 10g，知母 10g。

【方解】 方中水牛角直入血分，清心凉血解毒；地黄清热凉血而滋阴；芍药、牡丹皮清热凉血，活血散瘀；天花粉、葛根、知母清热生津而润燥。

【功效主治】 清燥解毒，泄热降火。主治干燥综合征，临床表现为口干舌燥、目涩泪少、肌肉消瘦、牙龈溃痛、大便干结、舌体光瘦、脉细涩等一派燥涩之象。

【制法用法】 水牛角磨成粉，余药水煎服，每剂煎 2 次，滤去药渣。得药液约 500ml，冲服水牛角粉，分早晚 2 次服。

【处方来源】 照日格图，曾远. 浅谈干燥综合征的辨证治疗. 新疆医科大学学报，2009，32（8）：1184-1185.

2. 增液汤化裁

【组方】 玄参 30g，麦冬 24g，地黄 24g，山药 20g，山茱萸肉 15g。

【方解】 方中重用玄参，清热养阴生津，启肾水以滋肠燥；地黄清热滋阴，壮水生津；麦冬甘寒，滋肺增液；山药、山茱萸肉补养肝肾之阴。

【功效主治】 补养肝肾，滋阴润燥。主治干燥综合征，临床表现为口干咽燥，夜间尤甚，目涩视昏，头晕耳鸣，腰膝酸软，倦怠无力，午后潮热，齿松易脆，舌体瘦红苔少，脉细数。

【制法用法】 水煎服，每剂煎 2 次，滤去药渣。得药液约

500ml，分早晚 2 次服。

【处方来源】 照日格图，曾远．浅谈干燥综合征的辨证治疗．新疆医科大学学报，2009，32（8）：1184-1185.

3. 七味白术散和四君子汤化裁

【组方】 人参 7g，茯苓 15g，白术 15g，藿香叶 15g，木香 6g，炙甘草 3g。

【方解】 方中用人参甘温益气，健脾养胃；白术甘温而补气；茯苓健脾渗湿；藿香叶、木香醒脾；炙甘草甘温益气兼调药。

【功效主治】 补脾生气，益气流津。主治干燥综合征，除见一派干象、口眼肌肤干燥等，同时见气短心悸、倦怠乏力、纳少便溏、口干少饮、舌质淡胖有齿痕、苔薄滑、脉弱而细。

【制法用法】 水煎服，每剂煎 2 次，滤去药渣，得药液约 500ml，分早晚 2 次服。

【处方来源】 照日格图，曾远．浅谈干燥综合征的辨证治疗．新疆医科大学学报，2009，32（8）：1184-1185.

4. 血府逐瘀汤化裁

【组方】 桃仁 12g，红花、当归、熟地黄各 9g，川芎 5g，赤芍 6g，牛膝 9g，桔梗 5g，柴胡 3g，枳壳 6，甘草 3g。

【方解】 方中桃仁活血祛瘀；当归、红花、赤芍、牛膝、川芎助其祛瘀之力；柴胡、桔梗、枳壳通理气机，气行则血行；甘草调和诸药。

【功效主治】 活血祛瘀，化瘀通络。主治干燥综合征，临床表现为口干燥渴，但欲漱水而不欲咽，渴而不饮或饮不解燥。

【制法用法】 水煎服，每剂煎 2 次，滤去药渣，得药液约 500ml，分早晚 2 次服。

【处方来源】 照日格图，曾远．浅谈干燥综合征的辨证治疗．新疆医科大学学报，2009，32（8）：1184-1185.

5. 生脉散化裁

【组方】 麦冬 9g，五味子 6g，人参 9g，山药 9g。

【方解】 方中人参大补元气，益肺生津；麦冬滋阴润燥；五味子生津；山药气阴双补。

【功效主治】 益气养阴。主治干燥综合征，临床表现为口眼干燥，视物模糊，面色无华，少气无力，午后低热或手足心热，舌淡红少苔，脉弱或细数。

【制法用法】 水煎服，每剂煎 2 次，滤去药渣。得药液约500ml，分早晚 2 次服。

【处方来源】 照日格图，曾远. 浅谈干燥综合征的辨证治疗. 新疆医科大学学报，2009，32（8）：1184-1185.

6. 解毒润燥汤

【组方】 黄芪 15g，玉竹 15g，土茯苓 15g，赤芍、白芍各10g，生甘草 3g，紫草 6g，紫丹参 12g，木贼 10g，威灵仙 10g。

【方解】 干燥综合征为本虚标实之证，且虚多实少。刘永年老中医认为本病的病因有先天禀赋异常（本病以"阴虚质"或"燥红质"多见）和后天邪毒侵袭（外感邪毒和药食蕴毒）两个方面。津伤液燥是本病的重要病理基础，而致燥之由常因于布津之途障碍，有似阴虚燥盛之象。津液布途障碍每当责之于虚损和血瘀，本病"毒、虚、瘀"交相为患，成为发病的关键所在。是以方中用黄芪，甘而微温，善治气虚血滞之证，现代药理学研究证实其有较好的调节细胞免疫功能；玉竹，味甘性平，为滋阴生津润燥之佳品，二味合为主药，重在益气养阴而治其本；辅以紫丹参、赤芍、紫草活血化瘀、流畅络脉；土茯苓、生甘草合紫草解毒清燥；佐以威灵仙合土茯苓善祛风湿、通络止痛；木贼疏风热，退翳膜；白芍合甘草酸甘化阴，增加滋阴生津润燥之功。

【功效主治】 益气养阴，解毒祛瘀，生津润燥。主治干燥综合征，临床表现为口干唇燥，频喜漱水，目涩少泪，齿浮松脆或有腮肿，关节肌肉游窜疼痛，肌肤甲错，指端肤色苍白或暗红，形瘦疲乏，低热，脉细涩等。

【制法用法】 每日 1 剂，水煎 2 次，过滤取药液共 400ml，分 2 次饭后服用。

【处方来源】 骆天炯. 刘永年教授治疗干燥综合征的经验. 江苏中医药，2005，26（11）：7.

7. 玉液汤

【组方】 黄芪、山药、玄参各 30g，知母、麦冬、地黄各 15g，五味子、天花粉、乌梅各 10g，鸡内金、葛根各 6g。

【功效主治】 补气生津，润燥止渴。主治干燥综合征。

【制法用法】 每日 1 剂，水煎 2 次，过滤取药液共 400ml，分 2 次饭后服用。

【处方来源】 验方。

8. 二参石斛汤

【组方】 太子参、沙参、麦冬、黄芪、墨旱莲各 30g，地黄 60g，玉竹 12g，枸杞子、五味子、石斛、黄精各 15g。

【功效主治】 益气养阴，壮水润燥。主治干燥综合征，气阴两虚者。

【制法用法】 每日 1 剂，水煎 2 次，过滤取药液共 400ml，分 2 次饭后服用。

【处方来源】 验方。

9. 资元运化汤

【组方】 地黄 20g，白芍 15g，麦冬 10g，龟甲 15g，生鸡子黄 15g，阿胶（烊化）、酒大黄、桃仁、土鳖虫、五味子、黄芩、杏仁、甘草各 10g。

【方解】 方中重用地黄、白芍、阿胶、鸡子黄、龟甲滋养元阴，元阴复则一身之津液复；大黄、土鳖虫、桃仁破瘀生新，逐瘀血则经络通，新血生以养肌肤；麦冬、甘草酸甘化阴，敛液润燥；黄芩、杏仁清肺泄热坚阴。

【功效主治】 填肾阴，破瘀血，通经络。主治干燥综合征，阴亏血滞者。

【制法用法】 每日 1 剂，水煎 2 次，过滤取药液共 400ml，分 2 次饭后服用。

【处方来源】 马伟明. 资元运化汤治干燥综合征. 浙江中医杂志，1991，26（12）：543.

10. 益气生津汤

【组方】 炙黄芪 50g，麦冬 30g，熟地黄 25g，女贞子 24g，党参、地黄、玄参、北沙参、当归、白芍各 15g，炒白术 12g，石斛 20g。

【方解】 方中黄芪、党参、白术益气健脾，因脾胃为后天之本，脾气旺则能输布气血精微于周身；辅以麦冬、地黄、玄参、石斛、北沙参养阴生津润燥；当归、白芍、熟地黄、女贞子滋养肝肾之精血。诸药合用相辅相成，使阳生阴长，气旺津生，而又无寒凉滋腻之弊。

【功效主治】 益气生津。主治干燥综合征，气血津液不足者。

【制法用法】 每日 1 剂，水煎 2 次，过滤取药液共 400ml，分 2 次饭后服用。

【处方来源】 王慕虹，张新. 益气生津汤治疗干燥综合征的体会. 实用中西医结合杂志，1997，10（5）：471.

（二）外治处方

1. 浸洗方

【组方】 水蛭 30g，土鳖虫、桃仁、苏木、红花、血竭、乳香、没药各 10g，川牛膝、附子各 15g，桂枝 20g，地龙 30g，生甘草 45g。

【功效主治】 活血通络。主治干燥综合征。

【制法用法】 水煎取液，倒入木桶内沐浴，每日 1～2 次，每日 1 剂。

【处方来源】 验方。

2. 解痉止痛散

【组方】 川乌、草乌、细辛、三棱各 25g，透骨草、肉桂、红花、苏木、桃仁各 50g。

【功效主治】 温经散寒，活血通络。主治干燥综合征指端青紫者。

【制法用法】 上药粉碎为末，煎汤，先熏后洗，每日 1 剂。每次 20min，每日 1 次，10～15 日为 1 个疗程。

【处方来源】 验方。

（三）针灸处方

1. 毫针处方一

【取穴】 取聚泉、金津、玉液、廉泉、迎香、四白、曲池、太溪、三阴交、太冲等。

【操作】 直刺聚泉，不留针，金津、玉液点刺出血后留针 30min，廉泉、迎香、四白平补平泻得气后留针 30min，太溪、三阴交补法得气后留针 30min，曲池、太冲用泻法得气后留针 30min。10 次为 1 个疗程。

【主治】 干燥综合征。

【处方来源】 王颖. 针灸治疗干燥综合征 15 例. 吉林中医药，2007，27（5）：37.

2. 毫针处方二

【取穴】 以邻近取穴为主，辅以循经取穴。①口眼干燥属肝肾阴虚者，针刺肝俞、肾俞、百会、内关、阴陵泉；双目干涩、视力下降，针刺四白、鱼腰、合谷；口干津少，针刺地仓、颊车、足三里。②腮腺肿大者，针刺中渚、太冲、阳陵泉。③关节疼痛者，针刺曲池、大椎、委中、昆仑、劳宫、血海。④外阴萎缩或瘙痒，针刺曲池、归来、关元。

【操作】 宜平补平泻手法，每日针刺 1 次，10 次为 1 个疗程。

【主治】 干燥综合征。

【处方来源】 验方。

二、调理方

1. 首乌参豆汤

【组成】 何首乌 10g，黑豆 50g，北沙参 30g。

【制法用法】 黑豆浸泡 1 夜后，先煮 1h，再加入北沙参、何首乌，共煮半小时后取药液即可饮用。每日 1 剂，不拘时频饮。

【说明】 滋补肝肾，益气润肤。主治干燥综合征，气阴两虚，口、鼻、咽喉干燥，气短乏力，眼目干涩，大便干燥者。

2. 参芪鸽蛋汤

【组成】 北沙参 30g，黄芪 15g，鸽蛋 10 个，调料适量。

【制法用法】 鸽蛋煮熟去壳备用。北沙参、黄芪加水煮半个小时，以此汤煮鸽蛋，加调料后适量食用。

【说明】 益气养阴。主治干燥综合征，气阴两虚，气短乏力，口、咽、鼻、眼干燥，虚烦不寐，尿少便干等。

3. 麦冬粥

【组成】 麦冬 30g，粳米 100g，冰糖适量。

【制法用法】 用麦冬煎汤取药液；再以粳米 100g 煮粥，待半熟，加入麦冬汁和适量冰糖同煮。

【说明】 养阴生津。主治干燥综合征，对肺燥、干咳少痰等症效果较好。

4. 蜂蜜桑椹膏

【组成】 鲜桑椹 100g，蜂蜜 25g。

【制法用法】 桑椹用冷开水洗干净，压取药液，入锅中小火慢熬至渐浓，边加蜂蜜边搅边扬，至成膏状即止，装入瓶中，每日早晚各服 1 匙，开水冲下。

【说明】 补肾养肝。主治干燥综合征，肝肾阴虚者。

5. 藏青果

【组成】 藏青果。

【制法用法】 冷开水洗净，含在口中，每日 3～5 次，每次 1～2 枚。

【说明】 能增加津液。主治干燥综合征，有利于口燥症状的改善。

6. 多汁饮

【组成】 梨汁、荸荠汁、鲜芦根汁、藕汁（或蔗汁）、麦冬汁各适量。

【制法用法】 和匀，代茶频次。

【说明】 养胃生津。主治干燥综合征，肺胃津伤，口干舌燥者。

还可用玄参莲枣饮，参见贝赫切特综合征病调理方。

第十章

疱疹性皮肤病

○ 第一节 天疱疮 ○

天疱疮是一种慢性、复发性、严重性大疱性皮肤病。临床上可分为四型：寻常型、增殖型、落叶型、红斑型。①寻常型天疱疮：在皮肤上突然发生黄豆大至蚕豆大水疱，有时可达核桃大，疱壁多薄而松弛，疱液开始清亮，以后浑浊并含有血液，疱破溃后形成糜烂面，渗液较多，继发感染后常有特异的腥臭。在外力作用下，表皮极易剥离，或轻轻压迫完整的大疱，疱液即在大疱内从压迫点向四周扩散，为棘细胞松解征（Nikolsky 征，尼氏征）阳性。约有80％患者累及黏膜，黏膜损害常较皮肤损害出现为早，一般不形成水疱，多呈大片糜烂面，以口腔最常见，其次为口唇、眼结膜、鼻、咽、喉、外阴等处。水疱可以发生于各部位，背部、腋窝部及鼠蹊部则更容易发生。水疱泛发全身，出现大范围的糜烂面，易并发感染、发热、全身衰弱等症状。②增殖型天疱疮：大疱常见于腋窝、脐部和肛门周围等皱褶部位，尼氏征阳性，疱破后基部发生乳头状增殖，其上覆以黄色厚痂以及渗出物，有腥臭味，自觉疼痛，周围有狭窄的红晕。疱可融合，范围不定，继发感染则有高热。鼻腔、阴唇、龟头等处均可发生同样损害。③落叶型天疱疮：表现为松弛的大疱，疱破后有黄褐色鳞屑痂，边缘翘起呈叶状。④红斑型天疱疮：表现在面部有对称的红斑及鳞屑痂，患者一般全身情况良好。

本病相当于中医的"火赤疮"、"天疱疮"、"蜘蛛疮"等。中医学认为，本病主要是由于暑湿热邪入侵肺经或心火脾湿内蕴，外感皮肤而成。若邪郁日久，湿火化燥，耗津伤胃，则为气阴两虚，阴伤胃败。

一、治疗方

（一）内治处方

1. 黄连解毒汤化裁

【组方】　黄连、黄芩、牛蒡子、知母、栀子、防风、荆芥各12g，石膏30g，玄参15g，滑石30g，木通10g，甘草10g。

【功效主治】　清热泻火，解毒除湿。主治天疱疮急性发作期，临床表现为全身皮肤、黏膜布满大疱，糜烂面大，渗液明显，伴有身热，烦躁不安，胸闷纳呆，大便干结，小便黄赤，舌质红或绛，苔黄腻，脉弦数。

【制法用法】　水煎服，每剂煎2次，滤去药渣。得药液约500ml，分早晚2次服。

【处方来源】　臧继传，班同君. 辨证治疗天疱疮. 山东中医杂志，2000，19（7）：391.

2. 清脾除湿汤化裁

【组方】　苍术12g，白术15g，地黄30g，茯苓、黄芩、麦冬、栀子、泽泻各12g，连翘15g，茵陈30g，芒硝10g，甘草10g。

【方解】　方中苍术、白术、茯苓健脾除湿，黄芩、栀子、连翘、芒硝清热燥湿，泽泻、茵陈清热利湿。地黄、麦冬清热生津，防止燥太过。

【功效主治】　健脾除湿。主治天疱疮慢性期，皮肤仍有水疱新发，但较稀疏，渗液较多。糜烂面不红，或伴黄褐厚痂，面色白或萎黄，体倦乏力，声短气弱，胸闷腹胀，纳呆便溏，舌苔黄白腻，脉濡。

【制法用法】 水煎服，每剂煎 2 次，滤去药渣。得药液约500ml，分早晚 2 次服。

【处方来源】 臧继传，班同君.辨证治疗天疱疮.山东中医杂志，2000，19（7）：391.

3. 养阴益气汤

【组方】 黄芪 15g，太子参 15g，天冬、麦冬、玄参、石斛、地黄、沙参各 12g，柴胡 9g，牡丹皮 12g，甘草 3g。

【方解】 方中黄芪、太子参、甘草益气扶正，佐以玄参、地黄、牡丹皮清热凉血解毒，天冬、麦冬、石斛、沙参养阴生津，柴胡清热退虚火。

【功效主治】 养阴生津，益气扶正。主治天疱疮病情反复，迁延日久，水疱此起彼伏，糜烂经久不愈，渗液不多，伴体衰消瘦，午后潮热，口渴不引饮，气短懒言，苔光质淡，脉沉细无力。

【制法用法】 水煎服，每剂煎 2 次，滤去药渣，得药液约500ml，分早晚 2 次服。

【处方来源】 禤国维，范瑞强，陈达灿.中医皮肤病临证精粹.广州：广东人民出版社，2001.

4. 犀苓解毒汤

【组方】 犀角粉 0.3g（水牛角代冲服），猪苓、土茯苓、山楂各 30g，生黄芪 15g，怀山药 30g，生石膏（先煎）30g，地骨皮、生大黄（后下）、生栀子、陈皮各 10g，泽泻 30g。

【方解】 方中水牛角清热，解毒凉血；猪苓、土茯苓、泽泻有清热利湿、健脾之功；石膏清热除烦止渴，兼能表里两清，味甘不伤阴，减少分泌物渗出；栀子清热除烦、利湿解毒，尤以清心除烦为主；地骨皮退虚热；怀山药、山楂消食，健脾养胃；黄芪补气升阳，止汗，利水；陈皮温燥气香，辛散并可苦降，有理气、健脾燥湿之功；生大黄清热解毒，攻积导滞。

【功效主治】 清热凉血，解毒利湿，健脾益气。主治天疱疮。

【加减】 神志不清者，加安宫牛黄丸；红斑明显者，加牡丹皮、赤芍；有继发感染者，加草河车、金银花、半枝莲；腹胀呕吐者，加厚朴、姜半夏；失眠多梦，加首乌藤、炒酸枣仁；大便溏泄者，去大黄、泽泻。

【制法用法】 水煎服，每剂煎 2 次，滤去药渣，得药液约500ml，分早晚 2 次服。

【处方来源】 周国秀，刘爱民，赵东滨. 自拟"犀苓解毒汤"治疗天疱疮 35 例疗效观察. 河南中医药学刊，1995，10(1)：37-38.

5. 扶正祛邪交替方

【组方】 ①扶正方：红参12g，生黄芪20g，焦白术12g，升麻6g，地黄15g，柴胡10g，当归10g，陈皮10g，乌梢蛇15g，白花蛇半条，蜈蚣1条，土鳖虫4g，防风12g，甘草6g。②祛邪方：紫草60g，黄芩10g，木通10g，滑石3g，知母10g，地黄30g，青蒿20g，石膏15g，荆芥9g，益母草10g，山药30g，女贞子10g，墨旱莲10g，山茱萸肉10g，枸杞子10g。

【功效主治】 扶正祛邪。主治天疱疮。

【制法用法】 两方药可交替使用，1 方 1 天，3 个月为 1 个疗程。

【处方来源】 翟玉珍，包剑钢. 天疱疮中西医结合研究进展. 中国医学文摘：皮肤科学，2003，20 (1)：65-67.

（二）外治处方

1. 外洗方 1

【组方】 金银花、野菊花、地榆各30g。

【功效主治】 用于天疱疮皮疹广泛，糜烂面大，渗液明显者。

【制法用法】 水煎取药液，待温，泡洗或湿敷患处。

【处方来源】 禤国维，范瑞强. 皮肤性病中医治疗全书. 广州：广东科技出版社，1996.

2. 外洗方 2

【组方】 苦参、蒲公英、苍术、黄柏各 15g。

【功效主治】 用于天疱疮糜烂面较局限，但渗液明显者。

【制法用法】 水煎取药液，待温，湿敷患处。

【处方来源】 禤国维，范瑞强. 皮肤性病中医治疗全书. 广州：广东科技出版社，1996.

3. 外洗方 3

【组方】 金银花、地黄榆、野菊花、秦皮各 15g。

【功效主治】 用于天疱疮。

【制法用法】 煎汤泡洗或淋洗患处。

【处方来源】 陈卫. 头面皮肤病诊疗选方大全. 北京：科学技术文献出版，1992.

4. 外洗方 4

【组方】 佩兰、苍术、甘草各 10g，肿节风 20g。

【功效主治】 用于天疱疮有口腔黏膜水疱、溃疡者。

【制法用法】 水煎取药液 200ml，含漱。

【处方来源】 喻文球. 中医皮肤病性病学. 北京：中国医药科技出版社，2000.

5. 外洗方 5

【组方】 艾叶 20g，荆芥 15g，防风 15g，蜂房 30g，黄柏 20g，大黄 20g，苦参 15g，白鲜皮 20g，地肤子 30g，马齿苋 30g，金银花 45g。

【功效主治】 用于天疱疮疱皮较厚不易脱落者。

【制法用法】 水煎后每日 1～2 次，温水为宜，至疱皮脱落。

【处方来源】 韩鲁闽，赵延漳. 中西医结合治疗天疱疮及类天疱疮. 中西医结合杂志，1998，18（10）：632.

6. 浸泡方

【组方】 金银花藤、地榆、苦参、千里光、黄柏、土茯苓各120g，蒲公英80g，五倍子40g。

【功效主治】 用于天疱疮。

【制法用法】 每日1剂，煎水全身浸泡。

【处方来源】 陈柳芳. 中西医结合治疗天疱疮1例. 广西中医药，2006，29（1）：42-43.

7. 散剂一

【组方】 滑石30g，炉甘石5g，寒水石20g，生石膏30g，薄荷冰1g，樟脑2g，0.9%氯化钠（生理盐水）500ml。

【功效主治】 用于天疱疮。

【制法用法】 共研细面，加生理盐水调成稀糊状，涂患处，每日2次。

【处方来源】 周国秀，刘爱民，赵东滨. 自拟"犀苓解毒汤"治疗天疱疮35例疗效观察. 河南中医药学刊，1995，10（1）：37-38.

8. 散剂二

【组方】 青黛30g，煅石膏320g，冰片3g，海螵蛸末90g，香油适量。

【功效主治】 燥湿止痒。用于天疱疮。

【制法用法】 共研细末，用香油调敷于患处。

【处方来源】 翟玉珍，包剑钢. 天疱疮中西医结合研究进展. 中国医学文摘：皮肤科学，2003，20（1）：65-67.

二、调理方

1. 竹叶通草绿豆粥

【组成】 鸭跖草10g，通草5g，甘草1.5g，绿豆30g，粳米150g。

【制法用法】 将鸭跖草、通草、甘草剁碎装入纱布袋，与绿豆、粳米一起加水放置 30min，以文火煮制成粥。早晚分食。

【说明】 清热泻火，解毒敛疮。用于天疱疮。

2. 霜打荷花

【组成】 鲜白荷花 10 朵，白糖 150g，淀粉、精白面粉、桂花各少许，花生油 100g（或耗油 50g），白糖适量。

【制法用法】 先将 50g 白糖、少许桂花、淀粉、精白面粉一起调成稀糊。将初开的白荷花稍微掰开一点，放入稀糊中粘上糊备用。锅置于火上，加入花生油，油热后把粘上糊的荷花放入油中炸熟，待稍呈金黄色捞出摆盘，撒上白糖即成。早晚分食。

【说明】 清暑祛湿，止血。适宜于呕血、天疱疮及湿疹等症。

○ 第二节　类天疱疮 ○

　　大疱性类天疱疮为一种多见于老年人的大疱病。本病以胸腹、腋下、腹股沟及四肢屈侧多见。初发病时大多是水疱，也有少数合并红斑及丘疹。水疱仅局限在某一部位，半个月以后突然泛发全身，并出现大疱。大疱多发生在红斑基础上，也可发生于健康皮肤上。小的疱有樱桃大小，大的有核桃或鸡蛋大小。疱壁紧张且较厚，可以数天不破裂。用手推疱壁，硬硬的推不动；用手推擦正常皮肤，不会将皮肤擦破。水疱破裂后，创面渗出血液，这是因为疱已侵犯至真皮浅层。疱面很快干燥结痂，糜烂面不再继续扩大，很快愈合。痂脱落后常有色素沉着，偶见皮肤萎缩、瘢痕。大多在 50 岁以后发病。有的患者初起时皮疹为浮肿性红斑，或风团样损害，数日后才在此基础上出现大疱。皮疹好发于躯干、四肢屈侧、腋窝及腹股沟。约 25% 患者在口腔黏膜出现水疱或糜烂。病程大多进展较慢，水疱不断愈合及新生。患者自觉程度不等的瘙痒，全身健康状况一般良好。但若不及时治疗，皮疹将逐渐增多，泛发全身，大量体液通过体表丢失，机体日益衰弱，可因继发感染等而导致死亡。但有的患者仅表现为群集的小水疱，有的表现为大片红斑，水疱较少见，也有的仅局限于下肢或颈部，并遗留瘢痕。大疱性类天疱疮病程较长，可达数年之久，呈慢性经过，反复发作，但预后良好，部分患者可自行缓解。

大疱性类天疱疮与祖国医学文献中记载的"天疱疮"、"火赤疮"相类似。中医认为，此证系湿热蕴蒸，不得疏泄，外越皮肤而发。毒热内郁常可伤及血分，湿热蕴久又可灼津耗气而见气阴两伤。中医治疗可参考"天疱疮"治疗，以清热除湿、凉血解毒为主。

一、治疗方

（一）内治处方

1. 利湿治疮方

【组方】 黄柏 25g，茵陈 30g，滑石 20g，苍术 15g，牛膝、茯苓、猪苓各 12g，泽泻、白芷、地肤子、白鲜皮、车前子、大腹皮、竹叶各 9g。

【功效主治】 清热解毒利湿。适用于类天疱疮。

【制法用法】 水煎服，每日 1 剂。

【处方来源】 验方。

2. 解毒治疮方

【组方】 黄芩 6g，黄连 6g，牛蒡子 10g，玄参 18g，桔梗 10g，板蓝根 15g，山豆根 10g。马勃 6g，连翘 12g，升麻 6g，僵蚕 12g，柴胡 9g，陈皮 10g，薄荷 3g，甘草 6g。

【功效】 清热解毒。适用于类天疱疮热毒明显者。

【制法用法】 水煎服，每日 1 剂。

【处方来源】 验方。

（二）外治处方

外洗方

【组方】 苦参 30g，地肤子 15g，苍耳子 15g，生大黄 30g。

【功效主治】 利湿解毒。主治类天疱疮。

【制法用法】 水煎湿敷，或煎汤洗浴。

【处方来源】 验方。

二、调理方

可参考"天疱疮"。

○ 第三节　掌跖脓疱病 ○

掌跖脓疱病是一种病因不明，仅发于掌跖的慢性复发性疾病。以在红斑的基础上周期性发生簇集性无菌性小脓疱，伴角化、脱屑为临床特征。本病好发年龄在 30～50 岁，女性比男性多见。本病除好发在掌跖部外，足背、小腿、膝盖、手背、肘部等处可有皮疹，极个别甚至伴有全身散发皮疹。各种外来刺激、夏季出汗增多、经前期、自主神经功能紊乱均可促使发作，使症状恶化。

初起损害为脓疱或水疱，常发生在一侧或双侧大鱼际处，或足跟部位，再逐渐蔓延至掌跖其他部位，呈对称分布。典型损害为大量的无菌性脓疱，局限于掌跖红斑的基底上，周期性急性发作。病情加重时，掌跖明显发红，密布小水疱，有中等和严重瘙痒，1～2 天内水疱变大，中心出现微小黄点，迅速向外扩展，形成直径为 2～4mm 的脓疱，脓疱很少破裂，大多于数日内干燥结痂，形成棕色鳞屑而脱落，静止期则以潮红、角化、脱屑为主，有时干裂疼痛。病程呈慢性，发作期与静止期交替可达十余年，较难彻底治愈。患者一般无全身症状。

中医辨证本病主要是由于脾虚生湿，湿热内蕴，或外感湿热邪毒，以致邪毒循经外越蕴于掌跖而发。治宜清热解毒除湿。

一、治疗方

（一）内治处方

1. 托毒除湿饮

【组方】 土茯苓 25g，白花蛇舌草 30g，败酱草 15g，白蔹

10g，地黄炭 15g，薏苡仁 30g，茯苓 15g，黄芪 20g，黄精 15g，当归 10g，甘草 10g。

【功效主治】 托毒除湿。主治掌跖脓疱病。

【加减】 瘙痒者，加白鲜皮 15g、地肤子 30g；渗出明显者，加车前子 10g、猪苓 10g；便秘者，加瓜蒌 30g；掌部脓疱者，加姜黄 6g；足跖部脓疱者，加木瓜 10g；掌跖同时发病者，加川牛膝 10g。

【制法用法】 水煎服，每日 1 剂。

【处方来源】 苗伟，张瑞梅. 自拟托毒除湿饮治疗掌跖脓疱病 37 例. 中医药临床杂志，2006，18（3）：243.

2. 解毒祛湿汤

【组方】 茯苓 15g，薏苡仁、土茯苓、茵陈各 30g，三棱、莪术、白鲜皮各 15g。

【功效主治】 健脾祛湿，解毒活血。主治掌跖脓疱病。

【加减】 水疱、脓疱严重者，加蒲公英、泽泻、车前子等；脓疱吸收，表皮增厚、变硬、失去弹性者，加玄参、麦冬、石斛、玉竹等；情绪易波动，多愁善感者，加酸枣仁、远志、合欢皮等。

【制法用法】 水煎服，每日 1 剂。

【处方来源】 付国俊，叶文静，孟晨阳. 健脾祛湿解毒活血治疗掌跖脓疱病 100 例. 河北中医，1999，（3）：148.

3. 清热利湿饮

【组方】 龙胆 9g，黄芩 15g，金银花 21g，土茯苓 21g，地黄 15g，牡丹皮 15g，赤芍 15g，当归 12g，苍术 9g，蒲公英 15g，车前子 15g，泽泻 9g，甘草 6g。

【功效主治】 清热利湿。主治掌跖脓疱病。

【加减】 便秘者，加大黄 6g；失眠者，加酸枣仁 30g；瘙痒明显者，加白鲜皮、地肤子各 30g。

【制法用法】 水煎服，每日 1 剂。

【处方来源】 张春红，杜锡贤，张春敏．清热利湿饮治疗掌跖脓疱病 35 例．中国中西医结合皮肤性病学杂志，2004，3（2）：109.

4. 活血清热散

【组方】 全蝎 20g，苦参 40g，车前子 30g，蒺藜 30g，泽泻 30g，七叶一枝花 40g，白鲜皮 40g，生薏苡仁 40g，枳壳 20g，茯苓 30g，地肤子 40g，炙穿山甲 20g，虎杖 30g，赤芍 30g，熟大黄 20g。

【方解】 虎杖活血解毒，清热利湿；苦参、车前子、泽泻清热利湿；薏苡仁、茯苓健脾利湿；七叶一枝花清热解毒；地肤子、白鲜皮清热利湿止痒；全蝎与穿山甲、赤芍合用起到活血通络，引药直达病所的作用；湿热久蕴，必然导致脾胃运化功能降低，故用枳壳行气健脾，且兼能达到"气行湿化"的作用；又用蒺藜平肝疏肝，是"抑木扶土"之意，且兼能达到祛风止痒的作用；最后方中又加少量熟大黄缓下以"釜底抽薪"加强清热解毒作用，且有活血之功。

【功效主治】 清热解毒，除湿活血。主治掌跖脓疱病。

【制法用法】 以上药物粉碎，过 120 目筛，混匀，装入"0"号胶囊，每粒含生药约 0.45g。每次 8 粒，每日 3 次，口服。15日为 1 个疗程，需 2~3 个疗程。

【处方来源】 马怀东，田连迎．活血清热散治疗掌跖脓疱病 60 例．河北中医，2001，23（9）：672.

5. 疏肝凉血解毒汤

【组方】 生香附 12g，栀子 15g，连翘 30g，蓼大青叶 15g，地黄 30g，赤芍 30g，土茯苓 30g，天花粉 15g，丹参 20g，蝉蜕 9g，白芷 9g，玄参 30g，山豆根 20g，生甘草 15g。

【功效主治】 疏肝解毒，凉血化斑。主治掌跖脓疱病。

【加减】 ①泛发全身者，加金银花 30g、制黄芩 15g；②伴高热、寒战、大便干结、小便黄赤等全身症状者，加生石膏（先煎）30g、知母 20g；③疹透不畅，高热不退者，去土茯苓，加防风 9g、薄荷 9g、牛蒡子 9g、生槐米 20g、芦根 15g。

【制法用法】 水煎服，每日 1 剂，2 个月为 1 个疗程。

【处方来源】 乔宏，刘灵，马栓全．无菌性脓疱类皮肤病中医治疗体会．现代中医药，2006，26（1）：13-14，22.

6. 七叶三黄二花汤

【组方】 七叶一枝花 20g，黄芩、黄连、菊花、紫草各 10g，黄芪 30g，白及 20g，甘草 6g。

【功效主治】 清热解毒凉血，益气化瘀止痒。主治掌跖脓疱病。

【加减】 红斑明显者，加地黄、牡丹皮、赤芍；脓疱多、流脓不止者，加金银花、蒲公英、连翘；鳞屑多、脱皮者，加黄精、当归、大血藤；瘙痒严重者，加蝉蜕、蒺藜、白鲜皮。

【制法用法】 每日 1 剂，水煎，早晚分服。

【处方来源】 赵凤林．七叶三黄二花汤治疗掌跖脓疱病 30 例．甘肃中医，1994，7（6）：20-21.

7. 清疱饮

【组方】 金银花 15g，蒲公英 15g，山慈姑 9g，土茯苓 15g，地黄 15g，牡丹皮 15g，苦参 15g，泽泻 15g，陈皮 10g，薏苡仁 25g，生甘草 10g。

【方解】 方中金银花、蒲公英、山慈姑、土茯苓清热解毒；地黄、牡丹皮清热凉血；泽泻、苦参利湿燥湿；薏苡仁健脾利湿；陈皮理气和中；生甘草清热解毒，调和诸药。

【功效主治】 清热解毒除湿。主治掌跖脓疱病。

【加减】 瘙痒剧烈者，加徐长卿 15g、蒺藜 15g；便秘者，加大黄（后下）6g；失眠者，加酸枣仁 20g。

【制法用法】 每天 1 剂，水煎，分 2 次服。药渣 3 煎液趁热泡洗患处，每次 20～30min，每天 1 次。4 周为 1 个疗程，连续治疗 2 个疗程。

【处方来源】 孙国强，朱凤梅.中药治疗掌跖脓疱病 38 例. 辽宁中医杂志，2007，34（5）：603.

8. 凉血清疮饮

【组方】 金银花、连翘、七叶一枝花、栀子、紫草各 20g，黄芩、苦参、牡丹皮、赤芍、丹参、茯苓、苍术、厚朴、陈皮各 15g，地黄、生薏苡仁各 30g。

【方解】 方中以茯苓、苍术、厚朴、陈皮、生薏苡仁健脾除湿；金银花、连翘、七叶一枝花、栀子清热解毒；紫草、地黄、牡丹皮、赤芍、丹参凉血活血；黄芩、苦参清热燥湿。

【功效主治】 健脾除湿，清热解毒，凉血活血。主治掌跖脓疱病。

【制法用法】 以水没药浸泡半小时，煎 2 次取汁约 300ml，早晚饭后半小时各服约 150ml。每日 1 剂，连续服用 8 周。

【处方来源】 徐武清，白鹤美，郑丹红.中药内服外用治疗掌跖脓疱病 28 例. 江苏中医，2007，39（4）：32-33.

9. 李氏清热除湿汤

【组方】 土茯苓 30g，马鞭草 15g，连翘 20g，黄芩 20g，蒲公英 30g，白花蛇舌草 15g，半边莲 15g，半枝莲 15g，车前草 15g，生薏苡仁 30g，炒苍术 10g。

【功效主治】 清热、除湿、解毒。主治掌跖脓疱病。

【制法用法】 水煎服，每日 1 剂。

【处方来源】 编著者经验方。

（二）外治处方

1. 掌跖浸泡液

【组方】 黄芪、丹参、苦参、蒲公英、苍术各 30g。

【功效主治】 益气活血，清热利湿。主治掌跖脓疱病。

【制法用法】 煎药液 500ml，浸泡掌跖，每日 1 次，每次 20～30min，睡前温用，连续用药 2 周。

【处方来源】 徐保安．掌跖浸泡液外用治疗掌跖脓疱病 28 例．中国交通医学杂志，2004，18（6）：723．

2. 黄柏洗剂

【组方】 白矾 20g，苦参 20g，黄柏 30g，地黄 20g，土槿皮 20g，马齿苋 20g。

【功效主治】 清热解毒燥湿。主治掌跖脓疱病。

【制法用法】 水煎外洗，每日 1 次。

【处方来源】 沈敏娟，匡钱华。黄柏洗剂治疗掌跖脓疱病 60 例。中华皮肤科杂志，2003，36（2）：106．

3. 复方二白洗剂

【组方】 白及、黄精、土茯苓、白鲜皮、蒲公英、白花蛇舌草各 30g，荆芥、防风、王不留行、皂角刺、苦参、威灵仙、百部各 20g。

【功效主治】 疏风清热，除湿止痒。主治掌跖脓疱病。

【制法用法】 上药加水 3000ml 浸泡 1h，用武火煮沸后文火再煎 20min，待药温后，将手足浸入其中泡洗 30min，每日 2 次。

【处方来源】 刘拥军，张健，李淑莲，等．中药复方二白洗剂治疗掌跖脓疱病临床研究．中医药信息，2004，21（2）：42．

4. 外洗验方一

【组方】 地榆 30g，黄柏 30g，苦参 30g，蛇床子 30g，地骨皮 15g，葛根 20g。

【功效主治】 清热解毒，收敛止痒。主治掌跖脓疱病。

【加减】 若局部融合成脓湖者，加苍术 30g、连翘 30g、藏青果 30g；痒甚者，加白鲜皮 30g。

【制法用法】 将上药放入盆中，加水 3000ml，煎煮 30min 后过滤取药液 1500ml，然后将药液加入水中，做局部或全身药浴，或用 6 层纱布棉垫蘸药汁湿敷，每天 2 次，每次 20min。

【处方来源】 乔宏，刘灵，马栓全．无菌性脓疱类皮肤病中医治疗体会．现代中医药，2006，26（1）：13-14，22．

5. 外洗验方二

【组方】 透骨草 30g，王不留行 30g，五倍子 10g，明矾 10g。

【功效主治】 解毒，收敛。主治掌跖脓疱病，掌跖皮损角化明显，脱屑多者。

【制法用法】 水煎外洗掌跖部，每次 30min，每日 2 次。

【处方来源】 赵凤林. 七叶三黄二花汤治疗掌跖脓疱病 30 例. 甘肃中医，1994，7（6）：20-21.

6. 外洗验方三

【组方】 苍术 15g，苦参 30g，地榆 20g，百部 30g，黄柏 20g，白鲜皮 20g，忍冬藤 20g。

【功效主治】 清热燥湿止痒。主治掌跖脓疱病。

【制法用法】 水煎温泡患处，每日 1 次，2 周为 1 个疗程，共治疗 2 个疗程。

【处方来源】 李艳玲，马桂敏. 中药外洗联合壮医药线灸治疗掌跖脓疱病 32 例. 上海中医药杂志，2008，42（10）：52-53.

7. 外洗验方四

【组方】 白芷、土茯苓、黄柏、白鲜皮、蒲公英、白花蛇舌草各 30g，五倍子、防风、细辛、皂角刺、苦参、苍术各 20g。

【功效主治】 清热解毒，凉血活血。主治掌跖脓疱病。

【制法用法】 上药加水 2000ml，浸泡半小时，用武火煮沸后文火再煎 20min，移火待药温后，将手足浸入其中泡洗 30～60min，每日 1 次，连续 8 周。

【处方来源】 徐武清，白鹤美，郑丹红. 中药内服外用治疗掌跖脓疱病 28 例. 江苏中医，2007，39（4）：32-33.

8. 李氏外洗方

【组方】 连翘 30g，蒲公英 30g，黄柏 30g，苦参 30g，王不留行 30g。

【功效主治】 除湿、清热、解毒。主治掌跖脓疱病。

【制法用法】 水煎，外洗患处。

【处方来源】 编著者经验方。

（三）针灸疗法

壮医药线

【取穴】 在掌跖皮损处取梅花穴（定准皮损四周为 4 个穴位，再加中间 1 个穴位，形成梅花状）、脐周 4 穴、脾俞、曲池、足三里、四缝。

【操作】 左手固定皮损周围皮肤，右手示指和拇指持 2 号药线（0.7mm）一端，线头露出 1cm 左右，将药线点火至有火星，将有火星线端对准穴位点灸。每日 1 次，8 日为 1 个疗程，休息 2 日，再行第 2 个疗程，共治疗 3 个疗程。灸后如果局部有灼热感或痒感，则嘱患者不要用手搓，以免抓破出现继发感染。

【处方来源】 李艳玲，马桂敏. 中药外洗联合壮医药线灸治疗掌跖脓疱病 32 例. 上海中医药杂志，2008，42（10）：52-53.

二、调理方

可参考"银屑病"调理方。

第十一章

色素障碍性皮肤病

○ 第一节 黄褐斑 ○

黄褐斑是一种常见的以面部皮肤呈褐色或黑色改变为特征的色素性皮肤病。主要表现为面部皮肤出现大小不等、形状不一的色素斑，颜色多为淡褐色、黄褐色，也有咖啡色或淡黑色。一般是对称地分布在眼周围附近、额部、颧颊部、鼻旁和口唇周围，边界清楚，表面皮肤光滑，不痛不痒，没有皮屑。

现代研究认为，黄褐斑与内分泌失调、妊娠、雌激素和孕激素水平、口服避孕药、子宫卵巢疾病、遗传因素、氧自由基、紫外线照射、血清铜含量、肝炎、胆囊炎、酪氨酸酶功能障碍、化妆品、光毒性药物等诸多因素有关。

黄褐斑属祖国医学"黧黑斑"、"面尘"范畴。中医认为，本病多因情志内伤，肝气郁结，气滞血瘀，瘀血上积于面；或因肝郁日久化火，灼伤阴血，使颜面气血失和而致；或脾气不足，气血不能荣泽颜面；或因肝肾阴虚，精血不足，不能上荣于面而成。总之，其发病与肝郁、血瘀、脾虚、肾亏有关。故治则不外乎疏肝理气，活血化瘀，健脾益气，补益肝肾。

一、治疗方

（一）内治处方

1. 补肾活血汤

【组方】 女贞子 15g，墨旱莲 15g，熟地黄 10g，山茱萸

10g，山药 15g，当归 15g，川芎 10g，白芍 15g，白芷 10g，菟丝子 15g，柴胡 6g，白蒺藜 12g，桃仁 10g，红花 5g。

【方解】 方中熟地黄、山药、女贞子、墨旱莲补肾滋阴，山茱萸、菟丝子补益肝肾，当归、白芍、川芎、桃仁、红花养血活血调经，柴胡、白蒺藜疏肝理气解郁，白芷健脾燥湿。

【功效主治】 补益肝肾，行气养血，活血祛瘀。主治黄褐斑。

【加减】 阴虚火旺者，加知母、黄柏；阳虚者，加巴戟天、肉苁蓉；睡眠障碍者，加首乌藤、酸枣仁；心烦易怒者，加八月札、香附；月经失调者，根据所处月经周期的不同时期而进行不同的加减。

【制法用法】 每日 1 剂，水煎，早晚分服。治疗期间停用其他药物，尽量避免日晒。

【处方来源】 郑虹，徐优晓. 补肾活血汤治疗黄褐斑的临床观察. 浙江中医学院学报，2005，29（5）：25-26.

2. 三黄增免汤

【组方】 黄芪 30～60g，黄精、熟地黄、山茱萸、白术、当归、石菖蒲各 15g，菟丝子、女贞子各 20g，枳壳 9g，甘草 6g。

【方解】 黄芪益气利水，黄精、熟地黄、山茱萸、女贞子、菟丝子滋阴补肝，白术化湿健脾，当归养血化瘀，枳壳行气疏肝，甘草调和诸药。

【功效主治】 滋肾养肝，化瘀退斑。主治黄褐斑，适用于肝肾亏虚型。皮损特点为：以鼻为中心，对称分布于颜面，色斑广泛，边界不清，色黑或灰暗，如蒙灰尘，伴头昏、耳鸣、腰膝软弱无力、五心烦热、月经不调，舌红苔少，脉沉细。

【加减】 肾阴虚甚者，可加二至丸；胸闷乳胀者，加郁金、夏枯草、延胡索、炒川楝子；腹胀便溏者，加党参、炒山药、炒白术、茯苓；腹胀纳差者，加焦山楂、陈皮、厚朴；经血不调者，加丹参、益母草；痛经或经血夹块者，加桃仁、红花；失眠多梦者，加生龙骨、生牡蛎、酸枣仁、合欢皮、柏子仁。

【制法用法】 水煎服，1日1剂，分3次服完。

【处方来源】 苏红. 黄褐斑的辨证治疗体会. 四川中医，2003，21（9）：13-14.

3. 褐斑消汤

【组方】 白芷15g，地黄20g，当归15g，何首乌20g，制黄精15g，枸杞子10g，玉竹20g，乌梅20g，漏蓝子6g。

【方解】 方中当归、地黄、何首乌、制黄精、枸杞子、玉竹养血补肾；白芷祛风消斑；漏蓝子功善消肿散结化斑；据现代药理学研究乌梅有美容作用。

【功效主治】 养血补肾，疏肝健脾，祛湿化痰。主治黄褐斑。

【加减】 肾虚肝郁者，加女贞子15g、郁金10g；脾虚湿盛者，加薏苡仁20g。

【制法用法】 水煎服，每日1剂，7天为1个疗程。

【处方来源】 黄小英，刘慎峰. 褐斑消汤治疗黄褐斑98例疗效观察. 甘肃中医，2006，19（1）：35.

4. 化斑煎

【组方】 柴胡、当归、桃仁、红花、香附、陈皮各10g，薏苡仁30g，苍术、川芎、丹参各15g，土茯苓20g。

【方解】 方用当归、川芎、桃仁、红花、丹参活血化瘀；柴胡、香附、陈皮理气消滞，调节气血；薏苡仁、苍术、土茯苓祛湿化痰。

【功效主治】 化瘀祛斑。主治黄褐斑。

【加减】 兼有湿热者，加栀子10g、地黄12g；瘀滞重者，加乳香、三棱各10g；兼虚者，加黄芪20g，枸杞子、党参各15g。

【制法用法】 每天1剂，水煎服。

【处方来源】 吕淑芹. 化斑煎治疗黄褐斑. 新中医，2007，

5. 加减四二五合方

【组方】 当归、赤芍、白芍、菟丝子、车前子、覆盆子、淫羊藿各 10g，川芎、仙茅各 6g，熟地黄 15g，女贞子 20g，黄芪 30g。

【方解】 五子衍宗丸补肾气、益肾阴，配合仙茅、淫羊藿以补肾壮阳；以四物汤养血益阴，功不在通而在于补；黄芪补气、调和气血，又可增加补肾之功。

【功效主治】 补肾壮阳，养血容颜。主治肾阳亏虚、气血失和之黄褐斑。患者多伴有形寒肢冷，腰膝酸软，倦怠乏力，性欲减退，夜尿频而清长，舌淡苔白，脉沉细、两尺弱。

【加减】 若兼有精神沉默、不欲饮食、胸闷不舒、善太息，或口苦、胁肋胀满、脉弦等肝气郁结之证者，应酌加柴胡、香附之品以舒肝解郁；若兼经来腹痛、痛有定处、有血块、舌有瘀斑或瘀点、脉涩等血瘀之证者，应酌加桃仁、红花、益母草等活血化瘀之品；若兼有经期延长、经色淡、量少等血虚证者，可酌加阿胶、泽兰、何首乌等养血之品；若兼有失眠、健忘等症状者，可酌加首乌藤、合欢花、酸枣仁等；若兼有面色萎黄、纳少、腹满、气短懒言、大便溏泄等脾虚之象者，应酌加白术、云苓之类以健脾；若大便虚秘者，可加肉苁蓉；若兼头晕目眩、耳鸣、颧红盗汗、五心烦热等肝肾阴虚证者，可予六味地黄丸合方化裁。

【制法用法】 水煎服，每日 2 次。

【处方来源】 薛文辉. 加减四二五合方治疗黄褐斑. 四川中医，2001，19（2）：54.

6. 荆防草物白花汤

【组方】 荆芥 10g，防风 12g，益母草 15g，当归 10g，芍药（白芍）15g，熟地黄 15g，川芎 6g，白芷 12g，白术 15g，茯苓 12g，沙苑子 12g，僵蚕 12g，佛手花 6g，制关附子 10g，菊花 6g，凌霄花 6g，玫瑰花 6g，川厚朴花 6g，旋覆花 10g，枇杷叶

（包）10g。

【方解】 方中首取荆防二药之轻扬，有善治上焦之特性，与诸药相伍，则引伸生发之气，而并走于上。用益母草取其"美容"，武则天曾以此美颜而得名"武则天留颜方"。用四物汤取其乃理血剂之首方，用诸白取色白入肺，亦寓有黑色者，白可祛之之意。白术、茯苓取其健运中州，"脾气散精，上归于肺"之妙用。白芍平肝养血（活血用赤芍）。白芷、沙苑子、关附子、僵蚕疏风以祛斑。用诸花取花性之轻扬，惟旋覆花独降，上通下达，气血调和则斑自消。"诸气者，皆属于肺"，"经气归于肺，肺朝百脉，输精于皮毛"。故用枇杷叶引之，宣肺以祛斑。

【功效主治】 疏肝理气，活血化斑。适用于黄褐斑。

【制法用法】 水煎服，每日 2 次。

【处方来源】 李古松.荆防草物白花汤治疗黄褐斑.中医文献杂志，2006，24（3）：43.

7. 美白消斑方

【组方】 黄芪 20g，当归 15g，川芎 6g，熟地黄 30g，白芍、枸杞子、女贞子、墨旱莲各 15g。

【方解】 黄芪补气固表；当归、川芎、白芍、熟地黄养血活血，调摄冲任；女贞子、墨旱莲、枸杞子补益肝肾。

【功效主治】 活血化瘀，补益肝肾。主治黄褐斑。

【加减】 ①血瘀型：皮损呈咖啡色，病程较长，日久不退，舌质黯红，边有瘀点，脉弦滑。基本方加丹参、凌霄花。②冲任不调型：女性患者皮疹变化与妊娠或月经期的变化有关，常伴月经不调、痛经。基本方加益母草、茺蔚子、泽兰、红花、淫羊藿、仙茅。③肝肾亏损型：皮损伴腰膝酸软，头晕目眩，耳鸣，右肋作胀，舌质红，苔薄，脉沉细。基本方加山茱萸、山药、黄精、肉苁蓉、川续断、杜仲。④肝气郁结型：皮损伴右肋作胀，纳呆乏力，面色萎黄，舌质瘀斑，脉弦。基本方加柴胡、香附、广郁金、延胡索、川楝子、垂盆草。

【制法用法】 水煎服，每日1剂。

【处方来源】 杨永亮.美白消斑方治疗黄褐斑35例.内蒙古医学杂志，2005，37（1）：60-61.

8. 祛斑化瘀汤

【组方】 地黄20g，当归、白芍、茯苓各15g，桃仁、红花、泽泻各7.5g，柴胡、香附、甘草各10g。

【方解】 方中地黄滋阴补肾；茯苓、泽泻淡渗利湿以去肾浊；柴胡疏肝理气；桃仁、红花调经活血，养血化瘀；当归、白芍养血敛阴；香附行血中之气。合而用之，具有滋阴养血、活血化瘀、疏肝理气、利湿去浊之功效。气血协调，活血祛瘀，则瘀斑消而病自愈。

【功效主治】 疏肝活血，养血化瘀。主治黄褐斑，兼忧郁、焦虑、烦躁等症状。

【制法用法】 水煎服，每日1剂。

【处方来源】 姚大芳，郭景春.祛斑化瘀汤治疗黄褐斑240例.中医药信息，2000，17（3）：30.

9. 消斑方

【组方】 生黄芪30g，地黄12g，玄参12g，麦冬12g，黄芩9g，炙麻黄10g，桑白皮12g，生山楂30g。

【方解】 方中生黄芪、地黄、玄参、麦冬益气养阴，黄芩泻上焦邪热，桑白皮清肺行水，生山楂消食除滞，炙麻黄为引经药。

【功效主治】 益气养阴，清肺胃郁热。主治黄褐斑，属气阴不足，肺胃郁热者。

【制法用法】 水煎服，每日服用2次，3个月为1个疗程。

【处方来源】 吴菊生，蔡惠群.消斑方治疗黄褐斑1200例.江苏中医药，2005，26（4）：23.

10. 疏肝祛斑汤

【组方】 鹿角霜15g，丝瓜络12g，橘核12g，豨莶草12g，桃仁 5g，红花 12g，当归 6g，川芎 10g，白芍 10g，地黄 10g 等。

【方解】 方中桃仁、红花、川芎活血化瘀、散结消斑；当归、地黄、白芍养血柔肝；丝瓜络、豨莶草、橘核、鹿角霜疏肝理气，通乳散结。

【功效主治】 疏肝理气，健脾益肾，活血化瘀。主治黄褐斑。

【加减】 腹胀者，加枳壳；睡眠少、多梦者，加合欢皮、首乌藤；便秘者，加大黄。

【制法用法】 水煎服，每日 1 剂，早晚各 1 次。月经期停药。

【处方来源】 翁丽丽. 自拟疏肝祛斑汤治疗肝郁血瘀型黄褐斑 30 例临床研究. 中华中医药杂志，2009，(3)：399-400.

(二) 外治处方

1. 中药面膜方

【组方】 白芷、白蔹、白及各 100g，红花 30g，细辛 30g，石膏 300g，薄荷 100g，珍珠粉 30g，维生素 C、维生素 E 适量。

【方解】 本方白芷活性成分白芷素，可扩张血管使血行面部，使皮肤红润；红花可抗氧化和增强免疫，可改善微循环；珍珠粉降低血液中脂质过氧化物，提高超氧化物歧化酶活力；细辛成分甲基丁香酚能有效促使药物经皮吸收；薄荷外用有清凉、止痛、止痒的作用。

【功效主治】 祛斑美容。主治黄褐斑。

【制法用法】 以上药物共研细末。患者洁面后取 1/10 加维生素 C 0.5g、维生素 E 0.2g，热水调匀，均匀敷于面部，30min 后除去面膜，每 3 日 1 次。

【处方来源】 邹米红. 中药面膜治疗黄褐斑 41 例. 南京中医药大学学报，2006，22 (5)：334.

2. "四白"祛斑面膜

【组方】 白芷 100g，密佗僧 50g，关附子、白茯苓、白及各

100g，丹参、紫草各 200g，鸡蛋（取蛋清）几个。

【功效主治】 祛斑增白，抗皱。主治黄褐斑。

【制法用法】 以上药物共研细末，加蛋清调成糊状涂于面部，厚度为 1.5～2mm，45min 后清水洗净，每 4～5 天涂 1 次。

【处方来源】 黄红. 中药"四白"祛斑面膜治疗黄褐斑疗效观察. 深圳中西医结合杂志，2001，11（3）：152，154.

3. 脐疗方

【组方】 山楂、葛根、穿山甲、厚朴、乳香、没药、细辛、鸡矢藤各 100g，白芍 50g，桂枝、甘草各 30g，冰片 15g，95％乙醇适量。

【功效主治】 祛斑增白。主治面部黄褐斑。

【制法用法】 将山楂、葛根、甘草、白芍以水煎 2 次，药液浓缩成膏；穿山甲、厚朴、桂枝共碾细粉；乳香、没药溶于95％乙醇中，并除去水溶的成分。以上 3 种不同制法的药物混合烘干，研成细粉。细辛、鸡矢藤各自提取挥发油，与冰片一起混入上述药粉中，装瓶备用。用法：先将脐部洗净擦干，取药粉0.2g 纳入脐内，用软纸片盖住，外加棉花，再以胶布固定，3～7 天换药 1 次，连续用药数次。

【处方来源】 验方。

（三）针灸处方

1. 毫针处方

【取穴】 常用穴：面部皮损区、合谷、足三里、三阴交、太冲。备用穴：分 3 组。①气滞血瘀，配支沟、曲池、血海；②气血不足，配肝俞、膈俞、脾俞、关元；③肾虚水泛，配肾俞、关元、气海、太溪。

【操作】 根据临床辨证选择用穴。常用穴与备用穴对应配用。用 32～34 号 1～1.5 寸毫针在皮损区周围针刺、皮下浅刺、围刺或行十字交叉法，不用行手法提插捻转；配穴每次选用 3～

5 对交替使用，10 次为 1 个疗程，间隔 5~7 日，连续 3 个疗程。

【主治】 黄褐斑。

【总结】 ①应用本法治疗黄褐斑 100 例，其中痊愈 67 例，显效 15 例，好转 11 例，无效 7 例。有效率为 93％。并观察到病程在 3 年内痊愈率明显增多。②此种疗法在临床实践中由于费用低廉、痛苦小、便于坚持、疗效好而深受患者的欢迎。

【处方来源】 李晋青. 针刺配耳压治疗面部黄褐斑 100 例. 陕西中医，2005，26（2）：160-161.

2. 电针处方

【取穴】 常用穴：曲池、血海、足三里、肺俞。备用穴：肝气郁滞者，加太冲、肝俞；胃肠积滞者，加天枢、中脘、支沟；气血不足者，加心俞、膈俞、气海；肝肾亏虚者，加肝俞、肾俞、关元；失眠者，加神门、三阴交。

【操作】 穴位常规消毒，选用华佗牌针灸针 0.25mm × 25mm 毫针针刺。得气后曲池、血海接电针治疗仪选连续波治疗，留针 30min。每日 1 次，20 次为 1 个疗程，休息 3 天，共用 3 个疗程。

【主治】 黄褐斑。

【总结】 本法简便易行，安全可靠，可提高疗效，是治疗黄褐斑的理想方法。

【处方来源】 周彩霞，杨耀峰. 针刺加中药面膜治疗黄褐斑临床观察. 山西中医，2008，24（5）：40-41.

3. 面部挂针处方

【取穴】 皮损部位区、太阳、鱼腰、颧髎、迎香、四白。

【操作】 用美容针围刺皮损部位，留针 20~40min。每周 2 次，4 周为 1 个疗程。

【主治】 黄褐斑。

【总结】 面部挂针可促进面部气血运行，活血祛瘀，配合外敷中药可使气血充足，经血通畅，肌肤得到充分的供养，面部色斑自然消退。

【处方来源】 杨帆，夏庆梅. 针灸、中药面膜配合面部挂针治疗黄褐斑临床观察. 天津中医药大学学报，2009，26（2）：63.

4. 耳穴割治

【取穴】 肺、内分泌、内生殖器、面颊。

【操作】 先按摩耳郭使其充血，再用碘酊消毒全耳，75%乙醇脱碘，用消毒的备用 11 号尖型手术刀在选定的耳穴上划割，切口 0.1～0.3cm，深度以到达真皮，慢慢渗血而不流血为度，放血少许后，用消毒棉花压迫止血。在耳穴割治的同时再配合耳穴压丸。取穴：肺、内分泌、内生殖器、面颊、肝、肾；伴有眠差者加神门、皮质下、心；纳差、乏力、头昏者加脾、肾；气血郁滞者加心。用 75%乙醇擦洗全耳，将贴有王不留行籽的胶布（约 0.6cm×0.6cm）准确贴在耳穴上，并行一定按揉手法。

【主治】 黄褐斑。

【处方来源】 汤晓云，赵熙. 民间耳穴割治法治疗面部黄褐斑 30 例. 中国民族民间医药杂志，1996，5（3）：25-26.

5. 耳针

【取穴】 肝、肾、肺、内分泌、皮质下、交感、神门、面颊。

【主治】 黄褐斑。

【加减】 体虚者，加脾胃穴。

【操作】 两耳交替治疗。找出以上敏感点后，贴压王不留行，以胶布固定，10 次为 1 个疗程。

【处方来源】 验方。

二、调理方

1. 治斑汤

【组成】 丝瓜络、僵蚕、茯苓、白菊花各 10g，珍珠母 20g，玫瑰花 30g，大枣 10 枚。

【制法用法】 水适量，煎取药液，分 2 次饭后饮用，每日 1 剂，连服 10 天即可见效。

【说明】 适用于各类黄褐斑。

2. 消斑果菜汁

【组成】 香菜、芹菜、番茄、橙子、苹果、蜂蜜各适量。

【制法用法】 将上述食物洗净切段，放入搅拌机打汁，加蜂蜜饮用，每日 2 次。

【说明】 常服能使皮肤洁白细嫩，富有弹性。

3. 桃仁牛奶芝麻糊

【组成】 核桃仁 30g，牛乳 300g，豆浆 200g，黑芝麻 20g。

【制法用法】 先将核桃仁、黑芝麻磨碎，与牛乳、豆浆调匀，放入锅中煮沸。每日早晚各吃 1 碗。

【说明】 适用于皮肤黄褐斑及皱纹皮肤。

4. 黄芪炖甲鱼

【组成】 黄芪 50g，枸杞子 30g，甲鱼 500g，调味品适量。

【制法用法】 将黄芪、枸杞子洗净，与甲鱼同炖，熟后去渣，放入调味品即可。

【说明】 适用于气血虚弱之黄褐斑。

5. 桑椹蜜膏

【组成】 桑椹 100g，黑芝麻 50g，制何首乌 30g，当归 220g，麦冬 20g，地黄 20g，蜂蜜适量。

【制法用法】 制作时加适量水，煎煮 30min，提取 1 次药液，反复 3 次，3 次药液合并，小火煎浓缩至稠密如膏状，加 1 倍蜂蜜，拌匀再次煮沸，停火晾凉，饮服时每次 1 匙，沸水冲化，早晚各服 1 次。

【说明】 黄褐斑是病程长、难治性疾病，食疗既可防又可治，但必须与其他预防措施相结合，综合治疗，长期坚持，才能达到润肤、养颜、美白的功效。

○ 第二节 白癜风 ○

　　白癜风是一种原发性的局限性或泛发性皮肤色素脱失性皮肤黏膜疾病，以皮肤颜色减退、变白、边界清楚、无自觉症状为特征，可发于任何部位，但以暴露及摩擦损伤部位（如颜面部、颈部、手背、腕部、前臂部）多见。本病发病机制复杂，与自身免疫、神经精神及内分泌代谢异常有关。

　　白癜风属于祖国医学"白驳风"、"白癜"范畴，其发病原因与外受风邪、气血失和、肝肾不足有关。情志内伤，肝气郁结，气机不畅，复受风邪，搏于肌肤；素体肝肾虚弱，或亡精失血，伤及肝肾，致肝肾不足，外邪侵入，郁于肌肤；跌打损伤，化学灼伤，络脉瘀阻，肌肤腠理失养，酿成白斑。

一、治疗方

（一）内治处方

1. 玉疗灵颗粒

　　【组方】　沙苑子 30g，补骨脂 15g，当归 15g，熟地黄 20g，何首乌 20g，女贞子 20g，墨旱莲 20g，白术 15g，黄芪 10g，丹参 20g，红花 10g，柴胡 15g，防风 10g，香附 15g，白芷 10g。

　　【方解】　方中当归、熟地黄、何首乌柔肝养血；沙苑子、补骨脂、墨旱莲、女贞子益肾填精；白术、黄芪健脾益气，补后天之本以充气血生化之源；柴胡、丹参、香附、红花行气活血；防风、白芷祛风行血，调理气机。

　　【功效主治】　调和气血，活血化瘀，补益肝肾，祛风散邪。主治白癜风。

　　【制法用法】　制为颗粒剂，口服，每次 9g，每日 3 次。

　　【处方来源】　王淑惠，张洁，邢茂林，等."玉疗灵颗粒"治疗白癜风 68 例临床观察. 江苏中医药，2008，40（1）：53-54.

2. 白癜风合剂Ⅰ号

【组方】 桃仁、川芎、赤芍、补骨脂各15g，牡丹皮、当归、乌梢蛇各10g，丹参30g。

【方解】 以桃红四物汤为基础进行加减，桃仁、赤芍、丹参、川芎四药合用共奏行气活血化瘀之效；乌梢蛇祛风活络，以协助它药活血化瘀、通经活络；当归补血、活血，与川芎配伍，能养血而行血中之气。

【功效主治】 活血行气。主治白癜风。

【制法用法】 每日1剂，水煎取药液，早晚各服1次。

【处方来源】 刘翠娥，邵英，李云峰，等. 中药复方治疗白癜风的临床研究. 浙江中西医结合杂志，2006，16（5）：286-288.

3. 白癜风合剂Ⅱ号

【组方】 女贞子、墨旱莲、枸杞子、补骨脂各15g，丹参30g，川芎10g，甘草6g。

【方解】 女贞子、墨旱莲补肝肾、养阴血而不滋腻，枸杞子滋补肝肾，三药合用共同发挥补益肝肾之力。补骨脂辛温，偏于补肾壮阳，少佐之以益肾填精，有"阳中求阴"之意；加以丹参、川芎入血分而活血行气，使女贞子、墨旱莲、枸杞子补而不腻。

【功效主治】 补肾活血。主治白癜风。

【制法用法】 每日1剂，水煎取药液，早晚各服1次。

【处方来源】 刘翠娥，邵英，李云峰，等. 中药复方治疗白癜风的临床研究. 浙江中西医结合杂志，2006，16（5）：286-288.

4. 养阴活血汤

【组方】 女贞子、墨旱莲、制何首乌、地黄、丹参、赤芍各30g，白芷、牡丹皮各15g，紫草12g，川芎12g，蒺藜12g。

【方解】 女贞子、墨旱莲、制何首乌滋阴益肾，生精补血；牡丹皮、蒺藜平肝疏肝，散肝经风邪。七情内伤，耗伤阴血，气血凝滞，毛窍闭塞，瘀阻经络，故用地黄养血，紫草、丹参、赤芍活血凉血；川芎行气，气行则血行；白芷解表，使阻滞之经脉畅通。如此阴血得养，瘀血祛之，则白癜风自愈。

【功效主治】 养阴活血。治疗白癜风。

【制法用法】 上药浓煎取药液 500ml。分 3 次饭前温服，每日 3 次；小儿及年老体弱者酌减。30 天为 1 个疗程。

【处方来源】 袁绍文."养阴活血汤"治疗白癜风 60 例. 江苏中医，2001，22（6）：27.

5. 消白方

【组方】 当归 10g，白芍 10g，熟地黄 15g，桃仁 10g，白芷 6g，红花 6g，墨旱莲 15g，何首乌 15g，补骨脂 10g，紫苏子 6g，五加皮 10g。

【方解】 方中当归、白芍、红花、桃仁养血活血，熟地黄、墨旱莲、何首乌、补骨脂补肾，白芷、紫苏子、五加皮祛风，且五加皮以皮走皮，有引诸药至皮肤之妙。

【功效主治】 补肾养血，活血祛风。主治白癜风。

【制法用法】 水煎服，每日 1 剂。

【处方来源】 编著者经验方。

6. 消白饮

【组方】 何首乌 12g，女贞子 9g，墨旱莲 9g，当归 15g，枸杞子 15g，菟丝子 15g，山茱萸 15g，熟地黄 21g，补骨脂 9g，沙苑子 30g，白芷 9g，甘草 9g。

【方解】 方中女贞子、墨旱莲、熟地黄、沙苑子补肝肾，为君药；枸杞子、菟丝子补肝肾，山茱萸、补骨脂补肾，何首乌、当归养血，白芷祛风，共为臣药；甘草调和诸药。

【功效主治】 补益肝肾，养血祛风。治疗白癜风。

【制法用法】 水煎服，每日 1 剂。

【处方来源】 宋业强. 消白饮治疗白癜风的临床与实验研究. 四川中医，2004，22（5）：75-76.

7. 白癜风汤

【组方】 生地黄 20g，枸杞子 20g，补骨脂 30g，熟地黄 20g，荆芥穗 15g，川芎 10g，防风 15g，蜈蚣 3g，牡丹皮 15g，当归 10g，地肤子 10g。

【方解】 方中熟地黄、当归养血滋阴；枸杞子、补骨脂滋补肝肾；蜈蚣、荆芥穗、地肤子、防风驱散风湿之邪；生地黄、川芎、牡丹皮养血活血。

【功效主治】 补益肝肾，养血驱风，活血化瘀。主治白癜风。

【加减】 偏重于阴虚者，加山茱萸、墨旱莲、女贞子；血热盛者，加紫草、虎杖、腊梅花；热盛者，加仙鹤草、一点红。

【制法用法】 每天 1 剂，水煎 2 次，分 2 次口服。

【处方来源】 洪文，梁金树.自拟白癜风汤加药酒治疗白癜风 30 例.广西中医学院学报，2006，9（4）：35-36.

8. 补肾活血祛风汤

【组方】 制何首乌 30g，黑芝麻、沙苑子、熟地黄、地黄各 20g，当归、白芍各 15g，牡丹皮、赤芍各 12g，川芎 15g，黄芪 20g，防风 12g，麻黄 6g，补骨脂 15g，荆芥 12g，桑椹子 20g，浮萍 12g，丹参 20g，墨旱莲 30g。

【方解】 方中制何首乌、黑芝麻、沙苑子、熟地黄、桑椹子、墨旱莲、补骨脂养肝补肾治本；地黄、当归、白芍、牡丹皮、赤芍、川芎、黄芪、丹参养血活血；防风、麻黄、荆芥、浮萍等祛风解表。

【功效主治】 补肾，活血，祛风。主治白癜风。

【制法用法】 每日 1 剂，早晚 2 次分服，3 个月为 1 个疗程。

【处方来源】 邢继霞，邢继华.补肾活血祛风汤治疗白癜风疗效观察.辽宁中医杂志，2003，30（2）：126.

9. 当归饮子加味

【组方】 当归 15g，生地黄、熟地黄各 12g，白芍 9g，川芎

9g，何首乌、蒺藜各 30g，黄芪 12g，荆芥 6g，防风 6g，白芷 9g，浮萍 9g，甘草 3g。

【方解】 方中当归、地黄、白芍、川芎、何首乌养血活血；蒺藜、荆芥、防风三药，具祛血中之风之效，加入白芷、浮萍以加强祛风之力；黄芪补气固表，与当归为伍，益气生血；甘草调和诸药。

【功效主治】 养血祛风。治疗白癜风。

【制法用法】 每口 1 剂，早晚 2 次分服。

【验案】 女性患者 32 岁，1999 年 9 月 26 日初诊。患者右额及右颈部起白斑已 8 年。近一年来，发展较快，尤其是额部白斑，已向两颊蔓延扩大，并伴有失眠多梦、腰膝酸软、月经不调等症状，经多家医院治疗无效而来求治。查：形体消瘦，面色不华，鬓角头发变白，右额部和颈部白斑面积分别为 2cm×2cm 和 4cm×5cm，舌淡，苔薄白，脉细无力。诊断为白癜风，辨证属于阴血亏损，复感风邪，搏于肌肤，气血失和。治以养血祛风为大法。处以上方，水煎服，每日 1 剂。用药 28 剂后白斑开始减退，并出现色素岛，效不更方，守方续服 3 个月后，白斑基本消退，诸症皆愈。

【处方来源】 编著者经验方。

（二）外治处方

1. 消斑散

【组方】 密陀僧、樟脑、硫黄、煅硼砂、白矾、轻粉各 15g，冰片 3g，生姜几片。

【功效主治】 祛斑增色。主治白癜风。

【制法用法】 上药研细末。使用时以生姜切片蘸药粉稍用力涂搽患处，每日 1～2 次，连用 2 周以后，每隔 2 天外用药 1 次，连用 10 天即可。

【处方来源】 李红，徐兵. 消斑散外用治疗紫白癜风 88 例.

中医外治杂志，1998，7（5）：21.

2. 中药外敷方

【组方】 大黄 100g，薄荷 100g，蝉蜕 100g，补骨脂 50g。

【功效主治】 驱散外风，疏通经络。主治白癜风。

【制法用法】 洗净，加入 500ml 水，煎煮 10min，取药液敷于患处。

【处方来源】 验方。

3. 白癜酊

【组方】 熟地黄 60g，当归、何首乌、川芎、补骨脂、苍耳子、沙苑子、甘草各 30g，墨旱莲 80g，桂枝、红花、洋金花粉各 20g，黄芪 50g，55°白酒 2500ml。

【功效主治】 祛斑增色。主治白癜风。

【制法用法】 浸泡 1 周后即可用，每日涂患处 3～5 次。

【处方来源】 沈同生. 白癜酊合乌须黑发丸治疗白癜风 68 例总结. 湖南中医杂志，1999，15（6）：15.

4. 斑蝥酊液

【组方】 斑蝥 50g，95％乙醇 1000ml。

【功效主治】 祛斑增色。主治白癜风。

【制法用法】 浸泡 2 周，备用。用棉签蘸取斑蝥酊液涂于白斑处，每日 2～3 次，发疱后停止涂药。水疱发起 1 天后，用消毒针刺破，放出液体，自然干涸。水疱过大自行溃破，可外涂治烧伤类软膏，疱痂脱落，或糜烂面愈合后，视色素沉着情况进行第 2 次涂药，发 3 次疱为 1 个疗程，2 周后可行第 2 个疗程，观察 3 个疗程。

【总结】 本法对于病程短、面积小者疗效佳。不适合广泛的大面积皮损，且发疱面积不能超过体表面积的 10％。

【处方来源】 天津中医药大学刘忠恕主任医师经验方。

5. 消白灵

【组方】 红花、沙苑子、菟丝子、补骨脂各 10g，川乌、草乌、蝉蜕、雄黄、蛇蜕各 5g，当归、乌梅各 30g，轻粉 4.5g，75％乙醇或白酒 500ml。

【功效主治】 祛斑增色。主治白癜风。

【制法用法】 上药研成粗粉，加 75％乙醇或白酒，密封于容器中浸泡 7 天。用药前将药液摇匀外搽患处约 10min，紫外线或日光照射 10min。

【处方来源】 何建国. 自拟消白灵治疗白癜风 15 例. 四川中医，1999，17（9）：34.

（三）针灸处方

1. 毫针处方

【取穴】 常用穴：曲池、阳陵泉、风池。备用穴：①血虚型，加血海、三阴交、肺俞；②血瘀型，加膈俞、膻中、肺俞、合谷；③气血不和型，加血海、三阴交、足三里、曲池。

【操作】 根据临床辨证选择用穴，常用穴与备用穴对应配用。平补平泻，留针 30min。

【主治】 白癜风。

【处方来源】 陈达灿，禤国维. 皮肤性病科专病中医临床诊治. 第 2 版. 北京：人民卫生出版社，2006.

2. 火针处方

【取穴】 皮损周围。

【操作】 患者取舒适位，裸露患处。先用 75％乙醇常规消毒患处及周围皮肤，再用 2％利多卡因做患处周围皮肤局麻，同时嘱他人点燃酒精灯，将 1 根尖头火针针头置酒精灯火焰中加温至火红色。待患处局麻生效后，即取之均匀点刺患处，另将第 2 根火针加温备用。当第 1 根火针温度明显下降时，迅速更换第 2 根火针进行点刺。5～7 天治疗 1 次，10次为 1 个疗程。

【主治】 白癜风。

【总结】 采用火针点刺治疗白癜风，借用火针热力通过皮肤神经的调节作用，促使皮损区微循环加快，有利于皮损区黑素细胞的形成；有利于调节免疫功能，减少黑素细胞的自毁；有利于加速皮损区的萎缩与更新代谢；有利于皮损区的正常皮肤延入。

【处方来源】 孟刚，王大芬.火针点刺治疗白癜风80例.中国针灸，2005，25（4）：251.

3. 耳穴处方

【取穴】 主穴：交感、内分泌、神门、肺。配穴：肾上腺、腮腺、枕、膈。

【操作】 先探求到耳穴敏感点，然后用镊子夹住特制针刺入，再用胶布固定。嘱患者每天按3次，每次10min，以增强刺激。一般夏天留针5～6天，冬春季留针10～15天，休息2～3天后再进行下一次埋针。每次选2～3穴。

【主治】 白癜风。

【处方来源】 郭启清.耳穴治疗白癜风.中国针灸，1989，9（5）：52.

4. 艾灸

【取穴】 白癜风斑块局部。

【操作】 将艾条一端点燃，对准白斑处，距离以患者能耐受为度。面积较大者，用回旋灸法，由外向内逐渐缩小灸治范围。散在白斑，可分批灸治。开始灸时，将白斑灸至粉红色，每日1次，10次1个疗程。3个疗程后将白斑灸至深红色或接近正常肤色，每日1～2次，直至与正常肤色相同为止。

【主治】 白癜风。

【处方来源】 验方。

5. 梅花针

【取穴】 阿是穴（患处局部）。

【操作】 局部常规消毒，以梅花针叩刺皮损处，中等叩刺，叩至皮肤渐红或有出血为度。每日或隔日 1 次。

【主治】 白癜风。

【处方来源】 验方。

二、调理方

1. 白斑补肾汤

【组成】 黑芝麻、沙苑子、女贞子各 15g，覆盆子、枸杞子、熟地黄、川芎、白芍各 10g。

【制法用法】 水煎去渣，取滤液，当饮料饮用，每日 1 剂，连饮 3 个月。

【说明】 本方有补肾、促进黑色素生成的作用。根据中医"黑色属肾"的理论，用补肾法已证实对白癜风治疗有效。尤其是在日常生活中食用黑芝麻等含黑色素较多的食物，可以有效协助白癜风的治疗，从而达到更佳的治疗效果。

2. 苍耳膏

【组方】 苍耳全草少许。

【功效主治】 驱散外风，疏通经络。主治白癜风。

【制法用法】 于夏季苍耳茂盛时采集全草，洗净后入大铝锅中和淘米水熬煮成膏，以能用筷子挑丝为度，每日 3 餐后口服半汤匙苍耳膏（约 10g）。

【处方来源】 刘春光，刘淑美，梅静. 梅花针局部叩刺并苍耳膏内服外敷治疗白癜风 25 例. 中国针灸，2002，22（12）：797.

3. 补骨脂酒

【组成】 补骨脂 60g，白酒 500ml，75％乙醇 100ml。

【制法用法】 用补骨脂 60g，泡入白酒 500ml 中，浸泡 5～7 天。每天早、晚空腹饮补骨脂酒 15ml。另用补骨脂 30g，加入 75％乙醇 100ml 中，浸泡 5～7 天，用双层纱布过滤，得暗褐色滤液。取滤液煮沸浓缩至 30ml。用浓缩补骨脂酒精搽涂白癜风处，晒太阳 10～20min，每天 1 次，连用半个月以上。

4. 茴香豆

【组成】 黑豆 500g、八角茴香 30g 及适量盐。

【制法用法】 黑豆先用水浸泡软后，用八角茴香及适量盐煮熟或炒食。每日吃 50～90g 为宜。

【说明】 黑豆除含有丰富的蛋白质、卵磷脂、脂肪及维生素外，还含有黑色素原及烟酸。

第十二章

血管性皮肤病

○ 第一节　过敏性紫癜 ○

　　过敏性紫癜是常见的毛细血管变态反应性疾病，主要病理基础为广泛的毛细血管炎，以皮肤紫癜、消化道黏膜出血、关节肿胀疼痛和肾炎等症状为主要临床表现。过敏性紫癜可发生于任何年龄，以儿童及青少年多见，尤以学龄前及学龄期儿童发病者多。本病四季均可发病，而以春秋季发病居多。根据皮肤的表面情况可以分为以下 3 型。①单纯皮肤型者和关节型者：病程较短，1～2 周，预后较好。②腹型者：病程 3～5 周，腹型若无肠套叠、肠梗阻等并发症者预后也好。③肾型者：病程最长，可达4～5 年以上。大多数肾型者经治疗可以恢复，若迁延不愈则发展为慢性肾功能衰竭甚至尿毒症。

　　过敏性紫癜属于中医学"血证"、"紫癜"、"肌衄"、"葡萄疫"等范畴。风热毒邪是本病发生的主要原因，其病机为风热毒邪侵淫腠理，深入营血，燔灼营阴；或素体阴虚血分伏热，复感风热，风热与血热相搏，壅盛成毒，致使脉络受损，血溢脉外。离经之血即为瘀血，本病常伴有腹痛、关节及软组织肿痛，表明本病有瘀血病理因素存在，尤其是反复发作者更为突出，正如清·唐容川的《血证论》所云："凡物有根者，逢时必发，失血何根，瘀血即其根也，故反复发者，其中多伏瘀血。"血虚则脉络失养，气虚则统摄无权，而致出血。另外，饮食不洁会导致虫积而诱发本病。清热解毒、凉血祛风、活血化瘀、祛风为本病的主要治疗原则。

一、治疗方

（一）内治处方

1. 消斑汤

【组方】 牡丹皮 10g，地黄 15g，赤芍 12g，黄芩 10g，栀子 10g，当归 15g，茜草 12g，槐花 10g。

【方解】 地黄为君药，清热凉血，解毒养阴血；臣药为茜草凉血祛瘀止血，赤芍、牡丹皮凉血散瘀；佐以黄芩清肝热、解毒，栀子清肝凉血散瘀，槐花清热凉血止血。当归养血和血。

【功效主治】 清热凉血，解毒消瘀，兼以清肝止血。主治过敏性紫癜。

【制法用法】 水煎服，每日 1 剂，10～15 日为 1 个疗程。

【处方来源】 原冬亚，李霞丽，路世亮. 消斑汤加味治疗过敏性紫癜 51 例. 中国医疗前沿，2009，23：20.

2. 紫癜汤

【组方】 当归、川芎、地黄、白芍各 10g，白茅根、紫花地丁、蒲公英、牡丹皮、侧柏炭、仙鹤草、阿胶珠、槐花炭、甘草各 6g。

【方解】 方中川芎活血化瘀，行气止痛；当归养血活血；地黄、白茅根、槐花炭、牡丹皮清热凉血止血，且牡丹皮活血不动血，凉血不留瘀；仙鹤草、侧柏炭止血；阿胶止血养阴；蒲公英、紫花地丁清热解毒；白芍、甘草缓急止痛。

【功效主治】 活血化瘀，凉血止血。主治过敏性紫癜，症见双下肢紫斑，颜色鲜血，并高出皮面为深丘疹，压之不褪色，偶有腹痛，关节肿痛，尿血，舌红，苔薄黄。

【制法用法】 水煎服，每日 1 剂，早晚分服用，10 日为 1 个疗程。

【处方来源】 杨丽荣. 紫癜汤加减治疗过敏性紫癜40例. 陕西中医，2003，24（12）：1096-1097.

3. 紫蝉抗敏汤

【组方】 紫草12g，蝉蜕10g，水牛角粉10g，地黄炭15g，牡丹皮10g，赤芍15g，白芍15g，三七粉6g，茜草根12g，白茅根30g，大黄炭6g，甘草10g，大枣10g。

【方解】 方中紫草、地黄炭、大黄炭、茜草根有凉血止血、清热解毒之功；水牛角、牡丹皮、赤芍清热凉血；三七养血活血止血；白芍、白茅根养阴清热；蝉蜕、大枣健脾益气补血；甘草调和诸药。

【功效主治】 活血化瘀，清热解毒。主治过敏性紫癜。

【制法用法】 每日1剂，煎2次，每次煎汤200～300ml，每日早晚各服1次，7日为1个疗程，共1～5个疗程。

【处方来源】 杨磊，张志发. 紫蝉抗敏汤治疗过敏性紫癜60例. 现代中西医结合杂志，2010，8：986-987.

4. 水牛角汤

【组方】 水牛角30～60g，地黄、鹿衔草、仙鹤草各15～30g，牡丹皮、赤芍各9～12g，白茅根30g，清甘草3g。

【功效主治】 清热解毒，凉血止血。主治血热型过敏性紫癜。症见：起病突然，开始有发热、微恶风寒等表证，继则出现广泛性皮肤出血，紫癜如针尖或如片状，呈对称分布，多见于臀及下肢，色紫红，舌红，脉数或正常。有的患者可无其他体征，有的可伴有头痛、皮肤瘙痒、口燥、便秘等。

【制法用法】 水煎服，每日1剂。

【处方来源】 宁波市中医院钟一棠老中医经验方。

5. 清肺凉血汤

【组方】 桑叶、杭菊、浙贝母、苍耳子、丹参、赤芍各9～12g，清甘草、薄荷各3g，辛夷6～9g，地黄榆15～30g。

【功效主治】 清宣肺热，凉血止血。主治肺热型过敏性紫癜。症见：前额头痛，鼻塞，流清涕或黄涕，咽痛。紫癜如针尖或如片状，呈对称分布，多见于臀及下肢，色紫红。舌红或偏红，脉数或正常。

【制法用法】 水煎服，每日1剂。

【处方来源】 宁波市中医院钟一棠老中医经验方。

6. 葛根黄芩黄连汤加味

【组方】 葛根9～15g，黄芩、黄连、丹参、赤芍各9～12g，清甘草3g，地黄榆、谷麦芽各15～30g，滑石15～20g。

【功效主治】 清肠泄热，凉血止血。主治胃肠型过敏性紫癜。症见：紫癜如针尖或如片状，呈对称分布，多见于臀及下肢。常有恶心，纳差，上腹不适，脐周及下腹作痛，大便溏薄或腹泻，舌质偏红，苔黄腻，脉滑数或正常。

【制法用法】 水煎服，每日1剂。

【处方来源】 宁波市中医院钟一棠老中医经验方。

7. 知柏地黄汤加减

【组方】 知母、黄柏、茯苓、牡丹皮、泽泻各9～12g，地黄、白茅根、荠菜花、鹿衔草各15～30g，山药12～15g。

【功效主治】 清热滋肾，凉血止血。主治肾热型过敏性紫癜。症见：紫癜如针尖或如片状，呈对称分布，多见于臀及下肢。常伴有神疲乏力，腰腿酸软，尿赤或肉眼血尿。舌红脉数。有的患者只有皮肤病变、肉眼血尿或镜见血尿。

【制法用法】 水煎服，每日1剂。

【处方来源】 宁波市中医院钟一棠老中医经验方。

8. 消斑脱敏汤

【组方】 柴胡、黄芩、防风、乌梅各10g，赤芍、白芍、地肤子、白鲜皮、地黄各15g，紫草10g，牡丹皮10g，茜草10g。

【方解】 柴胡解表发散之力强，配伍清里之黄芩，使在表之邪从外宣，在里之邪从内撤。白芍与赤芍一散一敛，白芍敛阴益营，赤芍散邪行血。乌梅入肺养阴，充肌表之阴分去其燥痒，兼宁心神，清虚烦之热。药理学研究发现，防风和乌梅可以通过非特异性刺激，使机体产生较多的游离抗体来中和过敏原，这也是中药抗过敏作用的特有类型。风邪为病，很少单独侵袭，往往兼邪同犯。该病的皮肤表现常分批出现，反复发作，说明其中必夹湿邪。风与湿合，其邪难去，故选地肤子走表，能外散肌肤之风而止痒，兼清湿热；白鲜皮走肌肉，入血脉，祛除蕴于肌肉血脉之湿热。此外，利湿有利于健脾，脾健则营卫充足，使风邪不得内传，且能协助风药，使风邪无所依附而自去。研究证实，过敏性疾病与患者神经功能亢进有关，柴胡、黄芩、白芍、防风、乌梅等药均有镇静作用，可调整中枢的兴奋性，阻断过敏因子与中枢神经的联系，降低患者对外界不良理化刺激的敏感性。周平安认为，过敏性紫癜病位偏于营血，遵清代叶桂"入血就恐耗血动血，直须凉血散血"之训，加入地黄、紫草、牡丹皮、茜草等药，活血而不留瘀，凉血而血自宁。紫草入血分，善清血分热毒。本方有收有散，有清有补，有升有降，使气血平调，营卫通和而紫癜自除。

【功效主治】 祛风散邪，清热凉血。主治过敏性紫癜急性期。症见：起病较急，近期多有发热、咽痛史，继之四肢伸侧及胸腹、臀部可见大小不等的皮下出血点，色鲜红，部分融合成片或高出皮面，伴剧烈瘙痒，口渴心烦，舌质红，苔薄黄，脉浮数或弦数。

【制法用法】 水煎服，每日 1 剂。

【处方来源】 北京中医药大学东方医院周平安主任医师经验方。

9. 化斑和营汤

【组方】 生黄芪、金银花、当归各 30g，生甘草 5g，蜈蚣 1 条，白芍 15g，桂枝、防风、蝉蜕各 10g，川芎 6g。

【方解】 黄芪补三焦而实卫气，通行上中下三焦，是补剂中的风药。本病因虚而邪袭，营卫失和，黄芪正能展其所长。金银花有宣散之功，擅清肺卫之热，并且泻中有补。当归为血中气药，既可补血，又可活血。蜈蚣专擅解毒，尤善搜风，走窜之力最速，凡气血凝聚之处皆能开之。现代药理学亦证实其有抗炎、调节免疫、抗血小板聚集之效。验方三两三（生黄芪、金银花、当归、生甘草）宽猛相济，既益气养血扶正气，又清热解毒以祛邪。白芍与桂枝相配，于和营之中有调卫之功。蝉蜕以皮达皮，合防风疏风解表，有免疫抑制和抗过敏的作用。川芎亦为血中气药，化瘀行滞。现代医学认为，炎性产物的堆积是本病反复难愈的原因之一。活血药可改善微循环，使病理产物加快代谢清除。

【功效主治】 补气和营，疏风解毒。主治过敏性紫癜，病情反复难愈，且劳累后加重，紫癜时隐时现，色淡暗，皮肤粗糙，干燥脱屑，伴见神疲倦怠，面色不华，舌淡胖，苔薄白，脉虚细。

【制法用法】 水煎服，每日 1 剂。

【处方来源】 北京中医药大学东方医院周平安主任医师经验方。

10. 李氏紫癜方

【组方】 黄芪 15g，党参 15g，茯苓 15g，炒白术 15g，甘草 10g，益母草 30g，茜草 15g，仙鹤草 30g，苍术 15g，怀牛膝 10g，黄柏 10g，女贞子 15g，旱莲草 15g，赤芍 10g，桃仁 10g，丹参 10g。

【功效主治】 补益脾肾，活血止血。主治过敏性紫癜。

【制法用法】 水煎服，每日 1 剂。

【处方来源】 编著者经验方。

（二）外治方

1. 外洗方一

【组方】 鲜芦根 15～30g，鲜茅根 15～30g，大血藤 15g，金银花（藤）15g，牛膝、茯苓、牡丹皮、白鲜皮、赤芍、丹参各9g，赤小豆 15g。

【功效主治】 凉血止血。主治过敏性紫癜。

【制法用法】 水煎外洗患处，每天 2 次。

【处方来源】 史学，王静. 中药外洗配合中西药口服治疗小儿过敏性紫癜 50 例. 中国中西医结合杂志，2005，25（10）：906.

2. 外洗方二

【组方】 紫草、地榆、荆芥、大黄、仙鹤草各30g，赤芍20g。

【功效主治】 凉血止血。主治过敏性紫癜。

【制法用法】 水煎外洗患处，每日 1～2 次。

【处方来源】 范瑞强，禤国维. 中西医结合治疗皮肤性病. 广州：广东人民出版社，1996.

（三）针灸处方

1. 毫针处方

【取穴】 主穴：曲池、足三里。备穴：合谷、血海。

【加减】 有腹痛者加刺三阴交、太冲、内关。

【操作】 先用主穴，效果不理想时加备穴。

【说明】 用于过敏性紫癜。

【处方来源】 验方。

2. 隔姜灸

【取穴】 八髎、腰阳关。

【操作】 艾炷隔姜灸。每穴灸 45min，每日 1 次，半个月为 1 个疗程。

【说明】 用于过敏性紫癜，反复发作。

【处方来源】 验方。

二、调理方

1. 花生仁煲大蒜

【组成】 花生仁、大蒜各 100g。

【制法用法】 将花生仁、大蒜放入沙锅内，文火炖熟。隔日1次，连食4～6天。

2. 大枣炖兔肉

【组成】 兔肉150g，大枣15枚，盐、味精适量。

【制法用法】 将兔肉洗净、切块，与大枣同放瓦锅内，隔水炖熟，加入盐、味精调味。吃肉喝汤，每天1次。

3. 荞麦叶藕节汤

【组成】 荞麦叶100g，藕节4个，冰糖适量。

【制法用法】 水煎服，每日服2次。

4. 羊骨糯米粥

【组成】 新鲜羊骨500g，糯米50～100g，生姜3～5片，葱白2节，盐适量。

【制法用法】 将羊骨洗净、打碎，加水适量煎汤，取汁代水，加糯米煮粥，待粥将熟时，加入精盐、生姜、葱白，稍煮即可。

5. 赤芍地黄金银花饮

【组成】 地黄25g，金银花30g，赤芍10g，蜂蜜适量。

【制法用法】 将前三味药加水煎取药液，加蜂蜜调味，分2～3次服用。

○ 第二节　结节性红斑 ○

结节性红斑是临床常见的由血管炎所引发的一种结节性皮肤病，常见于小腿伸侧的红色或紫红色疼痛性炎性结节，青年女性多见，病程有局限性，易于复发。发病前有感染史或服药史，皮损突然发生，为双侧对称的皮下结节，自蚕豆至核桃大不等，数量达10个或更多，自觉疼痛或压痛，中等硬度。早期皮色淡红，表面光滑，轻微隆起，几天后皮色转暗红或青红，表面变平。3～4周后结节逐渐消退，留暂时色素沉着，结节始终不发生溃斑。皮损好发于胫前，也可见于大腿、上臂伸侧等处。

结节性红斑属于中医"梅核丹"、"梅核火丹"、"瓜藤缠"等范畴。自 20 世纪 70 年代以后，中医对本病的认识逐渐深化，在以往单纯外感湿热的基础上提出了血瘀凝滞的观点。清热利湿、活血化瘀、软坚散结成为本病的主要治则。

一、治疗方

（一）内治处方

1. 复元活血汤加减

【组方】 桃仁、红花、当归各 12g，天花粉、柴胡、炒穿山甲各 10g，大黄 6g。

【方解】 方中桃仁、红花活血化瘀止痛；当归养血活血，行血中之气，散瘀止痛；穿山甲善走窜经络，行血散血；大黄活血散瘀；天花粉消肿散结；柴胡理气通络。

【功效主治】 活血化瘀，益气扶正。主治结节性红斑。

【加减】 急性发病，结节鲜红，高出皮肤，触之灼热，关节疼痛，舌红苔黄，脉滑数者，加白花蛇舌草、虎杖、连翘、金银花藤、牡丹皮、紫草等；缓慢发病，结节鲜红或紫红，伴下肢沉重，肢节酸痛，舌苔黄厚腻，脉濡者，加泽兰、广防己、草薢、苍术、生薏苡仁、黄柏、牛膝等；结节反复发作，病程数年，结节略高于皮肤表皮，按之可及，皮色淡暗，按压轻痛，舌淡苔白，脉沉细者，加生黄芪、党参、白芍、炒白术、丹参、大血藤等；结节不消达数月，色暗，触之不热，按之酸胀轻痛，伴关节酸胀，发紧麻木，活动不利，时轻时重，咳痰，胸闷者，加半夏、天南星、僵蚕、炒白芥子、水蛭等。

【制法用法】 水煎服，每日 1 剂。服药 3 周为 1 个疗程。

【处方来源】 王玉明，张云云．复元活血汤加减治疗结节性红斑 30 例．湖南中医杂志，2003，19（2）：59.

2. 二猫解毒消斑汤

【组方】 猫爪草、忍冬藤、土茯苓各 30g，牡丹皮、赤芍、玄参、广防己各 12g，黄药子、鬼箭羽、黄柏、猫眼草各 10g，海桐皮 20g。

【方解】 猫爪草、猫眼草、玄参、忍冬藤、黄柏清热解毒；土茯苓、黄柏、广防己、海桐皮清热利湿；牡丹皮、赤芍、鬼箭羽凉血活血；且猫爪草、猫眼草、玄参可配合黄药子消肿散结。据现代药理学研究证实，猫眼草、猫爪草对结核杆菌有较强的抑制作用，忍冬藤、土茯苓、黄柏有抗链球菌作用，广防己、海桐皮有对抗炎症介质的作用，牡丹皮、赤芍、鬼箭羽有清除免疫复合物、降低血液黏度、减轻下肢血管阻力、改善微循环、抑制血管内皮细胞增生、减轻炎症细胞浸润、清除氧自由基的作用。上述药物尚有抑制自身抗体形成，从而抑制异常体液免疫及细胞免疫反应的作用，而以上作用是该方治疗结节性红斑的基本药理机制。

【功效主治】 清湿热，通经络，散瘀结，止疼痛。主治结节性红斑。

【制法用法】 每日 1 剂，水煎分服，疗程为 2 周。

【处方来源】 王志良，杨锡明，马晓晋，等. 二猫解毒消斑汤治疗结节性红斑 50 例. 浙江中医杂志，2010，45（2）：141.

3. 苦柏汤

【组方】 苦参 15～30g，黄柏 12g，薏苡仁 30g，苍术 10g，地黄 15g，玄参 12g，丹参 15g，麦冬 10g，川牛膝 30g。

【功效主治】 清热利湿。主治结节性红斑。

【加减】 表证明显者，加金银花 30g，连翘、荆芥各 10g；骨节酸痛者，加赤芍、威灵仙各 15g。

【制法用法】 每日 1 剂，水煎取汁 300ml，分 2 次饭后 2h 服用。

【处方来源】 高新娅，李晓为. 苦柏汤加减治疗结节性红斑疗效观察.中国中医药信息杂志,2008,15（4）：74-75.

4. 实脾饮

【组方】 茯苓 10g，白术 10g，炙甘草 10g，附子（先煎）、干姜、厚朴、木香、草果、木瓜各 6g。

【方解】 茯苓、白术、甘草补气健脾，淡渗利水；附子、干姜温养脾肾，助阳化气；厚朴、木香、草果、木瓜醒脾行气。

【功效主治】 健脾利湿。主治结节性红斑。

【制法用法】 水煎服，每日 1 剂，分早晚温服。连用 10 天为 1 个疗程，视病情治疗 1～3 个疗程。

【处方来源】 李霞.实脾饮加减治疗结节性红斑 56 例.中国医疗前沿：学术版，2008，3（11）：89-90.

5. 四妙勇安汤加味

【组方】 金银花、玄参、忍冬藤各 30g，当归、蒲公英、大血藤、川牛膝各 15g，泽兰 10g，青风藤 15g，海风藤 15g，生牡蛎 30g，甘草 6g。

【方解】 和营凉血，清热利湿。主治结节性红斑。

【制法用法】 每日 1 剂，水煎，分早晚 2 次温服。

【处方来源】 朱鑫鸿.四妙勇安汤加味治疗结节性红斑 47 例.中华实用中西医杂志，2002，6：698.

6. 结节红斑汤

【组方】 当归 6g，防风 6g，杭芍 6g，党参 10g，川芎 5g，白芷 6g，黄芪 10g，枳壳 5g，桔梗 6g，乌药 5g，肉桂 2g，紫苏叶 6g，木通 3g，槟榔 2g，厚朴 2g，甘草 2g。

【功效主治】 行气降浊，化湿通络。主治结节性红斑。

【制法用法】 水煎服，每天 1 剂，早晚 2 次口服。

【处方来源】 验方。

7. 活血利湿汤

【组方】 当归、红花、穿山甲、车前子、木香、陈皮、牛膝、皂角刺各 10g，地肤子 15g，苦参 20g，土茯苓 30g，大血藤 30g。

【功效主治】 活血利湿。主治结节性红斑。

【加减】 结节初起，焮红赤肿，溲黄便秘者，加生大黄、忍冬藤；发热、恶寒、咽痛者，加牛蒡子、麻黄；结节融合或较大斑块，色紫暗者，加三棱、莪术；结节坚实久而不散者，加昆布、山慈姑；足踝肿盛者，加广防己、茯苓；关节疼痛者，加豨莶草、秦艽、木瓜。

【制法用法】 每天1剂，水煎，分2次口服。

【处方来源】 验方。

8. 桃参汤

【组方】 桃仁泥9g，杜红花9g，丹参12g，牡丹皮9g，赤芍9g，地黄18g，当归9g，川芎9g。

【功效主治】 活血化瘀。主治结节性红斑。

【加减】 瘀血重症者，加三棱、莪术或穿山甲、土鳖虫；夹风者，加蝉蜕、沙苑子、白鲜皮、地肤子、秦艽；夹热者，加黄芩、黄柏、栀子、金银花、连翘、玄参；夹湿者，加茯苓、薏苡仁、泽泻、车前子；夹寒者，加桂枝、麻黄、附子、鹿角霜；气虚者，加黄芪、党参、白术、炙甘草；气滞者，加香附、木香、延胡索。

【制法用法】 每天1剂，水煎，分2次口服。

【处方来源】 安徽医科大学附属第一医院孔昭遐主任医师经验方。

9. 加味利湿化瘀饮

【组方】 当归9g，丹参9g，土贝母9g，白芍9g，赤芍9g，玄参12g，夏枯草9g，紫草9g，地黄12g，白术9g，黄柏9g，牛膝9g，茜草9g。

【功效主治】 清热利湿，活血化瘀，佐以养阴。主治结节性红斑。

【制法用法】 水煎服，每日1剂，分2次服。

【处方来源】 北京中医院赵炳南老中医经验方。

（二）外治处方

1. 芙蓉膏

【组方】 紫荆皮 30g，天南星 30g，芙蓉叶 60g，独活 15g，白芷 15g，赤芍 15g，生姜汁适量。

【功效主治】 结节性红斑。

【制法用法】 上药为末，用生姜汁调敷患处。主治结节性红斑，局部红肿热痛者。

【处方来源】 验方。

2. 洗方

【组方】 蒲公英 30g，丹参 30g，紫草 30g，大黄 30g，牡丹皮 20g，白芷 20g，黄柏 30g。

【功效主治】 结节性红斑。

【制法用法】 水煎，外洗患处。

【处方来源】 范瑞强，禤国维. 中西医结合治疗皮肤性病. 广州：广东人民出版社，1996.

（三）针灸处方

1. 毫针处方

【取穴】 主穴：足三里、阳陵泉、三阴交。配穴：病变延及膝上者，加伏兔、血海；足背显著者，加解溪、太谷、昆仑。

【操作】 以主穴为主，配穴酌加。用平补平泻手法，留针 30min。每日或隔日 1 次，5～8 次为 1 个疗程。

【主治】 结节性红斑。

【处方来源】 验方。

2. 穴位注射疗法

【取穴】 膈俞、肺俞。

【操作】 维生素 B_{12}、丹参注射液、当归注射液，任选一种，得气后，各穴缓慢推注 1.5～2.0ml，3 日 1 次。

【主治】 结节性红斑。

【处方来源】 喻文球. 中医皮肤性病学. 北京：中国医药科技出版社，2000.

二、调理方

1. 利湿粥

【组成】 薏苡仁、绿豆、赤小豆各50g。

【制法用法】 煮粥或煮汤饮用。

2. 野菊齿苋茶

【组成】 野菊花、马齿苋各30g。

【制法用法】 煮汤代茶饮。

○ 第三节 雷诺现象 ○

雷诺现象又称"肢端动脉痉挛症"，是一种血管神经功能紊乱引起的肢端小动脉痉挛性疾病。本病病因不明，一般认为与内分泌功能、中枢神经功能失调、遗传因素等有关，寒冷刺激、情绪激动或精神紧张是主要的诱发因素，其他（如感染、疲劳等）亦可引起本病的发生。本病大多数见于寒冷地区，好发于寒冷季节，发病年龄多在20～30岁，多见于女性，男、女发病比例约为1：10。以阵发性四肢肢端皮肤颜色间歇性苍白、发绀和潮红为主要临床特征，以指端多见，呈对称性，亦可见于足趾趾端。

常在受冷或情绪激动后，患者的指端皮肤颜色突然变为苍白，继而发紫。发作常从指尖开始，以后扩展至整个手指，甚至掌部。伴有局部发凉、麻木、针刺感和感觉减退。持续数分钟后肤色逐渐转为潮红，皮肤转暖，最后恢复正常。一般解除寒冷刺激后，皮色由苍白、青紫、潮红阶段到恢复正常的时间为15～30min。少数患者开始即出现青紫而无苍白阶段，或苍白后即转为潮红。发作时桡动脉搏动不减弱。发作间歇期除手指皮温稍冷和皮色略苍白外，无其他症状。少数患者最初发作为单侧，以后

皮肤病效验秘方 第②版

第十二章 血管性皮肤病

转为两侧。

雷诺现象属于中医"寒厥"、"脉痹"等范畴。《素问·五藏生成篇》曰："卧出而风吹之，血凝于肤者为痹"，首次提到外风、血瘀为本病的病因病机；嗣后《伤寒论》提到："手足厥寒，脉细欲绝者，当归四逆汤主之"开治疗本病之先河。《诸病源候论》进而指出："经脉所引皆起于手足，虚劳则血气衰损，不能温其四肢，故四肢逆冷也。"对病因病机进行了初步探讨，为中医认识本病打下了基础。

一、治疗方

（一）内治处方

1. 桂枝附子汤

【组方】 桂枝 15g，熟附子（片）10g，当归 20g，赤芍、白芍各 15g，川芎 15g，黄芪 30g，杜仲 10g，大血藤 20g，茯苓 15g，陈皮 10g，干姜 5 片。

【方解】 方中熟附子、桂枝、干姜、黄芪等温经散寒，则瘀滞得通，通则不痛；杜仲温补肝肾；川芎、当归、赤芍、白芍、大血藤行气活血，祛瘀止痛，寓通于补。诸药合用，共奏温经散寒活血之功。

【功效主治】 温阳行痹，调和气血。主治雷诺现象。

【制法用法】 每日 1 剂，水煎分 2 次服。

【处方来源】 喻红兵，宋道飞. 桂枝附子汤治疗雷诺现象 32 例. 现代中西医结合杂志，2009，18（23）：2824-2825.

2. 四逆散加味

【组方】 柴胡 10g，枳实 15g，白芍 15g，炙甘草 10g，姜黄 20g，桑枝 30g，桂枝 15g，枸杞子 30g，黄芪 30g，当归 20g，大血藤 30g，川芎 15g，赤芍 20g，红花 10g，地龙 15g，细辛 7g，炙附子 8g。

【方解】 方中柴胡入肝胆经，其性轻清升散，疏肝解郁，使肝气条达，郁滞之邪消散，阳气外达四末；白芍柔肝敛阴、补血调和营卫，使肝体得养；二药相配，散敛互用，疏肝解郁、养血柔肝、调和气血，使肝血得生，肝气条达舒畅，脉络气血畅达充盈。枳实辛开苦降，行气散结、开郁而畅，脾胃之滞气，使气行则血行，血脉通畅，为佐药，且合柴胡使气机升降有序，宣通理气；炙甘草健脾和中，合白芍可缓急止痛，兼调和诸药为佐使。四药合用共奏疏肝理气、养血通阳复脉之功。"气为血之帅，血为气之母"，故佐黄芪、当归、枸杞子、大血藤滋肝肾、补气血；地龙、川芎、红花活血化瘀、疏通血脉；细辛、炙附子温经通脉；姜黄、桑枝、桂枝善行肢臂，活血通痹止痛，引诸药直达病所。

【功效主治】 疏肝理气，通阳复脉，养血活血。主治雷诺现象。

【制法用法】 水煎服，每日 1 剂，连服 30 天为 1 个疗程，共 1～3 个疗程。

【处方来源】 于伟田. 四逆散加味治疗雷诺现象 38 例临床观察. 中国中医药科技，2009，16（3）：170.

3. 通痹汤

【组方】 柴胡、香附、肉桂、川芎、枳壳各 10g，白芍 30g，桂枝 20g，穿山甲 6g，蜈蚣 1 条。

【方解】 方中桂枝、肉桂温经散寒，川芎、白芍、穿山甲活血散瘀为君药；配以柴胡、香附、枳壳疏肝升达阳气；佐以蜈蚣通络。

【功效主治】 温经散寒通络。主治雷诺现象。

【加减】 周身畏寒者，加肉苁蓉、细辛、薤白；情绪紧张者，加郁金、远志；气血不足者，加黄芪、黄精、大血藤、当归。

【制法用法】 水煎，每日 1 剂，分 3 次服。

【处方来源】 罗涛. 通痹汤治疗雷诺现象 39 例. 实用中医药杂志，2005，21（3）：141.

4. 暖经通痹汤

【组方】 桂枝 12g，麻黄 6g，细辛 6g，羌活 10g，防风 10g，黄芪 20g，党参 20g，熟附子（先煎）15g，威灵仙 15g，伸筋草 15g，乳香 10g，土鳖虫 10g，水蛭 10g，丹参 15g，当归 15g，制马钱子（研末吞服）0.6g。

【方解】 方中桂枝、细辛、麻黄、威灵仙、伸筋草、马钱子、水蛭暖经散寒，以通彻十二经脉气血；土鳖虫、水蛭化瘀散结止痛；黄芪、党参、熟附子、羌活、防风补气升阳化气，使寒邪消散，瘀滞得通，通则不痛；丹参、乳香、当归活血化瘀，寓通于补。全方以温暖经脉为主，佐以补气活血行滞，符合雷诺现象病程日久，阳气不足，血虚阴寒凝滞之病机。

【功效主治】 温通经脉，散寒除痹。主治雷诺现象。

【制法用法】 每日 1 剂，水煎，分 2 次服。注意本方长期使用时，因水蛭素具有极强的抗凝作用，因此服药期间应定期检查出血时间、凝血时间，以确保用药安全的前提下取效。

【处方来源】 盖燎原，孙仕田，孙金良. 暖经通痹汤配合熏洗治疗雷诺现象 64 例疗效观察. 河北中医，2009，31（2）：186-187.

5. 温经养血通脉汤

【组方】 制附子 10g，干姜 10g，甘草 10g，人参 5～10g，桂枝 10～20g，细辛 3g，丹参 30g，当归 10～15g，赤芍 15～20g，黄芪 40g，地龙 10g，青风藤 15～20g，大血藤 30g。

【方解】 方中重用黄芪益气温阳以助血行；桂枝、细辛、附子辛香走窜，散寒邪，通血脉，引药入经，使阳气随血行以达四肢；当归、芍药养血和营以固本；芍药合甘草缓急止痛；丹参、当归、大血藤、青风藤、地龙活血祛痰通络；人参、干姜、甘草益脾胃，调药性。

【功效主治】 温经散寒，养血益气，活血通脉。主治雷诺现象。

【加减】 冷痛明显者，加羌活 10g、独活 10g、延胡索 10g、肉桂 5g；情绪易激动者，加柴胡、八月札各 10g。

【制法用法】 每日 1 剂，水煎 2 次，取汁约加 300ml，分 2 次服。

【处方来源】 杨集群. 温经养血通脉治疗雷诺现象 22 例. 中国实用医药，2007，2（29）：68.

6. 黄芪桂枝五物汤加减

【组方】 黄芪 75g，桂枝 20g，白芍 20g，生姜 5 片，大枣 12 枚，地龙 15g，丹参 20g，红花 10g，甘草 10g。

【功效主治】 益气温阳。主治雷诺现象。

【制法用法】 水煎服，每日 1 剂。

【处方来源】 验方。

7. 温经通脉汤

【组方】 当归 20g，川芎 15g，赤芍 15g，丹参 20g，桂枝 12g，干姜 5g，细辛 3g，黄芪 18g，党参 15g，白术 15g，地龙 15g，大血藤 20g，甘草 6g。

【方解】 方中当归、川芎、丹参、赤芍具有活血养血、化瘀通脉之功；大血藤、地龙通络；桂枝、干姜、细辛温经散寒通脉；党参、黄芪、白术补气、升阳以助血脉之通；甘草调和诸药。

【功效主治】 活血通经，散寒补气。主治雷诺现象。

【加减】 气虚者，加黄精；肢体寒冷者，加熟附子；若出现溃疡或化脓者，加野菊花、紫花地丁、蒲公英；瘀血阻塞严重者，加乳香、红花。

【制法用法】 每剂加水 600ml，浸泡 1h，武火煮沸后，文火煮 30min，取药液 200ml，二煮加水 400ml，取药液 200ml，两煎混合，早晚各服 200ml。

8. 黄芪桂枝通脉汤

【组方】 黄芪 50～100g，桂枝 15～30g，白芍 20～40g，生姜 5 片，大枣 5 枚，桑枝 20g，蜈蚣 2～4 条。

【方解】 方中重用黄芪益气固卫，白芍养血安神，桂枝通阳四达，生姜、大枣调合营卫，桑枝引经通络，蜈蚣活血通脉。

【功效主治】 益气温阳。主治雷诺现象。

【加减】 伴肢端溃者，加玄参；伴神疲、腰膝冷痛，加附子（片）、肉桂、巴戟天；痛甚者，加土鳖虫、穿山甲；发作后皮温仍低者，加白芥子、生姜（炮制）、麻黄。

【制法用法】 水煎服，每日 1 剂，每个疗程 20 天。

【处方来源】 大庆市中医院于显章主任医师经验方。

（二）外治处方

1. 熏洗方一

【组方】 荆芥 10g，防风 10g，芒硝 30g，花椒 15g，苏木 30g，秦艽 10g，红花 10g，细辛 10g，威灵仙 20g。

【功效主治】 温通经脉，散寒除痹。主治雷诺现象。

【制法用法】 每日 1 剂，水煎，先熏后洗，每日 2 次。

【处方来源】 盖燎原，孙仕田，孙金良. 暖经通痹汤配合熏洗治疗雷诺现象 64 例疗效观察. 河北中医，2009，31（2）：186-187.

2. 熏洗方二

【组方】 透骨草 50g，生川乌 10g，姜黄 25g，广防己 20g，泽兰 15g，威灵仙 20g，三棱 10g，莪术 15g，伸筋草 20g，急性子 15g，桂枝 10g。

【功效主治】 辛热散寒，通络止痛。主治雷诺现象。

【制法用法】 每日 1 剂，煎水取液约 1500ml，水温约 50℃

泡洗肢端，每次 20～30min，每日 2 次。

【处方来源】 杨集群. 温经养血通脉治疗雷诺现象 22 例. 中国实用医药，2007，2（29）：68.

3. 熏洗方三

【组方】 黄芪 50～100g，桂枝 15～30g，白芍 20～40g，生姜 5 片，大枣 5 枚，桑枝 20g，蜈蚣 2～4 条。

【方解】 方中重用黄芪益气固卫，白芍养血安神，桂枝通阳四达，生姜、大枣调和营卫，桑枝引经通络，蜈蚣活血通脉。

【功效主治】 益气温阳。主治雷诺现象。

【加减】 参见上文 8. 黄芪桂枝通脉汤的加减。

【制法用法】 加水 1000ml，煮沸后熏洗患肢，每次 1h 以上。每个疗程 20 天。

【处方来源】 大庆市中医院于显章主任医师经验方。

4. 穴位敷药

【组方】 硫黄 20g，血竭 10g，丁香 10g，白胡椒 6g，醋适量。

【功效主治】 温阳通络。主治雷诺现象。

【制法用法】 研成细末后用醋调成糊状，敷于手心和涌泉，每 2 日换 1 次。

【处方来源】 验方。

5. 药物手套

【组方】 附子、川乌、丁香、皂矾、白胡椒各等量。

【功效主治】 温阳通络。主治雷诺现象。

【制法用法】 将上药研成末后，装入手套内，套在手指上，亦可套在足趾上。

【处方来源】 验方。

（三）针灸处方

1. 烧山火处方

【取穴】 上肢病变取尺泽、外关，下肢病变取足三里、三阴交，上下肢同病者以上腧穴均取。

【操作】 ①令患者自然呼吸，随其呼气，用单指押手法将针进至天部（腧穴深度的上 1/3 处），紧按慢提 9 次，按针时以右手拇指向前捻转，以催其气至（如针下沉紧，则轻提 1～2 分，轻微回转以解除滞针）；进至人部（腧穴深度的中 1/3 处），施术方法同天部；再进针至地部（腧穴深度的下 1/3 处），施术方法同天部，如此为一度。②如有热感可留针，如无热感可将针由地部一次提到天部，再行二度，留针 20min，随其吸气缓慢把针拔出，左手急按针孔。每日治疗 1 次，10 次为 1 个疗程，疗程间不需要休息，共 2 个疗程。

【主治】 雷诺现象。

【处方来源】 张秋实，王丽丽，王丰. 烧山火治疗风寒阻络型雷诺现象临床研究. 辽宁中医药大学学报，2008，10（1）：96-97.

2. 隔姜灸

【取穴】 大椎、至阳、命门、下脘、中脘。

【操作】 每次选主穴 2 个，采用隔姜灸法，每穴灸 7～9 壮，隔日 1 次，每 15 天为 1 个疗程。

【主治】 雷诺现象。

【处方来源】 验方。

3. 艾炷直接灸

【取穴】 命门、肾俞。

【操作】 采用艾炷直接灸法，取少许蒜汁涂抹在所选穴位上，将麦粒大小的艾炷放在穴位上点燃施灸，当艾炷放在穴位上点燃施灸，当艾炷燃烧到一半，患者感觉皮肤热烫时用镊子夹去艾炷，另换艾炷继续灸。每穴灸 3～5 壮，隔日 1 次，10 次为 1 个疗程，休息 1～2 周后再进行下 1 个疗程。

【主治】 雷诺现象。

【处方来源】 验方。

4. 艾灸

【取穴】 ①大椎、至阳、命门、上脘、中脘；②足三里、膈俞、脾俞、胃俞、肾俞。

【操作】 每次①组穴位选灸2穴，②组穴位选灸1穴，隔天1次，每次灸7～9壮。

【处方来源】 验方。

5. 毫针处方一

【取穴】 上肢的病变，取内关、曲池和合谷；下肢的病变，取足三里、三阴交。

【操作】 实证用泻法，虚证用补法，每日1次。

【主治】 雷诺现象。

【处方来源】 验方。

6. 毫针处方二

【取穴】 ①合谷、八邪、手三里、外关、八风、三阴交、足三里、绝骨；②中脘、关元、脾俞、肾俞。

【操作】 两组穴位轮换，温针治疗。

【处方来源】 验方。

7. 药物穴位注射

【取穴】 上肢取曲池、尺泽、外关、内关；下肢取足三里、三阴交、绝骨、血海。

【操作】 治法：取患肢2个穴位，轮流注射（丹参注射液2ml），每日1次，30次为1个疗程。

【处方来源】 验方。

8. 三棱针

【取穴】 主穴：手足指尖各刺血3～5滴。

【加减】 发生于手部者肘部静脉放血3～5ml，手背轻轻点刺至充血为度；发生于足部者于腘窝显现络脉刺血5～10ml，足部轻轻点刺至充血或稍出血为度，均2～3天1次，5～7次为1

个疗程，疗程间休息 5 天。

【处方来源】 验方。

9. 耳针

【穴位】 双耳热穴、心血管、皮质下、交感、心、肺、枕大神经点、右肝、左脾、指穴。

【操作】 每 3～5 天 1 次，5 次为 1 个疗程。

【处方来源】 验方。

10. 按摩

【取穴】 风池、肩中俞、缺盆、天宗、极泉、臑俞、曲池、少海、内关、阳池、后溪、合谷。

【操作】 ①揉按腧穴：自上而下依次揉按以上常用穴位，以局部得气为度。②推揉肩臂：掌推，多指拿揉肩臂，离心性反复操作，每侧约操作 5min。③弹筋晃拨：以拇指、示指弹拨腋下大筋；再以一手拇指按压阳池穴，另手牵拉手指，左右晃拨或旋转腕关节。④揉掌疏指：两手握揉患侧手掌；分疏五指，做牵拉抖动动作。

治疗双上肢，每次约需 30min。

【处方来源】 杨永谦，王志林，龚予建. 按摩治疗雷诺氏病临床小结. 按摩与导引，1995，6：16.

二、调理方

1. 淫羊藿茯苓炖鹌鹑

【组成】 淫羊藿 30g，茯苓 30g，鹌鹑 1 只，调味品适量。

【制法用法】 宰杀鹌鹑去毛，除去内脏，洗净后切块，与药材共同放入炖盅内，隔水炖 3h，调味，吃肉饮汤。

【说明】 淫羊藿补肾阳、强筋骨；茯苓味甘淡性平，入胃、脾、肺经，有利水去湿、宁心安神、补脾胃的作用；鹌鹑味甘性平，可补中益气。

2. 益智冬虫草炖鹅肉

【组成】 益智 10g，冬虫夏草 5g，鹅肉 50g。

【制法用法】 将鹅肉洗净切块，与药材共入炖盅内，加适量水，隔水炖 3h，调味后吃肉饮汤。

【说明】 益智有补肾、温脾、暖胃作用；冬虫夏草味甘性平，入肺、肾经，益肾助阳；鹅肉味甘性平，入脾、胃经，补虚益气、暖脾胃。

3. 红参黄芪炖乳鸽汤

【组成】 红参 10g，黄芪 30g，乳鸽 1 只（50g），调味品适量。

【制法用法】 将乳鸽宰杀去毛、内脏，切块。黄芪加水煮沸约 10min，然后与红参、乳鸽共放入炖盅内，隔水炖 3h，调味后吃肉饮汤。

【说明】 红参味甘微性温，入肺、脾经，治阳气虚弱，脾胃气虚；黄芪味甘性温，入脾、肺经，补气升阳；乳鸽味甘咸，性平，补肝肾、益气血，治久病体弱、气血虚亏。

4. 猪蹄汤

【组成】 猪蹄 1 只，毛冬青 30g，大血藤 50g，丹参 50g。

【制法用法】 猪蹄洗净后与上述药一起煮，猪蹄烂熟后，弃药渣，吃猪蹄喝汤。孕妇禁用。

第十三章
皮肤附属器病

第一节 痤 疮

痤疮相当于中医的"粉刺"、"肺风粉刺"、"痤痱"、"酒刺"等。是发生在毛囊皮脂腺的慢性皮肤病。本病病因复杂，最直接的因素就是毛孔堵塞。多认为是由于内分泌紊乱，雄性激素分泌亢进引发皮脂腺肥大，导致皮脂大量分泌，进而细胞角化过度堵塞了毛囊口所引起的一种细菌性皮肤附属器疾病。

痤疮的特点是在颜面及胸背散发针尖或米粒大小的皮疹，或见黑头，能挤出豆渣样物。初起皮疹为芝麻到绿豆大小，与肤色相同或红色，顶端日渐呈现黑头，可挤压出黄白色粉渣，易遗留凹陷瘢痕。皮疹散在分布，部分患者皮疹扩大成黄豆或蚕豆大小，呈暗红色，消退后形成瘢痕疙瘩。

现代皮肤病学论痤疮是以雄激素增多、皮脂增多、排脂受阻、细菌感染为轴心的发病机制。目前，中医常以清泄肺胃湿热、凉血解毒、泻火通便、滋阴降火、疏肝活血、健脾化痰等方法进行治疗。

一、治疗方

（一）内治处方

1. 滋阴清肝消痤汤

【组方】 女贞子 20g，墨旱莲 20g，柴胡 15g，郁金 15g，丹参 30g，鱼腥草 20g，地黄 15g，甘草 5g。

【方解】 方中女贞子、墨旱莲相合为传统古方二至丸，其中女贞子甘苦清凉，滋阴养肝；墨旱莲甘酸微寒，养阴凉血；两药共奏滋阴清肝之功，是为君药。柴胡、郁金辛寒，疏肝清热凉血，助女贞子、墨旱莲清泻肝肾之虚火，是为臣药。丹参、地黄凉血清热解毒，鱼腥草清肺解毒，是为佐药。甘草调和诸药并能清热解毒，是为使药。

【功效主治】 滋阴清肝，凉血解毒。主治痤疮。

【制法用法】 水煎服，每日 1 剂。

【总结】 痤疮的发病除与肺胃血热等病因有关外，还与肝肾关系密切。中医认为，肝肾同源，肾属水，肝属木，正常生理情况下，肝肾之阴息息相通，相互制约，协调人体阴阳的平衡。若肾阴不足，相火过旺，一方面虚火上炎灼肺，引起肺热血热；另一方面肾阴不足，"水不涵木"，可导致肝阴不足，肝经郁热。

【处方来源】 广东省中医院范瑞强主任医师经验方。

2. 消痤汤

【组方】 知母 12g，黄柏 12g，女贞子 20g，墨旱莲 20g，地黄 12g，鱼腥草 30g，连翘 15g，丹参 15g，生山楂 15g，甘草 6g。

【方解】 知母、黄柏、女贞子、墨旱莲滋阴泻火解毒；鱼腥草、连翘清肺解毒；地黄、丹参、生山楂凉血化瘀清热；甘草解毒清热，调和诸药。

【功效主治】 滋阴泻火，清肺凉血解毒。主治痤疮。

【制法用法】 每日 1 剂，水煎，早晚分服，10 天为 1 个疗程。

【处方来源】 陈会芳. 消痤汤治疗痤疮 36 例临床观察. 咸宁学院学报：医学版，2009，23（5）：390.

3. 凉血消痤饮

【组方】 金银花 20g，蒲公英 20g，黄芩、黄柏、栀子、知母各 9g，地黄、丹参、陈皮、紫草各 15g，白芷 9g，牡丹皮

15g，苍术 9g，甘草 9g。

【方解】 金银花、黄芩、丹参清热解毒、清热燥湿、活血，为君药；蒲公英、黄柏、栀子清热解毒，紫草、地黄、牡丹皮凉血活血，共为臣药；陈皮、白芷、苍术健脾和胃、燥湿祛脂，知母泻火滋阴，共为佐药；甘草解毒，调和诸药，为使药。

【功效主治】 清热解毒，清热燥湿，凉血活血。主治痤疮。

【制法用法】 水煎服，每日 1 剂。水煎 2 遍，滤液混合约 500ml，每次 250ml，早晚分服。1 个月为 1 个疗程。

【处方来源】 马静霖，辛琳琳，高敏虹．凉血消痤饮治疗寻常痤疮疗效观察及作用机制初探．泰山医学院学报，2009，30（5）：343-346．

4. 三花三皮汤

【组方】 金银花、槐花各 15～30g，野菊花 15g，桑白皮 15g，地骨皮 15g，粉牡丹皮 15g，地黄 15g，赤芍 15g，丹参 15g，甘草 6g。

【方解】 金银花、野菊花、槐花为君药，三花甘寒入肺、胃、肝经，质轻易升浮，清热解毒，凉血消肿。桑白皮、地骨皮、粉牡丹皮为臣药，入肺、肝、肾三经，清肺凉血散风。地骨皮退虚热、泻虚火，现代研究证明其有抗过敏作用，配桑白皮散表之风热，泻肺经积热。地黄、赤芍、丹参入心、肺、肝经，为佐药，有滋阴降火、活血祛瘀的作用。甘草调和诸药。

【功效主治】 清肺散风，凉血解毒，消肿退斑。主治痤疮。

【制法用法】 每日 1 剂，水煎服，14 天为 1 个疗程。

【处方来源】 时水治，袁兆庄，庄国康．三花三皮汤配合中药面膜治疗痤疮 100 例．北京中医，2000，19（1）：37-38．

5. 凉血清肺饮

【组方】 地黄 15g，玄参 12g，石斛 12g，生石膏 30g，寒水石 12g，白花蛇舌草 30g，桑白皮 12g，黄芩 9g，生山楂 15g，虎杖 15g，生甘草 3g。

【功效主治】 养阴清热，凉血解毒。主治脂溢性皮炎、痤疮、酒渣鼻。

【加减】 皮疹糜烂及伴油腻性脱屑者，加茵陈 15g、生薏苡仁 15g；鼻翼潮红者，加制大黄 9g、苦参（片）15g；皮损呈结节囊肿者，加益母草 15g、莪术 12g，以活血化瘀；大便干结者，加瓜蒌 12g、枳壳 9g。

【制法用法】 先将上药用水浸泡 30min，再煎煮 30min，每剂煎 2 次，将 2 次煎出的药液混合。每日 1 剂，分 2 次服，2 周为 1 个疗程，根据病情可以连续用 3～4 个疗程。

【处方来源】 上海中医药大学龙华医院顾伯华老中医经验方。

6. 桃核承气汤加味

【组方】 桃核 12g，大黄 6g，桂枝 6g，炙甘草 6g，芒硝 3g，蝉蜕 10g，金银花 10g，麻黄 6g，连翘 10g，白花蛇舌草 15g，丹参 12g。

【功效主治】 攻下瘀热。主治痤疮、脂溢性皮炎、毛囊炎，伴便秘者。

【制法用法】 每日 1 剂，日服 2 次，早晚分服。

【处方来源】 编著者经验方。

7. 痤疮汤

【组方】 蒲公英 60g，大青叶 60g，连翘 20g，天花粉 20g，乌梢蛇 12g，生薏苡仁 30g，桑枝 15g。

【方解】 蒲公英、大青叶清热解毒，连翘发散表面邪气，天花粉凉血养阴，乌梢蛇祛风除湿，生薏苡仁利湿排脓，桑枝引经走上。

【功效主治】 清热解毒除湿。痤疮。

【加减】 女性患者发病与月经有关，加四逆散；男性体格壮实者，蒲公英、蓼大青叶可加至 100g；血热者，加地黄、牡丹皮；湿重者，加土茯苓。

【制法用法】 每日1剂，日服2次，早晚分服。

【处方来源】 樊正伦教授经验方。

8. 调经消痤方

【组方】 仙茅、淫羊藿、黄柏、益母草、当归、牛膝各10g，金银花、白花蛇舌草各12g。

【功效主治】 调理冲任。主治女性月经前痤疮。

【制法用法】 每日1剂，日服2次，早晚分服。

【处方来源】 验方。

9. 祛瘀消痤方

【组方】 桃仁、红花、赤芍、蒲公英、丹参、虎杖、蝉蜕各10g。

【功效主治】 活血散瘀。主治聚集性痤疮、愈后色素沉着或瘢痕者。

【制法用法】 每日1剂，日服2次，早晚分服。

【处方来源】 验方。

10. 十味消痘饮

【组方】 麻黄6g，苍耳子6g，豨莶草6g，野菊花20g，紫花地丁20g，七叶一枝花10g，丹参6g，薏苡仁30g，制附子6g，败酱草15g。

【功效主治】 利湿、解毒、消肿。主治痤疮。

【制法用法】 水煎服，每日1剂。

【处方来源】 编著者经验方。

11. 三黄附子消痤汤

【组方】 黄芩15g，黄连6g，黄柏15g，制附子10g，龟板30g，生薏苡仁30g，甘草10g。

【功效主治】 温肾、潜阳、解毒、消肿。主治痤疮，属于上热下寒者。临床见面部痤疮有脓点，或面红口干、口疮，但手足凉，舌淡苔白。

【制法用法】 水煎服，每日1剂。

【处方来源】 编著者经验方。

（二）外治处方

1. 复方珍珠粉散

【组方】 大黄、白芷、白及各等量，蒸馏水、醋各适量。

【功效主治】 活血解毒。主治痤疮。

【制法用法】 烘干研成细末，加等量珍珠层粉装袋备用。治疗方法：温水洗脸除去表面灰尘和过多油脂。痤疮针挑去粉刺、脓疱等脓液、脂栓，再用 75％乙醇棉球消毒，然后取蒸馏水加少许醋将 30～60g "复方珍珠粉"调成糊状，均匀涂于患处 45～60min 后除去，并用温水洗净，睡前 1 次，15 天为 1 个疗程。

【处方来源】 黄清平. 中药内服外敷治疗寻常痤疮 136 例临床观察. 江苏中医药，2004，25（5）：33-34.

2. 中药消痤霜

【组方】 白鲜皮、苦参、白芷、地肤子、滑石粉各 1000g，青黛 400g，香霜适量。

【功效主治】 清热燥湿，解毒止痒。主治痤疮。

【制法用法】 上述药中除滑石粉、青黛粉外，共磨成细粉，再与滑石粉、青黛粉混匀，进行高压消毒后，取上述药粉与香霜按比例调匀即成药霜，用时每天中午、晚间清洗面部皮肤后，均匀地涂搽于皮损处，厚约 1mm，分别于午后及次日早晨洗去。

【处方来源】 马建国，张向峰，马龙，等. 中药消痤霜外治面部寻常痤疮 116 例疗效观. 中国中医药现代远程教育，2007，5（8）：21-22.

3. 青敷膏

【组方】 大黄、姜黄、黄柏各 250g，白及 180g，白芷、赤芍、天花粉、青黛、甘草各 120g，饴糖适量。

【功效主治】 清热燥湿，解毒止痒。主治痤疮。

【制法用法】 共研细末，用饴糖调成糊状，将药膏夹入薄绵纸中，敷于病变部位，每晚敷之，晨揭除。

【处方来源】 陈力. 中药青敷膏外用治疗痤疮 121 例. 陕西中医，2003，24（9）：828-829.

4. 消痤汤外洗

【组方】 知母 12g，黄柏 12g，女贞子 20g，墨旱莲 20g，地黄 12g，鱼腥草 30g，连翘 15g，丹参 15g，生山楂 15g，甘草 6g。

【方解】 知母、黄柏、女贞子、墨旱莲滋阴泻火解毒；鱼腥草、连翘清肺解毒；地黄、丹参、生山楂凉血化瘀清热；甘草解毒清热，调和诸药。

【功效主治】 滋阴泻火，清肺凉血解毒。主治痤疮。

【制法用法】 加水 2000ml，煮沸后熏蒸患处，待适温后热敷，外洗患处，每日 1 次。

【处方来源】 陈会芳. 消痤汤治疗痤疮 36 例临床观察. 咸宁学院学报：医学版，2009，23（5）：390.

5. 外用调理方

【组成】 柠檬汁 1 份，酸牛奶 2 份。

【制法用法】 混匀，涂搽脸上，20min 后洗去。

【说明】 能消退痤疮愈合后遗留的色素斑。

6. 囊肿外敷消

【组方】 乌梅、五倍子、丹参各等量，醋适量。

【功效主治】 软坚消结。主治囊肿型痤疮。

【制法用法】 乌梅、五倍子、丹参打粉，用醋调成糊，晚上外敷患处。

【处方来源】 编著者经验方。

（三）针灸处方

1. 腹针配合火针

【取穴】 ①腹针取穴：中脘、下脘、关元、气海、滑肉门、外陵、大横。②火针：痤疮皮损部位。

【操作】 ①腹针操作：按腹针疗法要求精确选取穴位，针刺穴位按照由上至下、由里至外的顺序，其中中脘、下脘、关元、气海、大横中刺，滑肉门、外陵浅刺。腹针治疗隔日1次，每次留针30min，12次为1个疗程，共治疗2个疗程。②火针操作：选取痤疮皮损部位。暴露面部皮损部位，以痤疮中心部位为进针点，常规消毒后，将华佗牌无菌针灸针（0.35mm×25mm）在乙醇灯上烧红至发白，垂直快速点刺皮损，每次选取3～6个部位，每个皮损点刺1～3次为宜，深度尽量控制在3mm以内。火针点刺后稍加挤压，将痤疮中的分泌物、脓栓、脓血清除干净为止。火针治疗隔日1次，12次为1个疗程，共治疗2个疗程。治疗过程中尽量避免同一个暗疮多次火针点刺。

【主治】 痤疮。

【总结】 腹针和火针配合治疗，通过腹针远端取穴调理失衡脏腑，配合局部火针治疗消痈散结、行气活血。腹针取穴为腹部循行经络任脉、脾经、胃经、肾经穴位，其中中脘、下脘、关元、气海四穴相配称为"引气归原"，起到通调脏腑、补益正气之功；滑肉门、外陵相配称为"腹四关"，有理气活血通络的作用；大横为脾经穴位，有健脾行气、祛湿导滞的功效。因此腹针诸穴配合有调理脏腑、益气扶正、行气导滞的作用。火针集毫针、艾灸之功效于一身，火针点刺局部，一则予邪以出路，邪去则正安；二则通行气血，气血和则百病不生。

【处方来源】 米建平，余焯燊，张紫君，等. 腹针配合火针治疗痤疮临床观察. 上海针灸杂志，2009，2：85-87.

2. 耳针

【取穴】 双侧耳部肺穴为主穴，配以神门、交感、内分泌、皮质下。

【操作】 穴在耳穴埋王不留行，外用胶布固定，每日按摩以上穴位3次，每次约10min。

【主治】 痤疮。

【处方来源】 验方。

3. 毫针方一

【取穴】 大椎、脾俞、足三里、合谷、三阴交等。

【操作】 平补平泻法，针刺得气后留针 30min，每天 1 次，7 次为 1 个疗程。

【主治】 痤疮。

【处方来源】 验方。

4. 毫针方二

【取穴】 主穴：肺俞、肝俞、胃俞、大椎。配穴：肺经风热者，加曲池、大肠俞、合谷，脾胃湿热者，加内庭、阴陵泉；气血瘀滞者，加血海、膈俞。

【操作】 常规消毒肺俞、肝俞、胃俞、膈俞、大肠俞、大椎后用一次性采血针点刺出血，然后用闪火法拔罐，留罐 5～10min，出血量为 1～2ml。随症配穴施以针刺捻转泻法，留针 15～30min，隔日治疗 1 次，10 次为 1 个疗程。

【处方来源】 验方。

5. 自血疗法

【取穴】 足三里。

【操作】 抽取患者自身血 3ml，立即注入足三里。6 天 1 次，4 次为 1 个疗程。

【主治】 结节型、囊肿型痤疮。

【处方来源】 魏玲.耳穴放血加自血疗法治疗结节、囊肿性痤疮.中西医结合杂志，1991，11（9）：852.

6. 刺络拔罐

【取穴】 大椎。

【操作】 用三棱针在大椎处针刺放血，自然流 2～3 滴后，拔罐出血 2～4ml，每日 1 次，10 次为 1 个疗程。

【处方来源】 马荣.大椎刺血拔罐治疗痤疮 102 例.中国针灸，1994，14（5）：40.

7. 耳穴贴压方

【去穴】 主穴：内分泌、肺、交感、面颊。配穴：胃、肠、神门、内生殖器。

【操作】 主穴全取，配穴随症选 1～2 个。用酒精棉球在耳郭部脱脂，用 0.5cm×0.5cm 大小的胶布将王不留行固定于穴位处。一次选一侧，3 天换另一侧。嘱患者每日按压 2 次，每次按压 3～5min。2 次为 1 个疗程，疗程间休息 3 天。

【处方来源】 验方。

二、调理方

1. 枇叶石膏粥

【组成】 枇杷叶 9g，菊花 6g，生石膏 15g，米 60g。

【制法用法】 上述三种药物共入布袋，加适量水，煎取药液，去渣后与米同煮成稀粥，每日 1 剂，分数次服食。

【说明】 常服有清胃泻肺解毒之效，对防治痤疮有一定的作用。

2. 荷叶冬瓜汤

【组成】 鲜嫩荷叶 1 张，鲜冬瓜 500g，食盐少许。

【制法用法】 将鲜嫩荷叶切碎，鲜冬瓜切片，加水 1000ml 煮汤，汤成加少许食盐。吃荷叶、冬瓜，喝汤，每日 2 次。

【说明】 具有清热解暑、润肺生津之效，主治痤疮初起。

3. 蜜花石膏汤

【组成】 金银花、生槐花、玫瑰花、月季花各 10g，生石膏 30g，蜂蜜少许。

【制法用法】 前 5 味煎汤，加少许蜂蜜饮用。

【说明】 能清热祛湿解毒，对常见的青少年寻常型痤疮有效。

4. 绿豆百合汤

【组成】 绿豆、百合各 150g，冰糖少许。

【制法用法】 前 2 味加水 2000ml，煮开后加入少许冰糖，煮汤服食之，每日 2 次，每次 1 小碗。

【说明】 有清肺解热除湿之功，对丘疹性痤疮有良效。

5. 丝瓜汤

【组成】 马齿苋、鱼腥草各 30g，丝瓜 200g（不去皮）。

【制法用法】 洗净，煎汤服食。

【说明】 有泻热除湿、解毒消肿之功，对脓液多的结节型和囊肿型痤疮有显效。

6. 苏木桃仁粥

【组成】 益母草 30g，苏木 15g，桃仁 10g，黑豆 160g，粳米 250g，红糖适量。

【制法用法】 用水煎煮前 3 味 30min，弃渣取药液，再将黑豆 160g 加入药液和水，煮至八成熟，放入粳米 250g 煮成稀粥，加红糖调匀稍煮 1～2 沸即可食用，早晚餐各食一小碗。

【说明】 能活血消肿解毒，可用于囊肿型、结节型痤疮。

7. 绿豆薏苡仁山楂汤

【组成】 绿豆、薏苡仁各 25g，山楂 10g。

【制法用法】 洗净，加清水 500g，泡 30min 后煮开，沸几分钟后即停火，不要揭盖，闷 15min 即可，当茶饮。每天 3～5 次，适用于油性皮肤的痤疮患者。

8. 海带绿豆汤

【组成】 海带、绿豆各 15g，甜杏仁 9g，玫瑰花 6g，红糖适量。

【制法用法】 将玫瑰花用布包好，与各药同煮后，去玫瑰花，加红糖食用。每日 1 剂，连用 30 日。

9. 薏苡仁海带双仁粥

【组成】 薏苡仁、枸杞子、桃仁各 15g，海带、甜杏仁各 10g，绿豆 20g，粳米 80g。

【制法用法】 将桃仁、甜杏仁用纱布包扎好，水煎取液，加入绿豆、薏苡仁、海带、枸杞子、粳米一同煮粥。每日2次。

【说明】 具有清热解毒、清火消炎、活血化瘀、养阴润肤之功效。

10. 枸杞消炎粥

【组成】 枸杞子30g，白鸽肉、粳米各100g，细盐、味精、香油各适量。

【制法用法】 洗净白鸽肉，剁成肉泥；洗净枸杞子和粳米，放入沙锅中，加鸽肉泥及适量水，文火煨粥，粥成时加入细盐、味精、香油，拌匀。每日1剂，分2次食用，5～8剂为1个疗程。

【说明】 具有脱毒排邪、养阴润肤之功用。

○ 第二节　酒渣鼻 ○

酒渣鼻又名玫瑰痤疮，中医别名"赤鼻"，俗称"红鼻子"或"红鼻头"，是一种发生于面部中央的慢性炎症性皮肤病，发病缓慢，病情顽固且反复发作，表现为复发性或持续性的面部红斑，并伴有不同程度的炎性丘疹、脓疱或毛细血管扩张。病因尚不明了，可能与精神因素、颜面血管运动神经功能失调、胃肠功能紊乱、内分泌失调和蠕形螨感染等有关。多见于中青年男女有皮脂溢出者，好发于鼻部、两颊、前额、眉间及颏部，呈向心性、对称性分布，皮损特征主要是皮肤潮红，伴发丘疹、脓疱及毛细血管扩张。

通常根据临床表现分为红斑期、丘疹脓疱期和鼻赘期。①红斑期：开始鼻部发红，逐渐扩展至两颊、眉间、前额及颏部。最初仅为一过性潮红，以后潮红次数频繁，时间延长，最终成为具有多数毛细血管扩张的持久性红斑。情绪波动和进食刺激性食物时皮损加重。②丘疹脓疱期：在红斑基础上出现丘疹和脓疱，针头至绿豆大小，毛细血管扩张加重。③鼻赘期：在前两期基础上出现鼻部结缔组织增生，由于皮脂腺增大而导致鼻尖部肥大，并形成大小不等的结节，表面高低不平，毛细血管扩张更为显著。鼻赘期仅见于少数晚期患者，鼻端部皮脂腺和结缔组织增生，形成紫红色结节或肿瘤状突起。

中医认为，酒渣疹色发紫发红，发生于鼻部或鼻部沟侧，是肺、胃部位，多由肺热受风或气血热盛生风所致；久之皮损呈紫红色，且有肝气抑郁之症，乃是肝郁气滞，经络受瘀血阻滞所致；脓疱、丘疹、结节之皮损则是由于毒邪作祟引起；鼻赘期乃是气血凝滞、毒邪内蕴造成。总之，酒渣鼻与热、瘀、毒邪有关，脏腑多与肺、胃、肝、肾有关。

一、治疗方

（一）内治处方

1. 泻黄散加味

【组方】 石膏 30g，防风 30g，栀子 9g，藿香 20g，甘草 12g。

【方解】 方中石膏辛寒、栀子苦寒，清降并用，直清脾胃之火热；重用防风，升散脾胃伏火，取其"火郁发之"之意；藿香芳香醒脾，振奋脾胃之气；甘草调和诸药。诸药合用，共奏清降脾胃伏火，使阳明恢复主降之功。

【加减】 ①红斑期者，加枇杷叶、桑白皮、黄芩、白茅根；②丘疹脓疱期者，加金银花、连翘、野菊花、地黄、牡丹皮；③便秘者，加大黄、火麻仁；④口渴鼻干者，加沙参、麦冬、地黄；⑤心烦易怒者，加当归、白芍、莲子心、柴胡。

【功效主治】 清泻脾胃伏火。主治红斑期和丘疹脓疱期酒渣鼻，症见鼻部、两颊、眉间、前额及颏部发红，一过性潮红，或潮红次数频繁，时间延长，持久性红斑，甚者出现丘疹和脓疱，针头至绿豆大小。

【制法用法】 每日 1 剂，水煎分 2 次服。

【处方来源】 张希平，冉岩岩. 泻黄散加味配合维胺酯胶囊液氮冷冻治疗酒渣鼻. 中国中西医结合皮肤性病学杂志，2009，8（3）：177.

2. 清肺消斑饮

【组方】 黄芩、桑白皮各 15g，石膏 30g，地黄 15g，牡丹皮 20g，赤芍、夏枯草、白花蛇舌草、山楂各 30g，百部 20g，白芷 10g，酒大黄、甘草各 3g。

【方解】 黄芩、桑白皮、石膏清肺胃积热，地黄、牡丹皮、赤芍凉血消斑，夏枯草、白花蛇舌草清散结聚之热。白芷是手太阴肺经和足阳明胃经共同的引经药，通过白芷的引导作用，清泻肺胃积热的诸药可以直接作用于肺胃二经；同时白芷还有解毒消肿散结的作用，也是中医皮肤美容中必用的美白药物之一。百部可以杀虫，山楂有助于调节皮脂的代谢。酒大黄清上焦血分热毒，甘草调和诸药。

【功效主治】 清泻肺胃，凉血散结，杀虫止痒。主治红斑期酒渣鼻，症见鼻尖、鼻翼、两颊及前额弥漫性潮红伴轻度瘙痒，压之可褪色，油性分泌物多，表面油腻光滑，轻度毛细血管扩张，头部时有烘热感，大便欠通畅，舌红，苔薄黄，脉弦。局部查见毛囊虫。

【制法用法】 水煎服，1 日 1 剂。

【处方来源】 许学江. 唐定书立足肺胃科学辨治酒渣鼻. 辽宁中医学院学报，2006，8（3）：53-54.

3. 舒肝活血汤

【组方】 柴胡、薄荷、黄芩、栀子、当归、赤芍、红花、莪术、陈皮各 10g，甘草 5g。

【方解】 方中用柴胡解热抗炎，舒肝解郁；以薄荷泄热；栀子、黄芩清热泻火燥湿，善清肺胃之湿热；当归活血；赤芍、红花、莪术活血化瘀；陈皮理气燥湿，并减少皮脂的分泌；生甘草调和诸药。

【功效主治】 舒肝解郁，活血理气。主治红斑期和丘疹脓疱期酒渣鼻；鼻赘期采用磨削术可以清除过度增生的结缔组织和肥大的皮脂腺，再服舒肝活血汤。

【加减】 酒后加重者，加制大黄；大便秘结者，加生大黄或火麻仁；食辣椒后加重者，加黄连。

【制法用法】 上述药品用冷水浸泡 30min，武火煎 20min，然后文火煎 10min，取浓缩液 100ml，纱布过滤后装入无菌瓶中，每日 2 次，每次 50ml，温热内服。

【处方来源】 刘颖，郭晓霞. 舒肝活血汤治疗酒渣鼻 106 例疗效观察. 天津药学，2006，18（3）：45-46.

4. 凉血四物汤

【组方】 地黄 25g，赤茯苓 20g，赤芍、当归、黄芩各 15g，红花、川芎、陈皮各 10g。

【方解】 地黄、赤茯苓、赤芍、当归、红花凉血活血，黄芩清热凉血，川芎、陈皮行气解郁。

【功效主治】 清热解郁，凉血活血。主治酒渣鼻。

【加减】 伴口臭、口渴、尿黄或便秘、舌质红苔黄、脉滑数者，加枇杷叶、桑白皮各 15g；伴烦躁易怒或精神抑郁、喜太息、尿黄或便秘、舌质黯红或有瘀斑、苔薄白或黄、脉弦或弦数者，加柴胡、薄荷各 10g；舌体胖大有齿痕或便溏者，加白术10g；热重者，加石膏 20g、牡丹皮 15g；心烦甚者，加栀子 15g；有丘疹者，加连翘 15g；脓疱明显者，加野菊花 15g；有鼻赘者，加夏枯草 15g。

【制法用法】 每日 1 剂，水煎服。

【处方来源】 郝清香. 凉血四物汤配合颠倒散外敷治疗酒渣鼻 48 例. 山西中医，2009，25（12）：15.

5. 凉血清瘀方

【组方】 蓼大青叶 30g，板蓝根 10g，蒲公英 15g，赤芍 10g，黄芩 8g，生槐花 15g，甘草 6g，丹参 12g，红花 8g，鸡冠花 12g，枇杷叶 10g，生薏苡仁 15g，陈皮 6g。

【方解】 蓼大青叶、板蓝根、蒲公英、槐花、枇杷叶、黄芩清热解毒凉血，生薏苡仁利湿排脓，丹参、红花、鸡冠花、赤芍活血化瘀散结。

【功效主治】 清热解毒凉血，活血化瘀散结。主治酒渣鼻。

【加减】 红斑期者，重用生槐花至 30g，加薄荷 10g；丘疹期者，加藿香 10g、浮海石 15g、金银花 30g、柴胡 15g；鼻赘期者，加连翘 10g、川贝母 10g、皂角刺 10g、凌霄花 10g、三棱 10g；气虚血亏、身体虚弱者，加党参 15g、当归 15g。

【制法用法】 每日 2 剂，以 10 剂为 1 个疗程。

【处方来源】 武庆祥. 辨证施治酒渣鼻 50 例. 中国民间疗法，2006，14（2）：46-47.

6. 七叶饮

【组方】 枇杷叶 10g，侧柏叶 12g，桑叶 6g，人参叶 6g，荷叶 6g，竹叶 6g，蓼大青叶 15g。

【功效主治】 清肺泻热。主治酒渣鼻。

【加减】 感染严重者，加金银花、连翘、七叶一枝花；大便秘结者，加玄明粉、大黄；皮脂溢出者，加白花蛇舌草、生山楂；结节、鼻赘者，加丹参、夏枯草；血瘀者，加桃仁、红花；热重者，加寒水石、生石膏。

【制法用法】 每日 1 剂，水煎，分 2 次服。

【处方来源】 验方。

7. 百部清肺饮

【组方】 百部、桑白皮、白花蛇舌草、夏枯草、玄参各 20g，野菊花 30g，薏苡仁 30g，生山楂 30g，白鲜皮 15g，地肤子 15g，茯苓皮 15g，黄芩、赤芍、牡丹皮各 12g。

【功效主治】 清肺凉血。主治酒渣鼻。

【制法用法】 每日1剂，水煎，分3次服。

【处方来源】 验方。

还可用桃核承气汤加味，见痤疮的内治处方6。

（二）外治处方

1. 颠倒散

【组方】 大黄、滑石、皂角各9g。

【功效主治】 清热解毒。主治酒渣鼻。

【制法用法】 将大黄、滑石、皂角用凉开水调成糊状，每日涂敷患处1次。9日为1个疗程。

【处方来源】 郝清香．凉血四物汤配合颠倒散外敷治疗酒渣鼻48例．山西中医，2009，25（12）：15．

2. 硫黄大黄方

【组方】 硫黄、大黄各5～10g，香油适量。

【功效主治】 清热解毒燥湿。主治酒渣鼻。

【制法用法】 将硫黄与大黄共研细末，用香油调均，涂于患处，每晚睡前涂1次，2周为1个疗程。

【处方来源】 庄淑萍，邢跃平．硫黄大黄方治疗酒渣鼻．中国民间疗法，2002，10（4）：57．

3. 中药外擦

【组方】 百部30g，苦参20g，苍术15g，山楂20g。

【功效主治】 解毒燥湿，杀虫止痒。主治酒渣鼻。

【制法用法】 煎水浓缩冷却，用棉球蘸取涂搽患处，每日数次，白天少用，晚上多用。

【处方来源】 许学江．唐定书立足肺胃科学辨治酒渣鼻．辽宁中医学院学报，2006，8（3）：53-54．

4. 脱皮液

【组方】 斑蝥50g，蜈蚣20条，蟾蜍10g，冰片15g，地肤子 50g，硫黄 50g，百部 25g，雄黄 25g，松香 20g，蛇床子 15g，烟膏 30g，白鲜皮 50g，土槿皮 150g，大风子 50g，镇江醋 2.5kg，95％乙醇若干千克。

【功效主治】 解毒消肿，杀虫蚀疮。主治酒渣鼻。

【制法用法】 上药为 1 料，将斑蝥、蟾蜍、蜈蚣、雄黄用布袋装好，其余 10 味先放入镇江醋中浸泡 10 天，10 天后再将布袋装好的药放入，再浸泡 3～5 天。然后取出布袋，将袋内的药物捣碎后再入袋，放入乙醇内浸泡 2～3 周，弃药取液，二液合并，装瓶备用。使用时用小毛笔蘸药液在皮损处连续涂抹，每次用量不超过 8ml，每隔 2 周涂 1 次，涂后局部疼痛、发麻、起疱、流水（注意药液不要累及正常皮肤，以免起疱）。待其结痂，不要撕挖，让其自行脱落。痂落后再进行第 2 次涂药，如此反复用药直至痊愈。本药剧毒，禁内服及入口、眼。

【总结】 本疗法痊愈后一般无瘢痕，但有一定的副作用，如发热、怕冷、头痛、头晕、口干、眼刺激感、恶心等，一般均不影响治疗。使用时必须严格按操作规范进行，并注意治疗的全过程及可能产生的反应。应用本方不宜急于求成，用量应先从小量开始，观察其反应程度后再逐渐调整用量。

【处方来源】 上海市卢湾区中心医院朱泽霖主任医师经验方。

5. 轻硫冰红膏

【组方】 红粉、薄荷冰各 6g，硫黄 3g，轻粉 2g，密陀僧 10g，香脂 30g。

【功效主治】 解毒，消肿，杀虫。主治酒渣鼻。

【制法用法】 前 5 味药共研细末，与香脂调和备用。用毛笔蘸少许药膏涂抹在皮损处，保持 3～5min。

【处方来源】 张清旺，郭蕊. 轻硫冰红膏治疗酒糟鼻 123 例. 浙江中医杂志，1995，30（9）：390.

6. 灭螨方

【组方】 百部 15g，苦参 15g，蛇床子 15g，土槿皮 15g，黄柏 15g，乌梅 15g，野菊花 15g，土茯苓 15g。

【功效主治】 清热，除湿，杀虫。主治酒渣鼻。

【制法用法】 上药加水 1kg，煎水做冷湿敷。每日 1 剂，早、晚各 1 次，每次 15～20min。

【处方来源】 谭升顺，吴安，王西文，等. 中药灭螨方治疗酒渣样皮炎的疗效观察. 中医杂志，1989，30（8）：42-43.

（三）针灸处方

1. 毫针处方

【取穴】 大椎、肺俞、脾俞、胃俞、肝俞。

【操作】 用乙醇常规消毒穴位处，用三棱针在以上穴位点刺后双手挤出血 1～2 滴，然后用火罐拔罐保留 10～15min 后起罐。每日 1 次，10 天为 1 个疗程，疗程间休息 7 天。

【主治】 酒渣鼻。

【处方来源】 田青，哈力旦. 刺络拔罐治疗酒渣鼻 36 例. 新疆中医药，2006，24（1）：28.

2. 体针加耳针

（1）体针

【取穴】 素髎、少商、肺俞、脾俞、胃俞、大肠俞。

【操作】 素髎、少商二穴用三棱针点刺放血 3 滴。其余背俞均取双侧，用 75％乙醇皮肤消毒后，用三棱针刺破皮肤，再将 4 号火罐用闪火法在上述部位拔罐，吸出血液 0.5～1ml，留罐 10min，去罐后擦干净血迹。

（2）耳针

【取穴】 耳尖、神门、肝、胆、肺、胃、三焦、内分泌。

【操作】 用 75％乙醇在耳轮和耳内进行严格皮肤消毒，先用三棱针在耳尖穴上点刺放血 3 滴，其余各穴用消毒后的针埋入耳穴内，然后用 0.6cm×0.6cm 的方块胶布固定，两耳交替使用，隔 2 日治疗 1 次。留针期间，嘱患者每早晚按压耳内各穴位，直至微痛为度。

【主治】 酒渣鼻。

【处方来源】 熊华. 针灸治疗"酒渣鼻"16 例. 海南医学，1994，5（1）：46-47.

3. 鼻五针

【取穴】 迎香（双）、上迎香（双）、素髎。

【方解】 鼻五针位于鼻周，主要由迎香（双）、上迎香（双）、素髎 5 个穴位组成。具有宣肺、行气、通利的功效。病因病机为肺脾湿热，熏蒸于鼻部，蕴结肌肤，气血瘀滞而成。病属脾肺同病，湿热并重，故治宜理脾宣肺、分消湿热。

【操作】 局部选穴以鼻五针为主穴，取泻法，以通利肺窍、宣肺泻热。

【加减】 湿热偏重者，配合足三里、三阴交调理脾胃、分消湿热；血热内盛者，加血海调气和血，泻血中之热。

【主治】 酒渣鼻。

【总结】 本法对红斑期、丘疹脓疱期有较好疗效，对鼻赘期疗效欠佳。

【处方来源】 茅贝珍. 鼻五针的临床运用. 长春中医药大学学报，2009，25（3）：386-387.

4. 放血加火针

（1）放血治疗

【取穴】 阿是穴、背部肺俞、膈俞。

【操作】 局部阿是穴放血，用 1 寸毫针点刺红斑部位，如伴有毛细血管扩张，则在毛细血管上点刺出血。一次点刺 10～20 针。背部放血取肺俞、膈俞，以三棱针点刺，每穴 3～4 针，拔火罐 1min，以增加出血量。每周 2 次，10 次为 1 个疗程，1 个疗程后休息 7 日，行下 1 个疗程。

（2）火针治疗

【取穴】 以局部皮损部位为主。

【操作】 红斑期伴有明显毛细血管扩张，则以细火针在毛细血管上点刺 2～3 针；丘疹脓疱期和鼻赘期，则以粗火针在丘疹、脓疱和鼻部结缔组织增生部位点刺，根据皮损大小点刺 1～3 针。每周 1 次，5 次为 1 个疗程，1 个疗程后休息 7 日，继续治疗下 1 个疗程。

【主治】 酒渣鼻。

【总结】 酒渣鼻的发生与脏腑功能紊乱、经络功能失调有关，其根本原因是"气"、"血"发生改变。"放血疗法"就是通过治血调气，从而通达经络、活血祛瘀，使脏腑和谐、阴阳平衡。临床结果表明，酒渣鼻红斑期一般放血 2 次后就有明显效果，如果毛细血管扩张不明显，1 个疗程可基本痊愈；丘疹脓疱期和鼻赘期以火针治疗为主，火针能温通经络、行气活血、消肿散结、去腐排脓，一般经 1～2 次火针治疗后，丘疹脓疱变小，甚至消失。但鼻部结缔组织增生者则恢复较慢。

【处方来源】 李桂萍，范雪梅. 放血加火针治疗酒渣鼻. 吉林中医药，2005，25（6）：43.

二、调理方

1. 腌三皮

【组成】 西瓜皮 200g，冬瓜皮 300g，黄瓜 400g，盐、味精适量。

【制法用法】 西瓜皮，刮去蜡质外皮，洗净；冬瓜皮，刮去绒毛外皮，洗净；黄瓜，去瓜瓤，洗净；将以上三皮混合煮熟，待冷却后，切成条块，放置于容器中，用盐、味精适量，腌 12h 后即可食用。

【说明】 连续食用有较好疗效。此食疗法具有清热利肺的作用，适用于酒渣鼻。

【处方来源】 《吃出靓丽肌肤·饮食篇》。

2. 马齿苋薏仁金银花粥

【组成】 马齿苋、薏苡仁各 30g，金银花 15g。

【制法用法】 用 3 碗水煎金银花至 2 碗时去渣，与马齿苋、薏苡仁混合煮粥，每日食用 1 次，连续食用有良好疗效。

【说明】 适用于丘疹脓疱期酒渣鼻。

3. 金银花知母粥

【组成】 金银花 9g，知母 15g，生石膏 30g，粳米 60g。

【制法用法】 将金银花、知母、生石膏加适量水煮 20～30min，弃渣取药液，再与粳米一起煮成粥，每日服 1 次，7 天为 1 个疗程。

【说明】 适用于各期酒渣鼻。

4. 鲜枇杷叶粉

【组成】 新鲜的枇杷叶（将叶背绒毛去掉）、栀子仁等量。

【制法用法】 将新鲜的枇杷叶（将叶背绒毛去掉）、栀子仁研成粉末，每次吃 6g，每日 3 次。

【说明】 清热，解毒，凉血。适用于酒渣鼻、毛囊虫皮炎。

○ 第三节　脂溢性皮炎 ○

脂溢性皮炎是一种常见的发生于皮脂腺丰富部位的炎症性皮肤病。典型皮损为边缘清楚的暗黄红色斑、斑片或斑丘疹，表面被覆油腻性鳞屑或痂皮。由于病变发生的部位不同，临床表现略有差别。发生于头皮部位的症状开始为轻度潮红斑片，上覆灰白色糠状鳞屑，伴轻度瘙痒；严重者伴有渗出、厚痂、有臭味，可侵犯整个头部。头发可脱落、稀疏，更严重者导致脂溢性脱发。发生于面部的脂溢性皮炎损害多见于鼻翼、鼻唇沟和眉弓，有淡红色斑，覆以油腻性黄色鳞屑，常满面油光。发生于胸部、肩胛部的脂溢性皮炎初为小的红褐色毛囊丘疹伴油腻性鳞屑，以后渐成为中央具有细鳞屑、边缘有暗红色丘疹及较大的油腻性的环状斑片。皱褶部如腋窝、乳房下、脐部和腹股沟等，为境界清楚的红斑、屑少、湿润，常伴有糜烂渗出。目前认为脂溢性皮炎是在皮脂溢出基础上的一种慢性炎症性皮肤病。皮脂溢出症可分油性和干性两种。

中医称脂溢性皮炎为"白屑风"、"面游风"等。中医认为，本病主要是饮食不节，风热血燥，湿热内蕴或阴虚内热，肝肾亏损所致。

一、治疗方

（一）内治处方

1. 脂溢 1 号方

【组方】 虎杖、升麻、黄连、牡丹皮、竹叶各 10g，车前草 15g，大黄 6g，地黄 10g，当归 15g。

【方解】 虎杖苦寒归肺经，黄连苦寒归胃经，二药共用清热解毒，为君药。牡丹皮能清热凉血活血；升麻清热解毒而能升散，可以宣达郁遏之火，二药泄火解毒，为臣药。车前草清热利尿；竹叶清热除烦，导湿热下行，从水道而去；大黄通便使热从便解，三药合用使毒邪从二便而去，为佐药。方中苦寒药偏多，用地黄养阴生津，当归养血和血，使苦寒而不伤阴，邪祛而不伤正。全方共奏清热凉血、利湿止痒之功，针对脂溢性皮炎血热、内燥、湿热的发病机制进行治疗，故能取得满意的疗效。

【功效主治】 清热凉血，利湿润燥。主治脂溢性皮炎。

【制法用法】 水煎服，1 日 1 剂。14 日为 1 个疗程。

【处方来源】 张源. 脂溢 1 号方治疗脂溢性皮炎肺胃热盛证 36 例临床观察. 医药世界，2006，12：122.

2. 黄连薏苡仁汤

【组方】 黄连、地肤子、连翘各 10g，生薏苡仁 30g，黄芩

12g，知母 12g，半枝莲、生石膏、金银花、牛蒡子各 15g，益母草 20g，苦参 9g，生甘草 9g。

【方解】 黄连、生薏苡仁、半枝莲、苦参、地肤子清热利湿；黄芩清热泻火解毒；生石膏、知母、金银花、连翘、牛蒡子凉血消风；苦参、地肤子还可祛风止痒；益母草、半枝莲活血祛瘀；甘草调和诸药，以免寒凉太过。

【功效主治】 清热利湿为主，兼以疏风活血。主治脂溢性皮炎，症见头额、下颌部弥漫性粉红斑，上覆油脂性鳞屑，轻度瘙痒，反复发作。

【制法用法】 每日 1 剂，水煎 300ml，分 2 次服。14 日为 1 个疗程。用药期间停其他口服及外用药。

【处方来源】 张永刚. 黄连薏苡仁汤治疗脂溢性皮炎 47 例. 山东中医杂志，2005，24（11）：666.

3. 泻黄散加味

【组方】 黄芩、山楂、防风各 15g，荆芥、焦栀子、皂角刺、藿香各 10g，薏苡仁 30g，土茯苓、生石膏各 20g，甘草 6g。

【方解】 方中石膏辛甘寒直入脾胃以清其热，栀子苦寒以泻其火；防风升散脾中伏火，与石膏、栀子配伍使之清降而不伤脾胃之阳，并散解伏积之火；藿香芳香醒脾以振奋脾胃气机，并助升散脾中伏火；黄芩清热泻火解毒；荆芥散风止痒、宣毒透疹；薏苡仁、土茯苓、山楂清热解毒、消食化积、除湿祛脂；皂角刺活血消肿、搜风止痒；甘草泻火和中而调诸药。

【功效主治】 清泻脾胃实火。主治脾胃实火之脂溢性皮炎，症见头面、胸背及腋窝等处见大片红斑、黄红斑，覆有较多油腻性鳞屑，或少量渗出后结黄色厚痂皮，自觉瘙痒，咽干，口不渴，便溏，纳呆，舌质红，苔腻，脉弦滑。

【加减】 毒热重者，加野菊花、金银花、茵陈各 15g；湿重者，去石膏，加炒扁豆、法半夏各 10g，陈皮 6g。

【制法用法】 每日 1 剂，水煎取液，分早晚温服。

【处方来源】 钟江.泻黄散加味治疗脂溢性皮炎41例疗效观察.浙江中医杂志,2007,42(8):454.

4. 清脂汤

【组方】 地黄15g,牡丹皮、当归、赤芍、生槐花、野菊花、桑白皮、地骨皮、萆薢、芡实、白术、白鲜皮各10g,生山楂、白花蛇舌草各15g,苦参12g,车前子9g。

【方解】 方中桑白皮、地骨皮、生槐花、野菊花清利肺胃湿热,兼散风邪;芡实、白术清脾除湿;苦参、白鲜皮、萆薢、车前子祛湿止痒;地黄、牡丹皮、当归、赤芍、白花蛇舌草滋阴养血,润肤止痒;生山楂降脂消食,活血化瘀。

【功效主治】 清热利湿,养血润肤,散风止痒。主治脂溢性皮炎,症见头皮出油多屑瘙痒、鼻唇沟、耳后、双眉、胸、背部等处时起红斑、油腻脱屑、瘙痒;头皮、面颊、双耳红肿流水,瘙痒加重,伴心烦口渴、口苦咽干、大便秘结、小便溲黄赤,舌质红,苔黄腻,脉滑数。

【加减】 肺胃湿热重者,酌加黄芩、知母、龙胆、栀子各10g,生石膏15g,黄连6g;脾虚湿盛者,酌加苍术、陈皮、厚朴、云苓各10g,冬瓜皮、生薏苡仁各15g;大便秘结者,酌加瓜蒌15g、枳实10g、生大黄6g(后下)、火麻仁12g;糜烂渗出者,酌加蓼大青叶、茵陈、败酱草、蒲公英各15g,六一散(包)30g;久病气阴两虚者,酌加玄参、麦冬、天花粉各10g,女贞子12g。

【制法用法】 水煎服,每日1剂。

【处方来源】 魏静.中药内服外治治疗脂溢性皮炎80例临床观察.新疆中医药,2008,26(4):33-34.

5. 自拟清脂方

【组方】 金银花12g,连翘10g,蒲公英、白花蛇舌草、钩藤各15g,竹叶10g,地黄15g,牡丹皮6g,柴胡10g,珍珠母15g,白芍、白鲜皮各10g,甘草6g。

【方解】 方中金银花、连翘、蒲公英、白花蛇舌草清热利湿；钩藤清热平肝；竹叶清热除烦；地黄、牡丹皮、柴胡清热凉血；白鲜皮清热祛风；珍珠母、白芍镇静收敛；甘草调和诸药。

【功效主治】 清热利湿，凉血润燥。主治脂溢性皮炎。

【制法用法】 每天1剂，水煎2次，取汁300ml，每天2次，饭后服，15天为1个疗程，连服2～3个疗程。

【处方来源】 周云燕. 自拟清脂方治疗面部脂溢性皮炎. 浙江中西医结合杂志，2008，18（8）：512-513.

6. 加味三仁汤

【组方】 杏仁10g，豆蔻8g，薏苡仁20g，法半夏10g，厚朴6g，滑石20g，扁豆花15g，竹叶10g，佩兰10g，蒲公英10g，黄芩10g，地黄10g，甘草5g。

【方解】 方中杏仁、豆蔻、薏苡仁共为君药，其中杏仁宣利上焦肺气，盖肺主一身之气，气化则湿亦化；豆蔻芳香化湿，行气宽中；薏苡仁甘淡性寒，渗利湿热而健脾；加入滑石、扁豆花、竹叶甘寒淡渗，增加利湿清热之功；法半夏、厚朴行气化湿，散结消痞；佩兰芳香化湿解暑，增加化湿之力；再以蒲公英、黄芩、地黄清热解毒利湿；甘草调和诸药。

【功效主治】 清热解毒，凉血活血。主治脂溢性皮炎。

【制法用法】 每日1剂，煎2次，早晚服用。

【处方来源】 潘慧宜，蒋淑明，廖传德. 加味三仁汤治疗脂溢性皮炎80例临床观察. 江苏中医药，2008，40（10）：66.

7. 野菊牛子汤

【组方】 野菊15g，地黄15g，赤石脂15g，牛蒡子10g，牡丹皮10g，荆芥9g，防风9g，生薏苡仁30g，白矾12g，甘草6g。

【功效主治】 凉血清热，祛风利湿。主治湿性脂溢性皮炎。

【加减】 发热，口渴明显，皮疹鲜红，以丘疹为主，便干溲黄少者，加生槐米、金银花各15g，连翘10g；湿重（以水疱、糜烂为主）者，加苦参9g、云苓12g、滑石20g；瘙痒明显者，加蝉蜕 6g、僵蚕 9g、白鲜皮 15g；头面部显著者，加羌活 6g、蔓荆子 12g、薄荷 6g；油腻性痂皮明显者，加苍术、白术各 12g，山楂 15g；大便干燥者，加生大黄 6g。

【制法用法】 水煎服，每日 1 剂。

【处方来源】 陕西省洛南县中医医院张君喜医师经验方。

8. 六味黄精饮

【组方】 黄精 30g，地黄 15g，玄参 15g，菊花 15g，秦艽 30g，白附子 10g。

【功效主治】 滋阴，清热，凉血。主治脂溢性皮炎。

【制法用法】 水煎服，每日 1 剂。

【处方来源】 编著者经验方。

还可用桃核承气汤加味，见痤疮的内治处方 6。

（二）外治处方

1. 颠倒散

【组方】 生大黄、升华硫黄各等份。

【功效主治】 活血化瘀，清热解毒，杀虫除湿，补火助阳。主治头部脂溢性皮炎。

【制法用法】 将两药研为细粉末，装瓶备用。每次先将头发用温水浸湿，然后用"颠倒散"粉末 10g 反复搓揉头发 5～10min，使药物与头皮充分接触，再用温水冲洗干净，每 5 天 1 次，轻者 2～3 次治愈，重者 6～7 次。

注意勿用碱类洗发剂。用药期间，要禁食辛辣刺激或油腻食物，少吃含糖食品，多吃新鲜蔬菜及水果。

【处方来源】 刘镜斌. 中药古方"颠倒散"治疗头部脂溢性皮炎. 社区医学杂志，2007，5（24）：33.

2. 脂溢酊

【组方】 大黄 30g，白鲜皮 30g，荆芥 25g，防风 25g，花椒、白芷、苦参、连翘各 15g，75％乙醇 450ml。

【方解】 方中大黄凉血解毒，泻热逐瘀；白鲜皮清热燥湿，祛风止痒；荆芥、防风具有散风止痒、宣毒透疹之功，所含挥发油有解痉作用，能促进头皮部血液循环与新陈代谢；花椒、白芷杀虫止痒，消肿排脓；苦参、连翘清热解毒，消痈散结，疏散风热。

【功效主治】 清热利湿，祛风解毒，凉血润燥。主治脂溢性皮炎。

【制法用法】 上药制成粗粉，装入 500ml 空瓶中，加入 75％乙醇浸泡 1 周后备用。

【处方来源】 王富宽，王金川，王富有. 自制中药酊剂涂擦治疗头皮脂溢性皮炎 84 例. 中医外治杂志，2007，16（6）：27.

3. 脂溢性皮炎外洗方

【组方】 五倍子 10g，乌梅 40g，王不留行 60g，苦参 100g，苍耳子 40g，明矾、透骨草、花椒、黄柏、侧柏叶、紫花地丁、白鲜皮各 30g，生甘草 20g。

【方解】 黄柏、苦参、白鲜皮、紫花地丁清热燥湿，祛风解毒止痒；明矾、花椒、透骨草、苍耳子解毒杀虫，燥湿止痒；五倍子、乌梅收敛固涩，现代研究证明其有明显的抑制皮脂腺分泌的作用；王不留行、侧柏叶清热凉血，生甘草解毒调和诸药。

【功效主治】 清热燥湿，解毒止痒。主治脂溢性皮炎。

【制法用法】 自行煎煮，大火烧开，小火煮 20min，离火放凉，先用药液把头发沾湿，后用毛巾蘸药液，拧至半干，外敷头部，刚敷时自觉温凉舒适，一会儿毛巾即被体温蒸热，取下再蘸再敷，每次敷 20min，每日敷 2 次。

【处方来源】 陈立山，王元林，秦来昌，等. 中药外敷治疗头皮脂溢性皮炎临床观察. 中国实用医药，2010，5（1）：152-153.

4. 益母草洗方

【组方】 益母草 100g（鲜品疗效更佳）。

【功效主治】 利湿，清热，活血。主治脂溢性皮炎。

【制法用法】 益母草 100g 加水煎煮半小时后，取药液 400ml。200ml 口服，200ml 加入 1 小匙醋，用消毒纱布蘸湿后，湿敷患部（如为头皮部的皮炎，则在洗净头发后，用上述煎剂均匀淋于头皮部，用手指轻轻按摩，保留 10～20min 后，再用清水洗去），每天 2 次，每次 10～20min。

【处方来源】 秦竹，朱成兰. 益母草治疗脂溢性皮炎. 中医杂志，2003，44（12）：892-893.

5. 冷敷方

【组方】 地榆、黄芩、甘草、艾叶、牡丹皮、连翘各 20g。

【功效主治】 利湿清热。主治脂溢性皮炎。

【制法用法】 水煎冷敷，外敷 3 次，每次 30min。

【处方来源】 辽宁中医药大学附属医院姜耀武主任医师经验方。

6. 验方

【组方】 透骨草 120g，侧柏叶 120g，皂角 60g，明矾 9g。

【功效主治】 燥湿，除脂，止痒。适用于脂溢性脱发和脂溢性皮炎。

【制法用法】 以上 4 味加 2000g 水，煮沸 10min，待温后即成。温洗头部或做全身沐浴，每次洗浴 15min，每周洗浴 2 次。

【处方来源】 验方。

7. 加味三仁汤外洗

【组方】 白蔻仁 8g，薏苡仁、苦参、百部、滑石各 20g，厚朴 6g，扁豆花 15g，杏仁、法半夏、竹叶、佩兰、蒲公英、黄芩、地黄各 10g，甘草 5g，野菊花 15g。

【功效主治】 清热解毒，凉血活血。主治脂溢性皮炎。

【制法用法】 水煎中药外洗，每日 1 次。

【处方来源】 潘慧宜，蒋淑明，廖传德. 加味三仁汤治疗脂溢性皮炎 80 例临床观察. 江苏中医药，2008，40（10）：66.

8. 叶草洗发剂

【组方】 侧柏叶（颗粒剂）25g、透骨草（颗粒剂）25g，洗发液 200ml。

【功效主治】 除湿、清热。主治脂溢性皮炎。

【制法用法】 将侧柏叶和透骨草的颗粒剂倒入洗发液中充分摇晃，然后静置 24h 以后再做洗发剂用。

【处方来源】 编著者经验方。

（三）针灸处方

1. 梅花针叩刺法

【取位】 患处。

【操作】 嘱患者取俯卧位，裸露背部患处，用 75% 乙醇消毒患处及周围皮肤，而后用梅花针叩刺患处，使皮肤略红、微微出血即可，术后局部避免着水。每天治疗 1 次，7 天为 1 个疗程，疗程间休息 7 天。

【主治】 脂溢性皮炎。

【处方来源】 验方。

2. 壮医药线点灸疗法

【取穴】 体穴：长子穴、手三里、血海。耳穴：肺、相应部位、神门、肾上腺、皮质下。

【操作】 采用 2 号药线（直径 0.5mm），每天点灸 1 次。

【主治】 脂溢性皮炎。

【总结】 长子穴是壮医药线点灸治疗皮肤病时最常用的穴位，具有祛风止痒之功效；手三里疏通大肠经和肺经经脉；血海具有祛风和清热凉血之功，再配以随证取穴。诸穴合用，共达疏通经络、止痒之功。

【处方来源】 林辰，钟江. 壮医药线点灸结合中药内服治疗脂溢性皮炎疗效观察. 云南中医学院学报，29（S1）：127，131.

3. 耳针

【取穴】 神门、交感、肝、肾、肺、大肠、三焦、肾上腺、皮质下、内分泌、枕。

【操作】 用耳针或耳穴压王不留行法，每日或隔日1次，用压豆法时嘱患者每日自行按压3～4次，每次选择6～7穴。

【主治】 脂溢性皮炎。

【处方来源】 验方。

4. 梅花针

【取穴】 沿头部督脉、足太阳、少阳经线叩刺。

【操作】 用梅花针由中向外叩刺，每次取1～2条经，使叩刺部位出血点均匀。每日或隔日1次。

【主治】 脂溢性皮炎。

【处方来源】 验方。

5. 毫针法

【取穴】 风池、百会、四神聪、完骨。

【操作】 风池、完骨穴针感放射至前额；百会、四神聪针感向邻近处扩散。留针10～20min，每日1次。

【主治】 脂溢性皮炎。

【处方来源】 验方。

二、调理方

1. 山楂荷叶甘草汤

【组成】 山楂60～120g，荷叶1张，生甘草15g。

【制法用法】 水煎服，每日1剂，3次分服。连服3～4周。

【说明】 清热解毒，利湿活血。主治脂溢性皮炎。

【处方来源】 郑成刚. 偏方秘方验方大全. 长春：吉林大学出版社，2004.

2. 山楂茶

【组成】 山楂25g，绿茶3g。

【制法用法】 将山楂水煎取汁，冲泡绿茶，代茶饮用，每日2剂。

【说明】 清热降脂，消积导滞。主治脂溢性皮炎。

【处方来源】 郑成刚. 偏方秘方验方大全. 长春：吉林大学出版社，2004.

3. 验方

【组成】 萝卜缨30g，马齿苋30g，薏苡仁30g。

【制法用法】 将萝卜缨、马齿苋、薏苡仁分别洗净，加适量水，熬煮成粥。每日服1剂，连服30天为1个疗程。

【说明】 清热利湿润燥。适用于风热血燥型脂溢性皮炎。

4. 薏苡仁红缨粥

【组成】 薏苡仁、萝卜缨、马齿苋各30g。

【制法用法】 将上三味洗净，萝卜缨和马齿苋切碎，加水适量，与薏苡仁煮粥，每日1剂，1个月为1个疗程。

【说明】 具有清热利湿的功效。适用于脂溢性皮炎等症。

5. 大枣猪油汤

【组成】 大枣100g，生猪油60g。

【制法用法】 将大枣、生猪油放入锅内，加适量水，煮熟食用。每周3次，12次为1个疗程。

【说明】 具有祛风清热、养血润燥的功效。适用于干性脂溢性皮炎等症。

○ 第四节 斑 秃 ○

斑秃俗称"鬼剃头"，是一种骤然发生的局限性斑片状脱发性毛发病。其病变处头皮正常，无炎症及自觉症状。本病病程经过缓慢，可自行缓解和复发。若整个头皮毛发全部脱落，称为全秃。若全身所有毛发均脱落，称为普秃。

中医学认为"发为血之余"，"发为肾之外候"，毛发的滋养来源于血，根源于肾，精血不足，肝肾虚亏，心肾不交，血虚不能荣养；复因腠理不固，风邪乘虚而入，致使风盛血燥，发失所养而致脱发。斑秃治法以补肝肾、养血活血、祛风生发为关键。

一、治疗方

（一）内治处方

1. 养血归芎饮

【组方】 当归 15g，女贞子 15g，川芎、木瓜、菟丝子、补骨脂、升麻各 10g。

【方解】 方中当归、川芎补气活血；女贞子滋阴益肝肾；菟丝子归肝、肾经，有补阳益阴之功效；补骨脂滋补肝肾；木瓜舒筋活络、和胃化湿；升麻有补气升阳的功效。

【功效主治】 养阴生血，滋补肝肾。主治斑秃。

【制法用法】 水煎服，每日 1 剂。

【处方来源】 吴惠琍，隗祎，秦万章. 养血归芎饮治疗早秃和斑秃的疗效观察. 中国中西医结合皮肤性病学杂志，2002，1（1）：51.

2. 乌美抗脱丸

【组方】 枸杞子 20g，党参、当归、山药、柏子仁各 15g，补骨脂、川芎、合欢皮各 10g，蜂蜜 500g。

【方解】 方中枸杞子、山药、补骨脂健脾补肾，滋阴养血；党参补中益气；当归、川芎补血活血，促进毛发生长；柏子仁、合欢皮养心安神，镇静解郁，改善睡眠，修复脱发。

【功效主治】 健脾补肾，养血生发。主治儿童斑秃。

【制法用法】 以上 8 味药，分别称 5 倍重量，烘干，打细粉过 120 目筛，加熟蜂蜜做成蜜丸，每丸重 6g。每天 2 次，每次 1 丸，空腹口服。

【处方来源】 仲学龙，毕廷民. 乌美抗脱丸治疗儿童斑秃 145 例. 新中医，2005，37（11）：71-72.

3. 益肾生发饮

【组方】 何首乌 15g，黄精 20g，淫羊藿 15g，桃仁 10g，红花 10g，石菖蒲 15g，蔓荆子 15g，白菊花 15g，皂角刺 15g。

【功效主治】 益肾活血生发。主治新近期斑秃、普秃、大量脱发。

【制法用法】 水煎服，每日 1 剂。

【处方来源】 济宁市中医院姚源璋老中医经验方。

4. 新制生发汤

【组方】 制何首乌 24g，熟地黄、侧柏叶、黄精各 15g，枸杞子 12g，骨碎补 12g，当归 9g，白芍 9g，大枣 5 枚。

【功效主治】 益肾活血生发。主治新近期斑秃、普秃、大量脱发。

【制法用法】 水煎服，每日 1 剂。

【总结】 1 个月为 1 个疗程。曾用新制生发汤治疗十余例脱发患者均有效果，对青年女性患者疗效更显著。一般服二十余剂，脱发可控制，连服 1 个月后，新发即可逐渐长出。

【处方来源】 福建中医药大学俞长荣老中医经验方。

5. 生发饮

【组方】 生地黄、熟地黄、当归、墨旱莲各 20g，侧柏叶 15g，黑芝麻 30g，炙何首乌 25g。

【功效主治】 养血补肾。治疗脱发及须发早白。

【加减】 肝肾亏虚甚者（多为斑秃），加枸杞子、菟丝子、女贞子各 20g，五味子 10g；风盛血热者（多为脂溢性脱发）去熟地黄、黑芝麻，加蝉蜕 10g，白鲜皮 20g，地肤子 10g，苦参 15g，牡丹皮、川芎各 10g，蜈蚣 3 条（研末服）；兼气滞血瘀者，加红花、桃仁各 10g，赤芍 15g，大血藤 30g。

【制法用法】 先将药物用冷水浸泡约 1h 即行煎煮，煮沸后改文火继煎 30min，每剂药可煎服 3 次。

【处方来源】 大连市第三人民医院周鸣歧老中医经验方。

6. 当归饮子加味

【组方】 当归 15g，白芍 9g，川芎 9g，何首乌 30g，墨旱莲

30g，女贞子 15g，蒺藜、黄芪、生地黄、熟地黄各 12g，荆芥 6g，防风 6g，甘草 3g。

【方解】 方中当归、白芍、熟地黄、川芎可养血、活血；黄芪补气固表，与当归为伍，可益气生血；蒺藜、荆芥、防风具祛血中之风之效，且风药有助于活血；生地黄、何首乌补肾；方中加入墨旱莲、女贞子以加强补肾之力；甘草调和诸药。

【功效主治】 补肾养血、活血祛风。主治斑秃。

【制法用法】 水煎服，每日 1 剂，1 个月为 1 个疗程。

【处方来源】 编著者经验方。

7. 脱发再生散

【组方】 地黄、侧柏叶、丹参、五味子、女贞子、杭白芍、当归各 200g，何首乌 30g，红花、川芎、羌活、熟地黄各 100g。

【方解】 地黄、熟地黄滋阴补肝肾、凉血补血；何首乌与女贞子养阴益津、乌须发；丹参、红花和当归能活血化瘀、补血养血、安神除烦、祛痰生新；杭白芍、川芎柔肝养血、活血搜风、引药上行；羌活、五味子能祛风除湿、敛肺滋肾；侧柏叶有催发生发、去湿热之功效。

【功效主治】 补肾，活血，生发。主治斑秃。

【制法用法】 将诸药混合研磨过筛备用，每次服用 30g，每日 2 次。

【处方来源】 李仁贵，邱玉芬，孙建国. 脱发再生散和生发水治疗斑秃 43 例疗效观察. 中国社区医师：综合版，2005，7（1）：31-32.

8. 通窍活血汤

【组方】 桃仁、红花、川芎、赤芍、当归尾各 10g，丹参 15g，老葱 3 根，鲜生姜 5 片，大枣 5 枚，白芷（原方为麝香，但因药源缺乏，现在多以白芷代替）5g，黄酒适量。

【功效主治】 活血化瘀。主治斑秃。

【制法用法】 上药置于冷水中浸泡 15min，煎沸后 20min，入适量黄酒，再煎服片刻，每晚临卧时饮服，连服 15～30 天后便可见到疗效。

【处方来源】 验方。

9. 养真生发汤

【组成】 当归、白术、茯苓、川芎、熟地黄、白芍、木瓜、天麻各 10g，羌活、桃仁、红花各 6g，女贞子、菟丝子、墨旱莲各 15g，何首乌、黄芪各 30g。

【功效主治】 滋补肝肾，养血活血。主治斑秃。

【制法用法】 水煎服，每日 1 剂，1 个月为 1 个疗程。

【总结】 本方以神应养真丹为基础方化裁。

【处方来源】 编著者经验方。

10. 柴胡加龙骨牡蛎汤化裁

【组方】 柴胡 12g，生龙骨 30g，生牡蛎 30g，代赭石 30g，灵磁石 30g，茯苓 30g，半夏 15g，黄芩 12g，人参 10g，干姜 9g，桂枝 10g，制大黄 10g，山药 15g，大枣 4 枚。

【功效主治】 和解少阳，通阳泄热，重镇安神。主治惊吓、紧张性脱发。

【制法用法】 水煎服，每日 1 剂。

【处方来源】 赵理明经验方。

(二)外治处方

1. 生发酊

【组方】 骨碎补 30g，洋金花（闹羊花）15g，赤霉素 200mg，75％乙醇 1000ml。

【功效主治】 补肾活血生发。主治斑秃。

【制法用法】 将骨碎补、洋金花研末浸入乙醇内，3 天后加入赤霉素并多次振荡混匀。用时以毛笔或棉签蘸药液涂抹皮损处，每日 4 次。对乙醇过敏者不可外用。

【处方来源】 包诗杰，李凤玲. 崔公让教授自制生发酊治疗斑秃验案举隅. 中国民间疗法, 2009, 17 (10): 5-6.

2. 养血生发搽剂

【组方】 何首乌 200g, 补骨脂 100g, 骨碎补 100g, 红花 30g, 川芎 30g, 蛇床子 100g, 白鲜皮 100g, 侧柏叶 200g, 75％ 乙醇 2000ml, 生姜数片。

【方解】 方中何首乌、补骨脂、骨碎补补肝肾、养血生发乌发; 红花、川芎活血祛瘀; 蛇床子、白鲜皮、侧柏叶祛风清热除湿。

【功效主治】 补益肝肾, 养血活血, 祛风生发。主治斑秃。

【制法用法】 以上药物粗粉碎, 加入 75％ 乙醇 2000ml, 浸泡 15 天后过滤外搽。使用方法: 用生姜蘸养血生发搽剂涂于患处 2～3min, 每日 2～3 次。

【处方来源】 吴文芝. "养血生发搽剂" 治疗斑秃 86 例. 江苏中医药, 2005, 26 (12): 8.

3. 复方斑蝥酊

【组方】 全斑蝥 20 只, 红尖辣椒 20～30g, 鲜姜 30g, 水合氯醛 50g, 樟脑粉 10g, 甘油 50ml, 升汞 1ml, 奎宁粉 2g, 75％ 乙醇 1000ml。

【功效主治】 活血生发。主治斑秃。

【制法用法】 加入 75％ 乙醇中浸泡 1 周后, 外涂患处。

【处方来源】 化芝玉. 梅花针配合复方斑蝥酊治疗斑秃 105 例. 中国针灸, 1982, 2 (4): 13.

4. 冬虫夏草酒

【组方】 冬虫夏草 60g, 优质白酒 400ml。

【功效主治】 补气血, 助生发, 乌须黑发。主治斑秃、脂溢性脱发、神经性皮炎等症。

【制法用法】 冬虫夏草置入盛有白酒的容器内浸泡, 7 昼夜后弃渣取酒, 贮瓶备用。用棉棒或小毛刷蘸药酒, 外涂患处 1～3min, 早、晚各 1 次。

【处方来源】 验方。

5. 生发酊

【组成】 肉桂、木鳖子、桃仁、红花、麻黄、百部各 10g，斑蝥 1g，75％乙醇 200ml。

【功效主治】 活血生发。主治斑秃。

【制法用法】 浸泡 1 周，备用。每日外搽 2 次。

【处方来源】 验方。

（三）针灸处方

1. 头皮叩击疗法

【取穴】 头顶部分区：以督脉为中线，两耳尖为基线，在两线中间再各画一线，即将头顶部左右等分为四个条形区。四条线分别命名为督脉、左线、左基线和右基线。

【操作】 叩击路线：①双手指尖沿督脉从前额缓慢叩至颈部，再返回至前额为 1 周，共叩 20 周/次。然后双手指尖于百会区和哑门区各叩 200 次。②左右手指尖同步分别于左右线从前额缓慢叩至颈部，再返回前额为 1 周，共叩 20 周/次。依法再叩左右基线。叩击手法：用腕力驱动十指，垂直叩击头皮。叩击头皮的力度以能耐受为准。叩击周次和时间：上述叩击周次是最少次数，一次全程操作应不少于 10～15min，每逢休息、看电视时，可适当延长时间。疗程：15 天为 1 个疗程，间隔 3 天，继续下 1 个疗程，长期坚持，不中断。重型者，3 次/日；中、轻型者，1～2 次/日。

【处方来源】 验方。

2. 穴位注射

【取穴】 主穴：阿是穴、曲池、足三里。配穴：头维、百会、风池、脾俞。

【操作】 主穴每次用 1 穴（双侧），阿是穴即脱发区，多发性斑秃者，每次选 2～3 个。效不显时加配穴 1～2 对。主穴用 4

号针头刺入（阿是穴自脱发区边缘向中心平刺），待患者有胀感，即注入维生素 B_{12} 注射液（100μg/1ml）0.5ml。配穴用 5 号齿科针头，快速刺入，至有得气感后，注入三磷腺苷 5～10mg（每穴）。每日或隔日 1 次，10 次为 1 个疗程。疗程间隔 3～5 天。

【主治】 斑秃。

【处方来源】 验方。

3. 穴位埋线

【取穴】 主穴：阿是穴。

【操作】 充分暴露斑秃区，在局麻下以三棱缝合针引 0～1 号肠线作"十"字埋藏，面积大者做双"十"字埋藏。注意必须埋到斑秃区边缘，线头置入皮下勿外露，用纱布及止血纤维包扎，一般仅治疗 1 次。

【主治】 斑秃。

【处方来源】 验方。

4. 刺血疗法

【取穴】 主穴：委中。

【操作】 令患者俯卧，常规消毒腘窝，于委中上约 4cm 处缚止血带或用指压迫，使委中或附近浅表小静脉怒张，然后用 7 号注射针头消毒后垂直于皮肤进针，至皮下即横刺入血管，深 2～3mm，快速出针，出血量为 8～10 滴，每隔 4～6 天 1 次。两腿可同时刺血，亦可交替进行。

【主治】 各种脱发。

【处方来源】 李玉芹. 穴位刺血治疗脱发 63 例报道. 临床皮肤科杂志，1985，14（3）：215.

5. 梅花针

【取穴】 阿是穴（斑秃区）。

【操作】 采用中等刺激，又可采用电刺激，每日或隔日 1 次，每次 10min。

【主治】 斑秃。

【处方来源】 验方。

二、调理方

1. 何首乌粥

【组成】 何首乌粉 30g，粳米 50g，大枣 2 枚，白糖适量。

【制法用法】 粳米、大枣、白糖适量，加水 500ml，放入沙锅内，先煮成稀粥，然后和入何首乌粉，轻轻搅匀，用文火烧至数滚，见粥汤稠黏停火，盖紧闷 5min 即可。每天早晚餐温热顿服。

【说明】 补肝肾，益精血，健脾胃，乌须发。主治肝肾不足，精血亏虚，心悸失眠，头晕耳鸣，发须早白。

2. 侧柏桑椹膏

【组成】 侧柏叶 50g，桑椹 200g，蜂蜜 50g。

【制法用法】 水煎侧柏叶 20min 后去渣，再纳入桑椹，文火煎煮半小时后去渣，加蜂蜜成膏。

【说明】 清热生津，祛风生发。主治斑秃伴头晕目眩、口干者。

3. 菊花旱莲饮

【组成】 黄菊花 10g，墨旱莲 5g。

【制法用法】 煎汤代茶，频饮。

【说明】 清热凉血。主治斑秃伴目眩眼花、口干苦者。

4. 核桃芝麻饼

【组成】 核桃仁 50g，黑芝麻 20g，面粉 500g。

【制法用法】 将核桃仁轧碎，与墨芝麻相合；将面粉和面烙饼，并将核桃仁与黑芝麻撒于表面，烙熟即可。

【说明】 滋养精血。主治斑秃伴眩晕耳鸣、肢软无力者。

5. 黄精酒

【组成】 黄精、苍术各 2000g，枸杞根、柏叶各 2500g，天冬 1500g，曲 5000g，糯米百斤。

【制法用法】 先将黄精等煮汁百斤，和曲、糯米如常法酿酒，每次饮 1 小盅。亦可用黄精 1/10 量，浸泡在 5kg 白酒中，封固 7 天后饮之。每次饮 1 小盅。常饮此酒。

【说明】 益脾祛湿，乌发，润血燥。主治脂溢性皮炎，症见形盛面肢浮胀，发枯变白，肌肤干燥易痒者。

◎ 第五节　脂溢性脱发 ◎

脂溢性脱发以往称"早秃"、"雄性激素源性脱发"，其病因与遗传、雄性激素、皮脂溢出相关，症状为头皮部油脂分泌过多，头发有油腻感，以前额及头顶部渐进性脱发为特征，多见于从事脑力劳动的男性，常在 20～30 岁开始出现脱发。一般从前额及颞部两侧开始脱发，前发际线逐渐后退，前额变高，随着年龄增大，头顶部头发逐渐稀疏甚至暴露头皮，而后枕部及两侧发际处仍常有头发，病情严重者，头顶和前额部脱发连成大片，脱发区皮肤光滑或遗留少数稀疏细软的短发。本病病程进展缓慢，女性患者脱发程度较轻，大多数为顶部毛发稀疏，毛发变细变软。

中医认为，本病多因脏腑湿热内蕴或湿热之邪外侵，郁于肌肤，以致营卫失和，脉络瘀阻，发失所养；或肝肾不足、气血亏损而致。治疗多采用清热利湿、活血化瘀、补益肝肾、养血生发等法。

一、治疗方

（一）内治处方

1. 活血生发散

【组方】 当归 6g，川芎 6g，生桃仁 9g，红花 9g，生枳壳 4.5g，川牛膝 4.5g，生大黄 3g，生赭石 9g。

【功效主治】 祛瘀生发。主治脂溢性脱发。

【制法用法】 每服 6～9g，每日 2 次，开水送服，体质壮实者每日服 3 次。

【加减】 气血虚甚者阴虚加服六味丸，阳虚加服八味丸；心阴虚，失眠多梦，加服天王补心丹；心阳虚，面容不华，加服归脾丸。

【处方来源】 李静. 名医师承讲记——临床家是怎样炼成的. 北京：中国中医药出版社，2007.

2. 祛湿健发汤

【组方】 炒白术、猪苓、萆薢、白鲜皮、首乌藤各 15g，泽泻、车前子、川芎、桑椹各 9g，赤石脂、生地黄、熟地黄各 12g。

【方解】 祛湿生发。主治脂溢性脱发。

【功效主治】 祛湿健发。主治脂溢性脱发。

【制法用法】 水煎服，每日 1 剂，分 2 次服。

【处方来源】 北京中医院赵炳南老中医经验方。

3. 生发一号丸

【组方】 生地黄、熟地黄、当归各 90g，白芍 60g，女贞子、菟丝子、羌活、木瓜各 30g。

【功效主治】 补肾养血生发。主治脂溢性脱发。

【制法用法】 上药研成细末，炼蜜为丸，每丸重 9g。每日早晚各服 1 丸，开水送服。

【处方来源】 中国中医科学院广安门医院朱仁康老中医经验方。

4. 神应Ⅰ号生发汤

【组方】 紫河车（研末吞服）、女贞子、墨旱莲、石菖蒲、红花各 15g，桑椹子 30g，仙茅、淫羊藿、炒白术、侧柏叶各 10g，何首乌藤、大血藤、木瓜各 20g，生黄芪 30g。

【方解】 方中紫河车为补精养血益气之圣品，且富含大量雌激素，为君药；二仙、二至丸、桑椹子填补肾精兼可祛风，同为君药。何首乌藤、大血藤、红花既补血活血，祛风，又可疏通发根，为臣药；木瓜、石菖蒲既能解诸补药之黏腻，又能疏络开窍，为佐使药；生黄芪、炒白术意在补脾而生血，且黄芪富含氨基酸，有促雌激素样作用，为佐药；侧柏叶为经验药，有祛油腻、生发之功。

【功效主治】　补肾活血。主治干性脂溢性脱发。

【制法用法】　水煎服，每日 1 剂。

【处方来源】　江西中医院喻文球主任医师经验方。

5. 神应Ⅱ号生发汤

【组方】　紫河车（研末吞服）、女贞子、墨旱莲、赤芍各15g，仙茅、淫羊藿、藿香、佩兰、炒白术、防风各 10g，白花蛇舌草 30g，木瓜 20g，丹参 20g，秦艽 12g，生黄芪 30g。

【方解】　方中丹参、赤芍养血活血凉血；藿香、佩兰气味辛平，化湿醒脾而不伤胃；白花蛇舌草清利湿热下行，属"辛开苦降"法；木瓜、秦艽既清虚热祛风，又疏通经络，开通毛窍；防风为风中之润剂，能祛内外诸风而不伤发。余见上方方解。

【功效主治】　活血祛湿，养血生发。主治脂溢性脱发。

【制法用法】　水煎服，每日 1 剂。

【处方来源】　江西中医院喻文球主任医师经验方。

6. 益发Ⅰ号方

【组方】　茵陈、赤石脂、白鲜皮各 15g，蒲公英、山楂、积雪草各 20g，地黄 9g，草薢 12g，白术 9g，甘草 6g。

【功效主治】　清热利湿。主治脂溢性脱发。

【制法用法】　水煎服，每日 1 剂，分早晚 2 次服。

【处方来源】　广东省中医院陈达灿主任医师经验方。

7. 五子衍宗丸合七宝美髯丹加减

【组方】　车前子、女贞子、覆盆子、菟丝子、枸杞子、桑椹子、茯苓、牛膝、当归、天麻各 10g，补骨脂 6g，五味子 6g，制何首乌 15g。

【方解】　方中制何首乌具有补肝肾、益精血功效；枸杞子、菟丝子均入肝肾，有填精补肾、固精止遗之功；覆盆子益肾固精；牛膝有补肝肾、坚筋骨以强腰膝之效；当归补血养肝，与制何首乌、枸杞子、菟丝子并用，则可补肝肾、益精血而乌须发；补骨脂温补肾阳，阴中求阳；女贞子滋肾养肝；桑椹养阴益精，凉血止血；天麻养血祛风除湿，茯苓健脾渗湿。

【功效主治】 滋养肝肾，养血益精乌发。主治肝肾不足型早秃。

【制法用法】 自动煎药机煎取中药汤液 150ml，每天 2 次，口服。

【处方来源】 张琳玲，荣光辉，朱雄亮，等．五子衍宗丸合七宝美髯丹加减治疗肝肾不足型早秃的临床观察．中医药导报，2009，15（10）：30-31．

（二）外治处方

1. 外洗Ⅰ号

【组方】 桑叶、麻叶、路路通、侧柏叶、透骨皮、何首乌各 30g。

【功效主治】 去屑止痒。主治干性脂溢性脱发。

【制法用法】 水煎外洗。

【处方来源】 江西中医院喻文球主任医师经验方。

2. 外洗Ⅱ号

【组方】 土茯苓、金银花、王不留行、透骨草各 30g，猪牙皂 20g，厚朴 15g。

【功效主治】 利湿清热。主治湿性脂溢性脱发。

【制法用法】 水煎外洗。

【处方来源】 江西中医院喻文球主任医师经验方。

3. 四黄洗剂

【组方】 黄芩、大黄、黄柏、黄连须各 9g，龙胆 6g，白矾 12g。

【功效主治】 养阴泻火，去脂护发。主治脂溢性脱发、头皮脂溢性皮炎。

【制法用法】 将上药入沙锅，加水 2000ml，煎熬 15min，弃渣取药液，备用。待温洗头发，每次 15min，隔日 1 次，2 个月为 1 个疗程。

【处方来源】 验方。

4. 首乌椰树枝洗剂

【组方】 何首乌 30g，椰树枝 50g，地黄 30g，黑芝麻梗 50g。

【功效主治】 养血滋阴，祛风生发。主治脂溢性脱发。

【制法用法】 将上药同入沙锅，加水 2000ml，煎熬 20min弃渣取药液，备用。趁热先熏、温时洗患处，每次 15min，每日早、中、晚各 1 次，连用 5 天为 1 个疗程。

【处方来源】 验方。

5. 四白生发搽剂

【组方】 白鲜皮、女贞子、侧柏叶、生山楂、猪苓、蔓荆子、益母草各 200g，芥子 250g，白及 150g，白芷 150g，透骨草 100g，辛夷 100g，75％乙醇 2000ml。

【方解】 方中芥子外用可作为发疱剂刺激头皮，增加局部血液循环；白芷、白及、白鲜皮祛风除屑、燥湿止痒；益母草、生山楂活血化瘀降脂；女贞子、侧柏叶、猪苓、透骨草、蔓荆子、辛夷等有不同程度的生发作用。另外，酊剂本身也有脱脂止痒的功效。

【功效主治】 去屑止痒，脱脂生发。主治脂溢性脱发。

【制法用法】 以上药物粗粉碎，加入医用 75％乙醇，泡 2 周后过滤药液，分装备用。每日 2 次，外涂于患处，并揉搓头皮 2min。3 个月为 1 个疗程。

【处方来源】 王志国. 四白生发搽剂治疗脂溢性脱发 230 例. 四川中医，1999，2：17.

6. 透骨草洗方

【组方】 透骨草 60g（鲜者加倍）。

【功效主治】 去屑止痒，脱脂生发。主治脂溢性脱发。

【制法用法】 加水 2000～2500ml，煎煮 20min 后取药液，待温度适宜时外洗头发，每日 1 次，连洗 7 日为 1 个疗程。

【处方来源】 验方。

7. 脂秃洗发剂

【组方】 蛇床子、苦参、白鲜皮、荆芥、硼砂、硫黄各10g，薄荷、花椒、明矾、防风、蝉蜕、皂角刺各 30g。

【功效主治】 去屑止痒，脱脂生发。主治脂溢性脱发。

【制法用法】 煎成 500ml，再加温水 1000ml，洗头。

【处方来源】 宋兆友。

（三）针灸处方

1. 艾灸

【取穴】 ①健脾生发：取中脘、足三里。②培肾生发：取关元、涌泉、百会。

【操作】 艾灸至局部出现红晕为度，每穴约 3min，每晚卧前施灸 1 次。

【主治】 脂溢性脱发。

【处方来源】 验方。

2. 梅花针

【取穴】 阿是穴。

【操作】 用皮肤针在脱发局部呈纵横网状样叩刺，每日或隔日 1 次，虚型轻叩，实型重叩，10 次为 1 个疗程。

【主治】 脂溢性脱发。

【处方来源】 验方。

3. 毫针

【取穴】 主穴：风池、百会、四神聪。配穴：胃肠热盛者，配血海、足三里、大肠俞；气血热盛者，配大椎、膈俞；气滞血瘀者，配三阴交、内关透外关、膈俞；肝肾阴虚者，配肝俞、肾俞、足三里；瘙痒严重者，配大椎；油脂多者，配上星。

【操作】 实证用捻转泻法，虚证用捻转补法。每日或隔日 1 次，留针 20～30min，10 次为 1 个疗程。

【主治】 脂溢性脱发。

【处方来源】 验方。

4. 放血

【取穴】 大椎。

【操作】 大椎周围局部消毒后，用三棱针点刺 6～8 针，然后拔火罐放血。

【主治】 脂溢性脱发。

【处方来源】 验方。

5. 穴位注射

【取穴】 双侧肺俞穴、肾俞穴

【操作】 穴位注射维生素 B_6、维生素 B_{12}。

【主治】 脂溢性脱发。

【处方来源】 验方。

6. 指针

【取穴】 双侧风池穴。

【操作】 患者呈坐位，医者用右手拇指、示指按摩患者双侧风池，左手扶持前额部至微微出汗为度，每日 1～2 次，10 次为 1 个疗程。

【主治】 脂溢性脱发。

【处方来源】 验方。

二、调理方

1. 银耳鹌鹑蛋

【组成】 银耳 15g，鹌鹑蛋 10 只，冰糖少许。

【制法用法】 将银耳择洗干净，上笼蒸约 60min。将鹌鹑蛋用冷水煮熟，剥去皮。用小铝锅加清水和冰糖煮沸，糖溶化后放入银耳、鹌鹑蛋稍煮片刻，撇去浮沫，盛入碗内即成。食用。

2. 桑椹粥

【组成】 桑椹 20～30g（鲜品 30～60g），糯米 100g，蜂蜜、冰糖少量。

【制法用法】 先将桑椹洗净，加糯米同入沙锅，文火煮粥，熟后加少量蜂蜜、冰糖，再稍煮使糖溶化后即可食用。

第十四章

遗传性皮肤病

鱼鳞病

鱼鳞病是一种常见的遗传性皮肤角化障碍性疾病，旧称"鱼鳞癣"，中医称"蛇皮癣"。多于儿童时发病，主要表现为四肢伸侧或躯干部皮肤干燥、粗糙，伴有菱形或多角形鳞屑，外观如鱼鳞状或蛇皮状，重者皮肤皲裂、表皮僵硬，导致自身汗毛稀少、排汗异常。

中医认为，鱼鳞病主要是由于先天禀赋不足，后天肺脾气虚血少，以致风胜血燥、肌肤失养所致。

一、治疗方

（一）内治处方

1. 六味地黄丸合沙参麦冬饮化裁

【组方】 生地黄、熟地黄、沙参、玄参各 12g，天冬、麦冬各 15g，山茱萸、山药、牡丹皮、茯苓、紫草各 10g，泽泻 6g，玉竹 12g，天花粉 12g，甘草 6g。

【方解】 六味地黄丸补肾水；沙参麦冬饮滋养肺津；肺主皮毛，肺润则皮毛柔润，两方配合肺肾同治，切中病机，先用汤剂沃之，再以丸剂缓治之，以达到治愈目的。

【功效主治】 滋阴生津，补益肺肾。主治鱼鳞病。

【制法用法】 每日 1 剂，分 3 次口服，连服 1 个月。然后按原方药量比例泛水丸，每日 3 次，每次 10g，小儿减半，连服 3 个月。

【处方来源】 徐秉坤，费忠东. 滋阴生津法治疗寻常性鱼鳞病 26 例. 中医研究，1999，12（5）：30-31.

2. 鱼鳞欣汤

【组方】 生黄芪 30g，黑芝麻 40g，丹参、白术、川芎、桂枝、蝉蜕、甘草各 10g，当归、生地黄、熟地黄、枸杞子、何首乌、白鲜皮各 20g，红参 1g，红花 15g。

【方解】 生黄芪、白术、红参益气健脾，黑芝麻、当归、生地黄、熟地黄、何首乌、枸杞子滋阴养血润燥，丹参、川芎、桂枝、蝉蜕、红花活血化瘀、祛风通络，白鲜皮祛风润肤，甘草清热解毒、调和诸药。

【功效主治】 益气养阴，祛风通络。主治鱼鳞病。

【制法用法】 以上中药水煎 2 次，分 2 次服用，早晚各 1 次。儿童酌减。

【处方来源】 南京市中医院孟林医师经验方。

3. 沙参麦冬汤加减

【组方】 生地黄、熟地黄、北沙参、当归各 20g，天冬、麦冬各 15g，黄精、丹参、僵蚕各 15g，桃仁 10g，桂枝 6g，防风 8g，葛根 8g，赤芍、白芍各 10g。

【方解】 方中葛根能"起阴气"，防风虽辛通轻散，但润泽不燥，与葛根同用使阴血达于皮肤，能使邪出皮窍；僵蚕气味轻薄而升浮，入肺、肝，能散结行经，治肤如鳞甲；生地黄、熟地黄、天冬、麦冬、黄精、北沙参、当归、白芍滋阴养血；桂枝温经通血脉；赤芍、桃仁、丹参活血通滞。

【功效主治】 滋阴养血，活血祛瘀。主治鱼鳞病。

【制法用法】 水煎服，隔日 1 剂。

【处方来源】 验方。

4. 鱼鳞方

【组方】 生黄芪50g，黑芝麻40g，丹参25g，地肤子25g，当归、生地黄、熟地黄、枸杞子、何首乌、白鲜皮各20g，生山药、苦参片、防风各15g，川芎、桂枝、蝉蜕、甘草各10g。

【方解】 黄芪、山药健脾益气，生地黄、熟地黄、当归、川芎养血，枸杞子、何首乌、黑芝麻补益肝肾，丹参活血通络，白鲜皮、地肤子、防风、苦参桂枝、蝉蜕祛风，甘草调和诸药。

【功效主治】 滋补肝肾，健脾润燥，益气养血，祛风活络。主治鱼鳞病。

【加减】 心悸、失眠、健忘者，加炒酸枣仁、合欢皮；纳呆、脘胀者，去生地黄、熟地黄，加白术、鸡内金；便溏者，去黑芝麻、枸杞子、生地黄、熟地黄，加白术、茯苓；气短、自汗者，加党参。

【制法用法】 水煎服，每剂煎3次，分4次服，早晚各1次，每剂做2天用量。小儿酌减。

【处方来源】 辽宁省大连市第三人民医院周鸣岐主任医师经验方。

5. 养血祛风润肤汤

【组方】 大血藤30g，当归12g，女贞子、桑椹子、蒺藜、黑芝麻各20g，熟地黄15g，白芍18g，僵蚕10g，牡丹皮10g，黄芪15g，甘草5g。

【功效主治】 补血养血，祛风润燥。主治鱼鳞病，症见全身皮肤干燥，蛇皮状或鱼鳞样脱屑，自觉瘙痒，冬重夏轻，唇甲苍白、面色萎黄，时有头晕心悸，舌质淡，苔薄白，脉细。

【制法用法】 水煎服，每日1剂。

【处方来源】 广东省中医院范瑞强主任医师经验方。

（二）外治处方

1. 克癣鳞油膏

【组方】 当归、白及、生槐米、生甘草、威灵仙各30g，姜黄 60g，紫草 20g，蛇蜕、蜂房、麻黄、轻粉、冰片各 10g，尿素粉、水杨酸、白蜡各 100g，香油（黑芝麻制）1000g。

【功效主治】 养血润肤，疏风疗痹，消鳞抗裂。主治鱼鳞病。

【制法用法】 先将上方前 10 种中药浸泡于香油中 10 日，然后在炉上熬至诸药枯黄，离火去渣滤清，待油微温时再加入尿素粉、水杨酸、轻粉、冰片搅拌均匀，最后加入白蜡调膏。

【处方来源】 杨必科，李永锋，王娟.克癣鳞油膏治疗鱼鳞病 200 例.陕西中医，2003，24（12）：1095-1096.

2. 中药熏蒸气化导入疗法

【组方】 冬虫夏草 3g，红参 15g，艾叶 10g，何首乌 15g，当归 30g，蝉蜕、薄荷、水蛭、没药、丹参、川芎、地龙、蛇蜕各 10g。

【功效主治】 温阳通络，活血散邪。主治鱼鳞病。

【制法用法】 治疗温度控制在 45～50℃，每次时间 30min，每天 1～2 次，连续治疗 7 天，每隔 2 日外涂由以上中药制成的软膏，3 个月为 1 个疗程。

【处方来源】 验方。

3. 验方

【组方】 大风子仁 6g，生杏仁、炒杏仁各 20g，僵蚕 15g，生猪板油 30g。

【功效主治】 润肤抗裂。主治鱼鳞病。

【制法用法】 共捣如泥糊状，用消毒纱布包好，外擦局部，每日 2 次，7 天为 1 剂，共 3 剂。

【处方来源】 验方。

4. 外洗方

【组方】 桃仁 30g，红花 10g，大血藤、白鲜皮、白及各 30g，荆芥 20g，黄精 30g。

【功效主治】 活血润肤，疏风散邪。主治鱼鳞病。

【制法用法】 每日 1 剂，水煎外洗患处。

5. 归红甘油搽剂

【组方】 当归 30g，桃仁 30g，紫草 20g，甘草 10g，红花 10g，白及 30g，甘油适量。

【功效主治】 养血活血润肤。主治鱼鳞病。

【制法用法】 水煎浓缩，用甘油适量调匀，外涂患处。

6. 杏仁猪油膏

【组方】 杏仁 30g，猪油 60g。

【功效主治】 润肤。主治鱼鳞病。

【制法用法】 捣烂如泥，外涂皮肤。

7. 润肤膏

【组方】 当归 15g，紫草 10g，麻油 120g，蜂蜡 15g。

【功效主治】 润肤。主治鱼鳞病。

【制法用法】 共制成膏，外涂皮肤。

（三）穴位埋线合刺络放血

1. 穴位埋线

【取穴】 五脏背俞穴、足三里、血海。

【操作】 把 4 号羊肠线剪短至长 1～3cm 不等备用，每次按穴区厚薄选取一截相应长度的羊肠线，穿进 8 号一次性针头后，刺入穴位得气，用针芯将羊肠线推至穴内（针芯由毫针剪成平头改成），把针拔出即完成 1 次操作。每周 1 次，10 次为 1 个疗程。

【处方来源】 验方。

2. 刺络放血

【取穴】 大椎、心俞、膈俞、委中。

【操作】 用三棱针点刺以上穴位，刺后在穴位上加拔火罐，留罐 10min。每周 1 次，10 次为 1 个疗程。

【处方来源】 王蕾，凌雄，巩志富. 穴位埋线合刺络放血治疗寻常型鱼鳞病 110 例. 河南中医，2008，28（2）：61.

3. 毫针

【取穴】 主穴：足三里、曲池、血海；配穴；肾俞、脾俞、肺俞。

【操作】 每日针 1 次，30 日为 1 个疗程。

【处方来源】 验方。

4. 穴位注射

【取穴】 双侧足三里、曲池、血海。

【操作】 用当归注射液在双侧足三里、曲池、血海各注射 0.5ml，隔日治疗 1 次，7 日为 1 个疗程。

【处方来源】 验方。

二、调理方

1. 方一

【组成】 海参 1 对。

【制法用法】 浓煎后捣烂如泥，服用，每周 1 次。

2. 方二

【组成】 动物（鸡、羊、兔、猪等）肝脏 100g，夜明砂 15g。

【制法用法】 肝脏洗净切片备用。夜明砂置于适量水中，煮沸 20min，去渣后取汤煮肝。饮汤食肝，每日 1 次，常服。

第十五章

性传播疾病

○ 第一节 淋 病 ○

淋病是淋菌性尿道炎的简称，是淋病双球菌引起的性病。最初尿道口红肿、发痒，轻刺痛，继之有稀白黏液流出，后加重出现尿频、尿急、尿痛、排尿困难及行动不便。此时尿道刺痛，有灼热感，尿道流出黄色脓性分泌物，尿道口脓液涂片发现大量脓细胞，内含革兰阴性淋病双球菌。急性淋病未及时治愈或治愈后重复感染，淋病双球菌隐存于慢性患者尿道黏膜皱襞及瘢痕组织中，在患者饮酒、性交过度等情况下再度出现急性发作。反复发作使尿道黏膜形成瘢痕及尿道狭窄。男性淋病可因尿道炎蔓延产生一系列并发症，如尿道炎、前列腺炎、精囊炎、附睾炎，并可出现尿潴留等症状。

中医将其归属于"淋浊"、"精浊"、"白浊"、"白淫"等范畴。中医认为，淋病是由宿娼恋色或误用秽浊湿热之邪污染之器具，湿热秽浊之气由下焦前阴窍口入侵，阻滞于膀胱及肝经，局部气血运行不畅，湿热熏蒸，精败肉腐，气化失司所致。

一、治疗方

（一）内治处方

1. 龙胆泻肝消淋汤

【组方】 龙胆、栀子、黄芩、泽泻、车前草、金钱草、黄柏各 15g，柴胡、草薢、紫草各 10g，土茯苓、连翘各 30g。

【功效主治】 清利肝经湿热。主治淋病。

【制法用法】 每日 1 剂，水煎服。

【总结】 根据外阴属肝经行走部位，故以龙胆泻肝汤加减而组成此方。

【处方来源】 编著者经验方。

2. 泻火解毒汤

【组方】 土茯苓、白花蛇舌草、马齿苋、地肤子、金银花、苦参各 30g，赤芍、蒲公英各 15g，紫草 10g。

【方解】 具有清热解毒之功的土茯苓、地肤子渗湿热；金银花清热解毒、宣泄热毒；马齿苋、白花蛇舌草消肿通淋；紫草凉血；赤芍活血；苦参利水消肿；蒲公英消肿散结。

【功效主治】 清热祛湿，通淋止带，凉血活血，消肿止痛。主治慢性淋病。

【加减】 气虚者，加黄芪、炒白术、菟丝子各 15g；湿重者，加薏苡仁、滑石各 30g，猪苓 15g；阴虚者，加地黄 15g；腰痛者，加桑寄生 15g、牛膝 12g。

【制法用法】 每日 1 剂，常规煎煮 30min，留药液 500ml，药液过滤、灭菌，装无菌袋密封备用。早晚分服，连服 1 个月。

【处方来源】 宋丽丽，高霞. 中药泻火解毒汤治疗慢性淋病临床研究. 中国医药导报，2009，6（15）：84-86.

3. 归脾汤加味

【组方】 白术 20g，黄芪 30g，党参 30g，当归 10g，茯苓 20g，酸枣仁、远志各 15g，炙甘草 9g。

【方解】 白术、黄芪、党参、炙甘草益气健脾，当归滋阴养血，茯苓利水渗湿、健脾宁心，远志、酸枣仁宁心安神。

【功效主治】 健脾益气，滋肾固精。主治脾肾两虚型淋病和非淋菌性尿道炎，症见病程日久，迁延不愈，尿痛或痒，尿时有少许分泌物糊住，尿频急。

【加减】 偏脾虚者，加升麻 10g、薏苡仁 30g、陈皮 10g、苍术 15g；偏肾虚者，加黄柏 15g、知母 15g、熟地黄 30g、金樱子 20g、五味子 6g、女贞子 20g、墨旱莲 20g。

【制法用法】 每日 1 剂，水煎服，连服 7～10 日。

【处方来源】 刘军胜. 中医治疗淋病和非淋菌性尿道炎 70 例临床观察. 医药论坛杂志，2006，27（22）：91-92.

4. 土茯苓薏苡仁汤

【组方】 土茯苓、生薏苡仁、茵陈、白茅根各 30g，马齿苋、滑石各 20g，黄芩 10g，黄柏、甘草各 6g，金银花、连翘各 15g。

【方解】 土茯苓、薏苡仁、茵陈、白茅根、黄柏、滑石、马齿苋渗泻肝胆、膀胱之湿热毒邪；黄芩益气健脾；金银花、连翘清热解毒、宣泄热毒；甘草缓急止痛，兼调和诸药。

【功效主治】 清热解毒利湿。主治急性淋病。

【加减】 便秘者，加大黄 10g；恶寒、发热者，加柴胡 10g、龙胆 15g；尿痛者，加琥珀 6g、地黄 15g。

【制法用法】 每日 1 剂，煎取药液 400ml，分早晚 2 次服用。

【处方来源】 朱军. 土茯苓薏苡仁汤治疗急性淋病 90 例. 实用中医药杂志，2004，20（1）：22.

5. 毒淋汤

【组方】 金银花 18g，石韦、牛蒡子、白芍各 10g，甘草、三七粉各 6g，鸦胆子（去皮）30 粒。

【方解】 张锡纯《医学衷中参西录》创"毒淋方"主治花柳淋症，方中以鸦胆子化瘀解毒、清热为君，直接吞服，其杀菌解毒之力颇强；金银花甘寒，清热解毒，可用于一切痈毒疔疮，为臣药；佐以三七化腐生肌止痛；石韦利水通淋解毒；白芍活血消痈散肿；牛蒡子辛平，能解毒消炎排脓；使以甘草利水通淋，止阴茎疼痛，兼引诸药直趋病所。

【功效主治】 解毒化瘀，通淋清热。主治慢性淋病。

【加减】 尿道灼热者，加导赤散 10g；小腹、会阴、睾丸胀痛下坠感明显者，加川楝子、延胡索、荔枝核各 10g；分泌物多者，加蒲公英、败酱草、白花蛇舌草各 10g；阴道刺痒者，加白鲜皮、地肤子各 10g；遗精、白浊者，去三七、鸦胆子，加生龙骨、生牡蛎、芡实各 10g。

【制法用法】 先将三七粉、鸦胆子用开水送服，再服余药煎液。每日 1 剂。10 天为 1 个疗程，一般用 1～3 个疗程。服药期间停服其他药物。

【处方来源】 杜长湘，陈明雄. 毒淋汤治疗慢性淋病 50 例. 实用中医药杂志，2000，16（6）：14.

（二）外治处方

1. 淋病洗剂

【组方】 苦参、黄柏、蛇床子、败酱草、土茯苓、白花蛇舌草各 15g，白矾 6g。

【功效主治】 清热解毒燥湿。主治淋病。

【制法用法】 以上药煎取 300ml 药液，温热坐浴，每日 1次，每次 30min，连用 7 天。

【处方来源】 编著者经验方。

2. 中药熏洗方

【组方】 金银花、黄连、黄柏、艾叶、花椒、连翘、蒲公英各 10g，苦参、蛇床子各 20g。

【功效主治】 清热解毒燥湿。主治淋病。

【制法用法】 将以上药物放入容器内，加适量水煎熬，然后将煎熬好的药液过滤倒入盆中，患者坐入盆中熏洗，至药液变冷为止。每天 1 次，7 天为 1 个疗程。女性患者除坐浴熏洗外，如阴道内有炎症，可将煎好的药液过滤待凉后，灌入阴道冲洗器内，按照阴道冲洗器上的使用方法进行冲洗治疗。

【处方来源】 吴仲安. 中药熏洗治疗淋病 100 例. 中医外治

杂志，2006，15（3）：29.

（三）针灸处方

1. 毫针处方一

【取穴】 血海。

【操作】 穴位常规消毒后，快速直刺或向股内侧斜刺 25～30mm，行中强刺激捻转泻法，捻针频率 180 次/分，得气后行针 10min，留针 30min。每日 1 次，7 日为 1 个疗程。

【主治】 急、慢性淋病。

【处方来源】 张润民. 针刺血海穴治疗淋病综合征. 中国针灸，2007，27（7）：493.

2. 毫针处方二

【取穴与操作】 以照海（泻）、中极（补，温针灸）、太冲（泻）为主穴。湿热型，配膀胱俞（泻）、阴陵泉（泻）；阴虚型，配肾俞（轻补）、阴谷（轻泻）；阳虚型，配命门（补）、三阴交（补，温针灸）。

【主治】 淋病。

【总结】 治疗淋病 595 例，总有效率为 88.2%。

【处方来源】 王侃. 针灸治疗淋病双球菌感染 595 例临床观察. 中医杂志，1997，38（3）：152.

3. 毫针处方三

【取穴】 膀胱俞、中极、气海、阴陵泉、三阴交、行间、太溪、足三里、肾俞。

【操作】 以上穴位交替使用，每次取 4～6 个穴位，采用先泻后补法（即前 1 疗程运用泻法，后 1 疗程使用补法），每天 1 次，7 次为 1 个疗程，1 个疗程完后，休息 3 天，再进行第 2 个疗程，治疗期间禁止房事。

【主治】 急性淋病。

【处方来源】 张傲清，黄丽珍. 针灸配合中药治疗急性淋病.

二、调理方

1. 滑石粥

【组成】 滑石 30g，瞿麦 10g，粳米 30～60g。

【制法用法】 先将滑石用布包扎，再与瞿麦同入水中煎煮，取汁，加入粳米煮稀粥。空腹服用。

【说明】 主治淋病属湿热证者。

2. 葵根饮

【组成】 冬葵根 30g，车前子 15g。

【制法用法】 煎汤取汁，代茶饮。

【说明】 适用于各型淋病。

3. 冬葵汤

【组成】 冬葵叶 200g。

【制法用法】 煮汤食。

【说明】 适用于淋病属湿热证者。

4. 石韦汤

【组成】 石韦 15g，连线草 15g，猪鬃草 15g。

【制法用法】 水煎取汁，代茶频饮。

【说明】 适用于各型淋病。

第二节　非淋菌性尿道炎

非淋菌性尿道炎是指由淋菌以外的其他病原体，主要是沙眼衣原体、尿素分解支原体所引起的尿道炎。非淋菌性尿道炎起病不如淋病急，症状迁延，时轻时重，但比淋病轻。约 50％的患者有尿痛、尿道痒等症状。初诊时易被漏诊。男性非淋菌性尿道炎表现为尿道不适、发痒、烧灼感或刺痛，尿道红肿，尿道分泌物多为浆液状、稀薄，晨起有"糊口"现象。女性非淋菌性尿道炎表现为宫颈的炎症和糜烂、分泌物增多，阴道及外阴瘙痒，下腹不适感。

非淋菌性尿道炎相当于中医"淋证"、"淋浊"、"溺浊"、"白浊"、"妇女带下病"等范畴。其病因多因房事不洁或感染秽浊之邪，由溺窍或阴户而入，阻滞下焦，蕴结膀胱，化热化火，导致膀胱气化不利，肝经气机不畅、气血瘀阻而致。湿热秽毒久恋不解，化火伤阴或素体阴虚，复感湿热秽毒，致阴虚湿热、虚实夹杂。治疗当以清热解毒、利湿降浊或佐以行瘀，或佐以理气，或佐以滋阴为法。

一、治疗方

（一）内治处方

1. 金车龙汤

【组方】　金钱草、车前子各 30g，龙胆 12g。

【功效主治】　利湿清热，散瘀理气。主治非淋菌性尿道炎。

【加减】　湿热下注者，加木通、栀子、大黄、金银花、甘草各 12g；肝郁气滞者，加白芍、川楝子、柴胡各 12g；肝肾阴亏者，加知母、黄柏、牡丹皮、熟地黄、龟甲各 12g；脾肾亏虚者，加茯苓、党参、白术、杜仲、牛膝、黄芪各 12g。

【制法用法】　水煎服，每日 1 剂，每日 2 次，7 日为 1 个疗程。

【处方来源】　贝熙章. 加味金车龙汤治疗非淋菌性尿道炎 150 例. 甘肃中医，2003，16（6）：24.

2. 复方消支汤

【组方】　甘草 5g，马齿苋 25g，丹参 30g，栀子、茯苓、赤芍、白芍、生黄柏各 10g，益母草、墨旱莲、车前子各 15g，炙黄芪 20g，大血藤 30g。

【功效主治】　利湿清热，散瘀理气。主治非淋菌性尿道炎。

【加减】　虚证者，加当归、炒白术、党参等；实证者，加石韦、泽泻等。

【制法用法】　每日 1 剂，水煎 2 次，两次煎得药液混合后分次服。再用第 3 次煎得的药液于每晚睡前熏洗会阴部，每次 10min，15 天为 1 个疗程。

【处方来源】　徐基乔，陈道品.复方消支汤治疗非淋菌性尿道炎.中华男科学，2000，6（1）：59-60.

3. 抗非淋汤

【组方】　滑石 20g，木通、茵陈、黄柏、连翘各 10g，紫花地丁、蒲公英、土茯苓各 30g，甘草 6g。

【方解】　重用滑石、茵陈、黄柏三药清热利湿；滑石性寒而滑，寒能清热，滑能利窍，清膀胱热结，通利水道；黄柏偏入下焦，清热燥湿，擅清下焦湿热；木通助滑石利水通淋，导热下行；连翘协助黄柏解毒泻火；蒲公英、紫花地丁、土茯苓均有清热解毒、除湿热之功；甘草和中缓急，调和诸药。

【功效主治】　清热泻火，利水通淋。主治非淋菌性尿道（宫颈）炎。

【制法用法】　每日 1 剂，水煎取药液 500ml，分早晚 2 次口服。

【处方来源】　许进，杨菲，张博雅，等.非淋验方配合抗生素治疗非淋菌性尿道（宫颈）炎 180 例.河北中医，2009，31（4）：573-574.

4. 九草汤

【组方】　甘草 5g，鱼腥草、败酱草各 30g，车前草、马鞭草、益母草、墨旱莲、凤尾草各 15g，龙胆 3g。

【方解】　方中龙胆清热燥湿解毒，泻肝火；鱼腥草清热解毒，利尿消肿；马鞭草清热解毒，活血散瘀；败酱草清热解毒，消痈排脓，祛瘀止痛；凤尾草清热利湿，凉血止血，消肿解毒；益母草活血散瘀，利水消肿；车前草利尿通淋，清热解毒；墨旱莲凉血止血；甘草调和诸药。

【功效主治】　清热解毒，利湿消肿。主治非淋菌性尿道炎。

【制法用法】 每日1剂，水煎早晚分服，15天为1个疗程。

【处方来源】 唐志安.九草汤治疗男性非淋菌性尿道炎35例.河南中医，2007，27（5）：19.

（二）外治处方

1. 中药外洗方一

【组方】 金银花、蒲公英、土茯苓、苦参、黄柏、紫草各30g。

【功效主治】 清热解毒，利湿消肿。主治非淋菌性尿道炎。

【制法用法】 对尿道炎的患者采取水煎外熏坐浴；对宫颈炎的患者除采取水煎外熏坐浴外，用适量澄清药液冲洗阴道。每日1剂，每日2次，连用7天。

【处方来源】 罗娟珍，潘兆兰，李龙华.中药内服外洗治疗女性非淋菌性尿道炎68例.江西中医药，2007，38（5）：46.

2. 中药外洗方二

【组方】 土茯苓、苦参、紫花地丁、蒲公英、地肤子各60g，黄柏40g，冰片0.5g。

【功效主治】 清热解利湿。主治非淋菌性尿道炎。

【制法用法】 水煎，局部浸泡。4周为1个疗程。

【处方来源】 陈新宇.辨证治疗女性慢性非淋菌性尿道炎25例.安徽中医临床杂志，1999，11（1）：25.

3. 非淋洗方

【组方】 土茯苓、苦参各30g，黄柏、地肤子、益母草、败酱草各20g。

【功效主治】 清热解利湿。主治非淋菌性尿道炎。

【制法用法】 每日1剂，水煎外洗。

【处方来源】 编著者经验方。

（三）针灸处方

1. 毫针处方一

【取穴】 主穴：中极、膀胱俞、阴陵泉、行间、太溪。配穴：合谷、外关、三阴交。

【操作】 根据病损部位选择用穴。穴位对应配用。以 26 号粗毫针进行针刺，待得气后均采用泻法，留针 30min。留针期间用同样的手法 2～3 次。每日 1 次，连续 10 次为 1 个疗程。疗程间隔 3～5 天。

【主治】 非淋菌性尿道炎。

【处方来源】 验方。

2. 毫针处方二

【取穴】 中极、归来、三阴交、阴陵泉、太溪。

【操作】 常规消毒，以（0.35～0.38）mm×40mm 毫针快速刺入皮下，得气后行平补平泻手法，中极、归来要求针感向尿道放射，三阴交、阴陵泉要求针感到达大腿内侧。每次针刺 30min，间隔 10min 行针 1 次，每日 1 次，15 次为 1 个疗程，疗程间隔 7 天，共 2 个疗程。

【主治】 非淋菌性尿道炎。

【处方来源】 范桂滨. 针刺治疗非淋菌性尿道炎 36 例. 上海针灸杂志，1997，16（5）：23.

二、调理方

1. 荸荠粥

【组成】 荸荠 150g，鸡内金 20g，金钱草 30g，海金沙 15g，粳米 100g。

【制法用法】 先加水煎金钱草、海金沙，过滤取药液备用。荸荠捣烂挤汁，鸡内金研细。荸荠汁、鸡内金粉和粳米加水适量煮粥，待半熟时加入药液，煮至米烂粥稠代早餐食。

【说明】 荸荠清热消积下五淋，鸡内金化石通淋，金钱草利尿排石、清利湿热；海金沙功专通利水道，为治淋病尿道作痛之要药。

2. 赤小豆米须饮

【组成】 赤小豆 50g，玉米须 50g。

【制法用法】 煮汤饮之，每日 1 次，连服 20 天。

3. 枸杞茯苓茶

【组成】 枸杞子 50g，茯苓 100g，红茶 100g。

【制法用法】 将枸杞子与茯苓共研为粗末，每次取 5～10g，加红茶 6g，用开水冲泡 10min 即可。每日 2 次，代茶饮用。

4. 二草饮

【组成】 通草 30g，鱼腥草 30g。

【制法用法】 代茶饮，不拘次数。

◎ 第三节 尖锐湿疣 ◎

尖锐湿疣又称生殖器疣、性病疣，是由人类乳头瘤病毒所引起的一种良性赘生物。潜伏期 3 周至 8 个月，平均 3 个月，多见于性活跃的青、中年男女。以皮肤黏膜交界处，尤其是外阴、肛周出现淡红色或污秽色表皮赘生物为临床特征。主要通过性接触传染，也可通过接触污秽的内裤、浴巾、浴盆等方式间接传染。本病男女均可罹患，主要发生在性活跃的人群。有一定的自限性，部分病例治愈后复发，少数尖锐湿疣有癌变的可能。属于中医"瘙瘊"的范畴。

由于尖锐湿疣初期时不痛不痒，皮疹也不明显，多数患者一般无症状。损害大小及形状不等，可仅为数个，亦可为多数针头样大的损害。男性患者好发于包皮系带、冠状沟、包皮、尿道、阴茎、肛门周围和阴囊。病症初期为淡红或污红色粟状大小赘生物，性质柔软，顶端稍尖，逐渐长大或增多，可发展成乳头状或囊状，基底稍宽或有带，表面有颗粒。位于干燥部位的生殖器疣，损害常小而呈扁平疣状。位于湿润部位的疣常表现为丝状或乳头瘤状，易融合成大的团块。

中医认为其病因多为交媾不洁，湿热下注于皮肤黏膜，蕴久成毒而致。治疗当以清热利湿为主。

一、治疗方

（一）内治处方

1. 谢氏消疣方

【组方】 薏苡仁、蒲公英、黄芪、赤小豆、土茯苓、山慈菇各 30g，苍术、萆薢、贯众、白术各 15g，三棱、莪术各 10g。

【方解】 方中黄芪、白术、赤小豆益气养血固其本，使正气存内，邪不可干；蒲公英、萆薢、贯众清热解毒，以抗外邪；薏苡仁、土茯苓、苍术清热除湿；山慈菇清热解毒，消痈散结；三棱、莪术活血散瘀，使气血运行，瘀血而散，化瘀行滞。

【功效主治】 健脾化湿，解毒散结。主治尖锐湿疣。

【制法用法】 每次煎 25～30min，从水沸起计时，武火急煎，文火慢熬 20min，每次服 100ml 左右，温热送服，以服后微微发汗为最佳（因汗为湿聚），每日 2～3 次，连服 10 剂。

【处方来源】 谢国流. 中西医结合治疗尖锐湿疣 88 例. 皮肤病与性病，2006，28（2）：55.

2. 扶正消疣汤

【组方】 黄芪 30g，当归 20g，山豆根 20g，木贼 30g，马齿苋 30g，三棱 15g，莪术 15g，香附 30g，昆布 15g，穿山甲 6g，生牡蛎 40g。

【方解】 方中黄芪、当归益气养血固其本，使正气存内，邪不可干；山豆根、木贼、马齿苋清热解毒，以抗外邪；三棱、莪术、穿山甲、香附活血散瘀，使气血运行，瘀血而散；昆布、生牡蛎软坚散结、祛瘀行积。

【功效主治】 益气养血，清热解毒，活血祛瘀。主治尖锐湿疣。

【加减】 气虚者，黄芪加量至 60g；湿重者，加苍术、佩兰各 15g。

【制法用法】 每日 1 剂，水煎，分早、晚服。

【处方来源】 陈洪荣，王自彬，李国胜. 中药综合治疗外阴部尖锐湿疣 128 例. 中国中医药科技，2001，8（2）：133.

3. 抗疣灵

【组方】 黄芪 30g，川楝子、莪术、川牛膝各 12g，白术、薏苡仁、土贝母各 20g，龙胆、板蓝根各 15g，紫草 10g。

【方解】 方中黄芪、白术益气固卫固表以御邪；薏苡仁清热除湿，有除疣之功，为君药。莪术、川牛膝、川楝子化瘀行滞，为臣药。板蓝根、龙胆、土贝母、紫草清热解毒，燥湿散结，为佐药。

【功效主治】 燥湿解毒，祛邪洁阴。主治尖锐湿疣亚临床感染。

【制法用法】 每日 1 剂，煎取药液 500ml，分早晚 2 次服。

【处方来源】 赖小娟，邱茗，江光明. 尖锐湿疣亚临床感染的中医药治疗及护理体会. 中医药导报，2007，13（8）：76-80.

4. 燥湿解毒除疣方

【组方】 板蓝根、土茯苓、茵陈、薏苡仁各 20g，土贝母 12g，虎杖、紫草、玄参、莪术各 15g，赤芍 12g，龙胆 10g，甘草 5g。

【功效主治】 燥湿清热，解毒散结。主治尖锐湿疣，临床表现为外阴、肛门皮肤黏膜柔软赘生物菜花状或鸡冠状，表面灰白湿润或粉红滑润，或伴有瘙痒不适。女性白带增多色黄。口干口苦，大便干结或稀烂不畅，尿黄。舌红苔黄或黄腻，脉滑或濡细。

【加减】 外阴瘙痒明显者，去薏苡仁、玄参，加白鲜皮 12g、地肤子 12g，以利湿解毒止痒；女性患者白带色黄而多者，去玄参，加苍术 12g、黄柏 12g，以燥湿止带。

【制法用法】 每日 1 剂，水煎服。

【处方来源】 张以绪. 尖锐湿疣的中医内治方. 中国中医药

5. 参芪扶正方

【组方】 黄芪、薏苡仁、白花蛇舌草各 20g，党参、白术、板蓝根、虎杖、刘寄奴各 15g，茯苓、紫草、莪术各 12g，甘草 5g。

【功效主治】 益气健脾，化湿解毒。主治尖锐湿疣，临床表现为外阴、肛门尖锐湿疣反复发作，屡治不愈，体弱肢倦，声低食少，大便溏烂，小便清长或女性白带多而清稀。舌质淡胖，苔白，脉细弱。

【制法用法】 每日 1 剂，水煎服。

【加减】 大便溏烂明显者，去虎杖、紫草，加山药 20g、炒扁豆 20g，以加强健脾祛湿之功效。

【处方来源】 张以绪.尖锐湿疣的中医内治方.中国中医药报，2005.

（二）外治处方

1. 利湿解毒汤

【组方】 薏苡仁、金钱草各 30g，桃仁、红花、香附、木贼各 15g，苦参 20g，明矾、芒硝各 9g。

【功效主治】 利湿解毒，祛邪洁阴。主治尖锐湿疣。

【制法用法】 先将前 7 味加水适量浸泡半小时，煮沸 20min，取浓缩药液 100ml，纳入明矾及芒硝，搅拌至溶解，待温后泡洗，以不烫为度。术后第 5 日开始外洗，每日 2 次，每次 30min，每 2 日 1 剂，最短治疗 10 日，最长 30 日。

【处方来源】 袁华亮，白云，刘玮.电灼法配合利湿解毒汤外洗治疗尖锐湿疣.安徽中医临床杂志，2000，12（4）：317.

2. 加味二矾散煎剂

【组方】 白矾、皂矾各 20g，贯众、七叶一枝花、苦参、木贼、五倍子、乌梅各 15g，儿茶、薏苡仁、板蓝根、莪术各 30g，側柏叶 60g。

【功效主治】 利湿解毒，祛邪洁阴。主治尖锐湿疣。

【制法用法】 水煎取药液 1000ml，于手术当日起局部熏洗，每次 15～20min，每日 2～3 次。待创面愈合后，用纱布蘸药液擦洗至局部皮肤黏膜潮红，连续用药 14 天后改为隔日用药 1 天。

【处方来源】 杨海魁，石莹.加味二矾散外洗防治尖锐湿疣术后复发 30 例分析.中医药学刊，2003，21（8）：1373.

3. 李氏消疣汤

【组方】 芒硝、黄柏、苦参各 30g，败酱草、土茯苓、板蓝根、白矾各 20g。

【功效主治】 清热利湿，消瘀散结。主治尖锐湿疣。

【制法用法】 将上药煎取药液 500ml，倒入干净盆中，擦洗患处，然后再坐浴 10min。早晚各 1 次，1 周为 1 个疗程。

【处方来源】 编著者经验方。

4. 除疣洗方

【组方】 香附、木贼、板蓝根、夏枯草、虎杖、桃仁、莪术、苦参、白矾各 30g。

【功效主治】 利湿解毒，祛邪洁阴。主治尖锐湿疣。

【制法用法】 每日 1 剂，煎取药液 300ml，局部熏洗泡浴，每次至少 10min，每天 3～4 次。

【处方来源】 赖小娟，邱茗，江光明.尖锐湿疣亚临床感染的中医药治疗及护理体会.中医药导报，2007，13（8）：76，80.

5. 洗疣方

【组方】 马齿苋 45g，板蓝根、生薏苡仁、苦参各 30g，木贼、蛇床子、当归、赤芍各 20g，红花 10g。

【功效主治】 燥湿解毒，祛邪洁阴。主治尖锐湿疣。

【制法用法】 加水 1000ml，煎取药液 500ml，趁热坐浴，以不烫伤为宜，每日早晚各 1 次，每次 30min，连续治疗 10 天为 1 个疗程，连用 2 个疗程。

【处方来源】 谢国流．中西医结合治疗尖锐湿疣 88 例．皮肤病与性病，2006，28（2）：55．

6. 鸦胆子油

【组方】 鸦胆子 1 份，花生油 3 份。

【功效主治】 清热解毒，点灼疣体。主治尖锐湿疣。

【制法用法】 浸泡半个月后，涂于患处。

【处方来源】 验方。

（三）针灸处方

1. 火针

【取穴】 阿是穴。

【操作】 局麻下，用火针从疣体顶部直刺至疣体基底部，视疣体大小每个疣体 1～3 次，直至脱落。

【主治】 尖锐湿疣。

【处方来源】 验方。

2. 灸法

【取穴】 阿是穴（疣体）。

【操作】 局麻后，将艾炷放在疣体上点燃任其烧尽，视疣体大小每次 1～3 炷，每天 1 次，至疣体脱落。

【主治】 尖锐湿疣。

【处方来源】 验方。

二、调理方

1. 蛇舌草饮

【组成】 白花蛇舌草 30～60g，蜂蜜适量。

【制法用法】 水煎取药液，去渣，调入适量蜂蜜，频饮。

2. 菝葜饮

【组成】 菝葜根 500g，甘草 25g。

【制法用法】 水煎 2 次，滤液合并，再以文火浓缩至

100ml，每服 50ml，每日 2 次。

3. 马齿苋包子

【组成】 马齿苋 250g，面粉 150g。

【制法用法】 制成包子蒸食，分餐食用。

● 第四节 生殖器疱疹 ●

生殖器疱疹是主要由单纯疱疹病毒 2 型（HSV-2 型）引起的性传播疾病，好于发包皮、龟头、冠状沟、阴茎、外阴、大小阴唇、阴蒂、阴道、宫颈，也可发生于肛周。生殖器疱疹多发生在皮肤和黏膜的交界处，先是局部皮肤轻度发红，继而发出成群的像针尖大小的小水疱，有轻度发痒和烧灼的感觉，几天后变干而结痂，痂脱落后有轻微的色素沉着。本病容易反复发作。

中医认为，生殖器疱疹是因体内蕴有湿热，不洁性交后染毒邪，湿热毒邪相结于肝胆二经，下注二阴而生疱疹。反复发作者，则由热邪伤阴、阴虚内热所致。

一、治疗方

（一）内治处方

1. 养阴清热汤

【组方】 柴胡 12g，黄芪、土茯苓各 15g，知母、黄柏各 10g，熟地黄、泽泻、赤芍各 12g，薏苡仁 30g，虎杖 12g，甘草 5g。

【方解】 方中柴胡、知母、黄柏清热泻火解毒；熟地黄、泽泻滋养肝肾；黄芪、甘草益气养阴，扶正祛邪；土茯苓、薏苡仁、赤芍、虎杖清热燥湿解毒。

【功效主治】 扶正祛邪，养阴清热。主治复发性生殖器疱疹。

【制法用法】 水煎服，每日 1 剂，早晚分服。

【处方来源】 验方。

2. 黄白液

【组方】 黄芪 20g，白花蛇舌草、板蓝根、蓼大青叶、地黄、牛膝各 15g。

【方解】 方中重用黄芪，为君药，取其益气祛邪、排毒生肌之功；地黄滋阴清热，为臣药；君臣配伍益气养阴扶正治其本。白花蛇舌草、蓼大青叶、板蓝根祛湿热毒邪治其标而为佐，牛膝引经下行，为使药。

【功效主治】 清热益气，解毒利湿。主治生殖器疱疹。

【制法用法】 水煎服，每日 1 剂，早晚分服。

【处方来源】 湖南省中医院欧阳恒老中医经验方。

3. 黄芪消疱饮

【组方】 土茯苓、大青叶、板蓝根、薏苡仁、黄芪各 30g，知母、龙胆、木贼、柴胡各 10g，甘草 9g。

【功效主治】 清热利湿解毒。用于生殖器疱疹。

【制法用法】 水汤煎服，每日 1 剂。

【处方来源】 验方。

4. 解毒消疱饮

【组方】 土茯苓 30g，生薏苡仁 30g，黄芩 15g，栀子 10g，茯苓 15g，地黄 30g，玄参 10g。

【功效主治】 清热燥湿。主治生殖器疱疹。

【制法用法】 水煎服，每日 1 剂。一般服药 6～10 剂即可见效或痊愈。

【说明】 此方特别适用于疱破糜烂者。

【处方来源】 验方。

5. 疱疹汤

【组方】 龙胆、柴胡、栀子、苍术各 10g，土茯苓 30g，生地黄 30g，车前草、黄芩、黄柏、板蓝根、益母草各 15g，生甘草 6g。

【功效主治】 清肝火，泻湿热。主治生殖器疱疹。

【制法用法】 水煎服，每日 1 剂。一般服药 6～10 剂即可见效或痊愈。

【说明】 根据阴部属肝经行走部位，故以清肝经湿热为大法。此方用于疱破糜烂者尤效。

【处方来源】 编著者经验方。

（二）外治处方

1. 疱疹洗方

【组方】 马齿苋、黄柏、苦参各30g，白矾15g。

【功效主治】 清热燥湿，杀虫解毒。主治生殖器疱疹。

【制法用法】 煎汤外洗患处。

【处方来源】 验方。

2. 苦马洗剂

【组方】 苦参、马齿苋、蒲公英、败酱草各60g，黄柏、大黄、龙胆、土茯苓各30g。

【功效主治】 清热燥湿解毒。主治生殖器疱疹。

【制法用法】 水煎取药液，每天早晚坐浴2次，每次20min。

【处方来源】 验方。

3. 土苓地榆洗剂

【组方】 土茯苓、生地榆、黄柏、苦参、板蓝根各30g，白矾10g。

【功效主治】 清热燥湿解毒。主治生殖器疱疹。

【制法用法】 水煎取药液，每天早晚坐浴2次，每次20min。

【处方来源】 编著者经验方。

（三）针灸处方

1. 毫针处方一

【取穴】 长强、会阴、曲骨。

【操作】 用泻法。

【主治】 生殖器疱疹发作期。

【处方来源】 验方。

2. 毫针处方二

【取穴】 足三里、三阴交、肾俞、脾俞。

【操作】 用补法。

【主治】 生殖器疱疹非发作期。

【处方来源】 验方。

3. 毫针处方三

【取穴】 曲池、合谷、支沟、血海、三阴交、太冲等。

【加减】 根据中医辨证，肝胆热盛型配大椎；脾经湿热型配阴陵泉；气滞血瘀型配膈俞。

【操作】 进针后采用提插捻转泻法，得气后留针 20～30min，每日 1 次，5 次为 1 个疗程。

【主治】 生殖器疱疹。

【处方来源】 验方。

4. 华佗夹脊穴

【组成】 依据患者疱疹所发部位的不同，选取发病侧相应节段的夹脊穴。

【操作】 患者取俯卧位，针刺前先按压所取腧穴片刻，选用 0.30mm×40mm 的毫针，脊柱旁开 1 寸，针尖斜向脊柱方向，呈 70°～80°刺入 25～30mm，进针得气后施平补平泻手法。留针 30min，中间每隔 10min 施提插手法行针 1min，共行针 2 次，每天 1 次，5 次为 1 个疗程。

【主治】 生殖器疱疹。

【处方来源】 验方。

5. 耳针

【取穴】 主穴：肺、神门。配穴：皮质下、内分泌、交感、肾上腺。

【操作】 局部皮肤常规消毒后，主穴必用，配穴据病情酌取

1～2穴，采用捻转强刺激手法，持续运针1～2min，留针20～30min，双耳交替，每日1次，5次为1个疗程。

【主治】 生殖器疱疹。

【处方来源】 验方。

6. 艾灸方一

【取穴】 足三里、三阴交、肾俞、脾俞。

【操作】 艾灸上述穴位。

【主治】 生殖器疱疹非发作期。

【处方来源】 验方。

7. 艾灸方二

【取穴】 阿是穴。

【操作】 在疱疹患处回旋灸，施灸5～7min，每次灸3～4穴，每日1次，5次为1个疗程。

【主治】 生殖器疱疹。

【处方来源】 验方。

二、调理方

苦瓜饮

【组成】 苦瓜适量。

【制法用法】 绞汁1杯，开水冲服。

【说明】 本品具有清热解毒利湿之功，可用于湿热下注型生殖器疱疹。

还可用薏苡仁粥，参见跖疣的调理方。

◎ 第五节 梅 毒 ◎

梅毒是由梅毒螺旋体所引起的一种性传播疾病。早期主要表现为皮肤黏膜损害，晚期可造成心血管、中枢神经系统、骨骼及眼部等多器官组织的病变。主要由不洁性交传染，偶尔通过接吻、哺乳，或接触患者污染的衣物、输血等途径间接传染。

梅毒属于中医"霉疮"、"疳疮"、"花柳病"等范畴。中医认为，淫秽疫毒，可与湿热、风邪杂合致病。传播方式主要是精化传染（直接传染），还有气化传染（间接传染）和胎中染毒。邪之初染，疫毒结于阴器及肛门等处，发为疳疮后疫毒内侵，伤及骨髓、关窍、脏腑，变化多端，证候复杂。

目前，西医治疗首选青霉素，中医有一定的辅助治疗作用。

一、治疗方

（一）内治处方

1. 将军丸

【组方】 公猪肉丝 180g，净轻粉 12g，香油 360g。

【功效主治】 杀虫解毒，凉血清热。用于感染梅毒后 10 周左右。初起有发热、头痛、骨节酸痛、咽喉疼痛等症状，2～3 天后全身症状渐消，而出现皮疹，形态各异，犹如杨梅疹，犹如翻花杨梅，犹如杨梅豆，犹如杨梅斑。皮损常见于胸部，次见于腰腹、四肢屈侧、颜面及颈部，终发于手部。无痛痒或微有痛痒。不经治疗可在 1～2 个月后自趋好转，但数月、数年后可转为晚期梅毒。

【制法用法】 先将公猪肉丝剁成烂泥，再把净轻粉研成细末，然后把轻粉和公猪肉丝混合均匀，用水团成绿豆大小的丸，放入香油内炸，直至黄色为止。成人每次服 7 丸，每日 1 次，早晨空腹时服，白开水送下；小儿 1～9 岁，每日 1 次，每次 3～4 丸；10～15 岁每日 1 次，每次 5 丸。10 天为 1 个疗程，早期霉疮只需半个疗程，晚期需 1 个疗程。

【处方来源】 河北少河县褡裢医院郑文兴医师经验方。

2. 土苍合剂

【组方】 土茯苓 240g，苍耳子 15g，白鲜皮 15g，生甘草 9g。

【功效主治】 燥湿解毒，祛风清热。主治梅毒。

【制法用法】 每日 1 剂，分 3 次服，20 天为 1 个疗程。

【总结】 400 例患者中，血清转阴者 357 例，有效者 26 例，无效 17 例，总有效率为 95.8%。

【处方来源】 福建省福安市卫生研究所朱延山医师经验方。

3. 驱梅酒

【组方】 黄柏、黄芩、车前子、独活、丁香、红娘子、穿山甲、石菖蒲、皂角刺、川黄连、蛇蜕、鹤虱各 6g，地黄 12g，土茯苓、白花蛇、地骨皮各 30g，牛蒡子、木通、白芷、大黄、天花粉各 9g，黑丑、白丑各 18g，大风子肉 12g，斑蝥（去头足）21g，蜈蚣（去头足）2 条，糯米适量，酒 1000ml。

【功效主治】 行气活血，清热燥湿。适用于患梅毒未根治，毒侵筋骨，周身骨节疼痛者。

【制法用法】 先将斑蝥、红娘子以少许糯米同炒至米黄为度，去米不用。白花蛇去鳞，合上药共研细末，用酒 1000ml 浸药 15 天备用。每日服 2 次，每次服 30～45ml，早晚分服。

【处方来源】 许德余. 皮肤病性病独特秘方绝招. 北京：中国医药科技出版社，1996.

4. 土茯苓复方

【组方】 土茯苓 60g，金银花 20g，萆薢、泽泻、甘草各 10g，当归、黄柏、白芷各 5g。

【功效主治】 清热利湿解毒。主治梅毒早期。

【制法用法】 上药浓缩成膏，每次 10ml，每天 2 次。

【处方来源】 验方。

5. 三仙驱梅丸

【组方】 三仙丹、琥珀、大枣、朱砂各 120g，冰片 6g，麝香 1.5g。

【功效主治】 杀虫解毒。主治梅毒晚期。

【制法用法】 上药研细末，大枣去核捣泥，捻药为丸（约800 粒）。绿豆煎汤送服，每次 1 粒，每天 2 次。

【处方来源】 验方。

6. 土茯苓合剂

【组方】 土茯苓 180g，金银花 60g，甘草 30g。

【功效主治】 清热，解毒，驱霉。主治梅毒。

【制法用法】 每剂分 5 天煎服完，每服 5 剂为 1 个疗程。

【处方来源】 山东省皮肤病性病防治研究所经验方。

（二）外治处方

1. 外洗方

【组方】 包心白菜 5000g，青盐末 2000g，硇砂 10g，煅石膏粉 100g

【功效主治】 清热解毒，祛腐生新。主治梅毒。

【制法用法】 包心白菜洗净后切成 3cm 长的片段，以青盐末分层撒于菜中，密封 1 周后压榨取汁，加硇砂、煅石膏粉，搅匀后冷藏备用。每天搽患处 1～2 次。

【处方来源】 范瑞强. 实用皮肤病性病验方精选. 广州：广东科技出版社，1994.

2. 外敷方

【组方】 雄黄 60g，乳香 60g，黄柏 30g。

【功效主治】 清热燥湿，行气杀虫，疗疮。主治梅毒。

【制法用法】 上方共为细末，用水调敷患处。

【处方来源】 马汴梁. 中医性病治疗学. 郑州：河南科学技术出版社，1990.

3. 熏洗方

【组方】 苍术 30g，川椒 9g。

【功效主治】 清热燥湿，杀虫解毒。主治梅毒。

【制法用法】 煎水入罐内，将患处对准罐口以热气熏之，半热倾药盆内淋洗患处，以洁净布擦干。

【处方来源】 马汴梁. 中医性病治疗学. 郑州：河南科学技术出版社，1990.

（三）针灸处方

毫针

【取穴】 以大椎、肩井、曲池、阳陵泉、气海为主穴，以肩井、内关、内庭、绝骨、委中、环跳、昆仑、天应为备用穴。

【操作】 各穴轮换应用，出针后再灸大椎、天应等穴 20～30min，隔天 1 次为 1 个疗程，休息 1 周再做下 1 个疗程。

【主治】 梅毒性关节炎。

【处方来源】 张志礼，杨建荣. 中医性病学. 南昌：江西科学技术出版社，1994.

二、调理方

1. 蒲公英粥

【组成】 蒲公英 40～60g（鲜品用量为 60～90g），粳米 30～60g。

【制法用法】 将上药洗净，切碎，煎取药汁，去渣，入粳米同煮为粥，3～5 天为 1 个疗程，每日 2～3 次温服。

【说明】 清热解毒，消肿散结。可用于梅毒的全过程。

2. 梅花粥

【组成】 白梅花、粳米各适量。

【制法用法】 先煮粳米为粥，待粥将成时加入白梅花适量，同煮二三沸即可食用。3～5 天为 1 个疗程，每天 2 次。空腹温热食用。

【说明】 清余热。适用于梅毒康复后期。